세계적으로 인정받은 심장 분야의 최고 의사
서울아산병원 **박승정 박사**의 심장병 119 완결판

심장병 백과

세계적으로 인정받은 심장 분야의 최고 의사
서울아산병원 박승정 박사의 심장병 119 완결판

심장병 백과

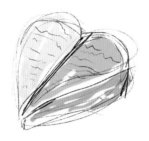

가림출판사

오래 살고 싶은 인류의 염원이 의학의 발전을 이끈 가장 중요한 원동력이 되었다. 2019년 한국 통계청 자료에 의하면, 현재 여자의 기대수명은 86.3세로 남자의 80.3세에 비해 6년이나 길다. 한국의 기대수명은 2010년을 전후로 80세까지 높아지면서 선진국 수준에 도달하였다. 이제 우리나라는 일본, 스위스 등에 이어 기대수명이 높은 나라에 속한다. 2030년대에는 90세로 예측하고 있다.

하지만 기대수명이 빠르게 늘어난 반면, 질병이나 사고로 아픈 기간이 늘어나 실제로 건강한 삶을 즐길 수 있는 건강수명은 줄어들고 있다. 2016년 기준, 남녀의 유병기간은 각각 15년과 20년으로, 2012년과 비교해 보면 남자는 2년, 여자는 3년 더 늘어났다. 나이가 들면서 상당히 오랜 시간 질병을 가진 상태로 살아간다는 것을 알 수 있다.

최근 우리나라에서 3대 질환(암, 심장질환, 뇌혈관질환)에 의한 사망 확률은 남자가 45%, 여자는 39%로 조사됐다. 사망 확률이 가장 큰 사인은 여전히 암이었지만, 10년 전과 비교하면 그 비중은 줄어들고 있으며, 뇌혈관질환에 의한 사망 확률은 가장 많이 감소했다. 그러나 아직도 심장질환으로 인한 사망이 많은 부분을 차지하고 있다.

건강하게 오래 사는 것이 중요한 시대가 되었다. 좋은 습관, 그 실천 의지가 건강한 삶을 지킨다고 생각한다. 우리나라의 사망 원인 2위, 심장질환의 대부분은 평상시의 나쁜 생활 습관과 밀접하게 관련되어 있다. 건강을 지키는 좋은 습관에 대해 바르게 알고, 바쁜 생활 속에서도 실천할 수 있느냐 하는 것이 건강수명의 중요한 방정식임을 명심해야 한다.

몇 년 전에 오른쪽 어깨 인대가 끊어져서 작은 수술을 받았다. 난생 처음 환자가 되어 수술실에 들어가면서 여러 가지 생각을 하게 되었다. '혹시 마취에서 깨어나지 못하는 건 아닐까?' 갑자기 죽음에 대한 두려움과 삶에 내한 아쉬움이 커지면서, 수술실에 들어가면서 눈시울을 붉히고 말았다. 의사로서 환자의 아픔을 실감해 볼 수 있었던 중요한 계기가 되었다.

수술 후 거의 두 달 동안 심한 통증으로 편안한 잠을 잘 수가 없었다. 점점 신경이 날카로워지고 우울해졌다. 대수롭지 않게 생각했던 작은 수술이 온통 내 삶의 리듬을 망가트렸다. 건강하다는 것, 그 경이로운 몸의 조화로움에 대해 다시 한 번 감탄하고, 또 감사함을 느끼는 소중한 시간이었다.

편하게 숨쉬고, 잠잘 수 있는 평범한 행위가 어마어마하게 많은 우리 몸의 크고 작은 장기들의 '역동적인 조화'에 의해서 유지된다는 사실을 새삼 깨달았다. 작은 근육 하나라도 고장이 나면, 결국 더 큰 근육에 무리가 생기고, 잠자거나 숨을 쉬는 기본적인 움직임도 힘들어진다는 사실을 알았다.

태어나서 병들고 죽는 것이 우리가 어떻게 할 수 없는 수동적인 현상이라면, 건강하게 산다는 것은 전적으로 '능동적인 행위'라는 것을 깨닫게 되었다. 누구나 죽는다는 것을 아는 것과 자신의 죽음을 실감하는 것은 엄연히 다르다. 환자 입장이 되어 작은 수술을 받으면서 많은 생각을 하게 되었다. 늦둥이를 위해서라도 '건강하게 살아야지'하는 각오가 새로워졌고, 다시 일할 수 있다는 사실에 진심으로 감사하게 되었다.

　많은 정보가 넘쳐나고 있지만 정확한 정보가 아쉬울 때가 있다. 환자의 건강을 담보로 하는 질병에 관한 경우는 더욱더 그렇다. 아플 때 최선의 치료를 받을 수 있는 것은 건강한 백세를 위한 행운이다. 부족하지만 정보의 홍수시대에 이 책을 통해서 근거 중심의 정확한 정보를 알리고자 노력하였다.
　끝으로 이 책을 내는데 수고를 아끼지 않은 심장내과 박덕우, 이필형, 강도윤, 심장재활 박선주, 영양팀 김지연 선생님, 그리고 이 책의 표지 그림을 그려준 딸 서연이에게 진심으로 감사한 마음을 전한다.

박승정

CONTENTS

제4장 심장병 최신 치료, 어디까지 왔을까?

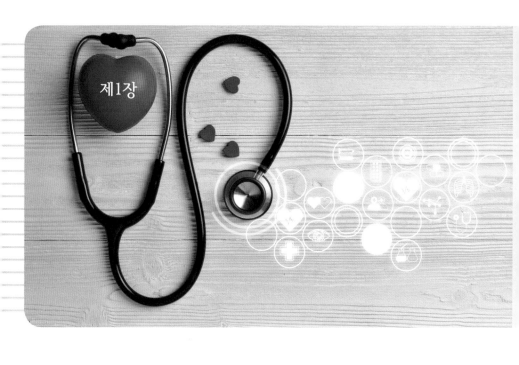
제1장

심장이란?

심장의 제일 중요한 기능은 펌프 작용이다. 심장이 한 번 수축해서 퍼 올리는 피의 양은 50~80cc로, 하루에 평균 8톤의 피를 펌프질한다.

심장은 온몸에 혈액을 공급해주는 펌프라고 할 수 있는데, 모든 동맥혈관은 피를 나르는 파이프라고 할 수 있다. 심장은 기능적으로 왼쪽 심장과 오른쪽 심장으로 이루어져 있다. 왼쪽 심장은 대동맥이라는 큰 혈관을 통해서 전신 모든 곳에 피를 짜서 보내주는 역할을 하며, 오른쪽 심장은 이러한 전신의 피를 받아서 폐동맥이라는 큰 혈관을 통해 폐로 순환시킴으로써 소모된 산소를 다시 받아들이는 중요한 기능을 담당하고 있다.

왼쪽 심장은 산소와 영양분이 충분한 동맥혈을 전신으로 뿜어 보내고, 오른쪽 심장은 전신을 순환하면서 산소와 영양분이 소모된 정맥혈을 받아서 폐순환을 통해 다시 산소가 충분한 동맥피를 만들어내는 역할을 한다. 즉 심장은 혈액순환의 중심에서 전신순환과 폐순환을 관장함으로써 모든 장기에 산소와 영양분을 공급하는 역할을 하는 것이다. 심장이 한 번 수축해서 퍼 올리는 피의 양은 50~80cc로, 하루에 평균 8톤 정도의 양을 평생 펌프질한다고 보면 엄청난 에너지를 필요로 하는 장기라는 것을 알 수 있다.

심장은 4개의 방으로 이루어진 근육 주머니다

심장은 좌심실, 좌심방, 우심실, 우심방 좌우 4개의 방으로 이루어진 300~350g 정도의 주먹 크기만 한 근육 덩어리로 심낭이라고 하는 주머니에 싸여 있다.

심장의 가장 중요한 기능은 우리 몸의 혈액을 전신으로 날라주는 펌프 역할이다. 전신으로 퍼 날라지는 혈액이 우리 몸에 절대적으로 필요한 영양분과 산소를 모든 세포에 운반한다. 전신에 뿌려진 혈액은 몸의 각 요소요소에 영양분과 산소를 공급하고 난 후에, 반대로 노폐물을 받아서 다시 오른쪽 심장에 모인다. 노폐물을 받아서 오른쪽 심장으로 돌아오는 혈액을 정맥피라 하는데, 이 정맥피는 우리 몸의 폐순환을 통해서 다시 산소를 충분히 싣고 영양분과 산소를 많이 포함하는 동맥피가 되어 왼쪽 심장으로 돌아온다. 왼쪽 심장에 모인 동맥피는 좌심실의 힘찬 수축을 통해서 전신으로 다시 흘러 나가게 되는데 손목이나 발목에서 만질 수 있는 맥박은 이러한 왼쪽 심장의 강한 수축에 의해서 피가 전신으로 퍼 올려지면서 만들어지는 혈류 압력을 느끼는 것이다.

피가 들어오는 길인 정맥과 나가는 길인 동맥, 온몸에 퍼져 있는 모세혈관까지 모두 연결하면 혈관의 전체 길이는 약 12만km에 이른다. 이는 지구를 3바퀴 돌 수 있는 정도의 길이로, 왼쪽 심장을 떠난 동맥피가 전신을 돌아 오른쪽 심장에 정맥피로 돌아오기까지 채 1분이 걸리지 않으니, 심장근육은 힘차게 피를 뿜어 지구 3바퀴의 길이를 1분 내에 완주하는 천하장사다. 우리 몸에서 중요하지 않은 장기가 없겠지만 특히 심장은 사람이 살아 있는 동안 가장 열심히 일하는 장기 중 하나이다.

심장은 2개의 심실과 심방 사이에 혈액을 한쪽 방향으로 흐르게 하는 4개의 문이 있는데 이를 심장판막이라 한다. 판막의 기능은 우리 몸의 피를 한쪽 방향으로 흐르게 해주는 밸브 역할이라고 생각하면 된다. 이러한 판막 구조에 병이 생기는 것을 판막질환이라고 한다. 그 중 심장과 전신으로 피를 보내주는 대동맥 사이에 있는 판막을 대동맥판막이라 한다. 대동맥판막은 평생 동안 많은 혈류 스트레스를 받기 때문에 최근 고령화 사회에 들어서면서 대동맥판막이 석회화되고 좁아지는 '대동맥판막 협착증 환자'가 급격히 늘어나고 있는 추세이다.

🌼 심장의 구조

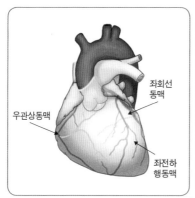
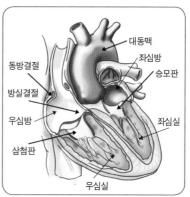

심장근육을 먹여 살리는 심장혈관, 관상동맥

심장근육에 혈액을 공급하는 혈관을 관상동맥(冠狀動脈)이라 하는데, 생긴 모양이 임금님 관같이 생겼다 하여 관상동맥이라 한다.

🌸 심혈관조영술상 정상 관상동맥

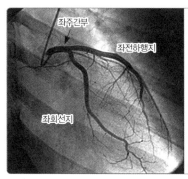
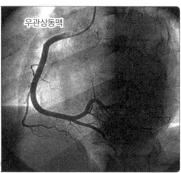

심장은 평생 동안 꾸준히 피를 펌프질해 줌으로써 산소와 영양분을 전신에 배달해주는 전신 혈류순환 시스템의 중심이다. 그래서 심장은 심장근육 자체의 역할이 중요하며, 이러한 심장근육이 먹고 살 수 있도록 심장근육에 직접 혈액을 공급해주는 혈관이 있는데, 이를 관상동맥이라 한다.

관상동맥은 대동맥의 뿌리 부위에서 시작하여 심장근육에 직접 혈액을 공급하는 혈관을 일컬으며, 심장근육에 직접 분포하여 왼쪽에 2개, 오른쪽에 1개로 모두 3개의 굵은 혈관으로 구성되어 있다. 혈관의 생긴 모양이 임금님 관같이 생겼다 하여 관상동맥이라 한다. 왼쪽의 두 혈관이 나누어지기 전의 굵은 혈관 부위, 즉 왼쪽 관상동맥의 목 부위를 '좌관상동맥주간부'라 한다. 관상동맥을 통하여 심장근육에 전달되는 혈류의 대부분은 심장박동 이완기에 이루어지며 심장의 운동량에 따라서 관상동맥 혈류량은 5~10배까지 증가할 수 있다.

심장혈관질환의 대표 질환으로 돌연사의 주범인 협심증과 급성 심근경색증은 모두 이 관상동맥이라는 심장혈관에 동맥경화증이 진행하면서 심장근육에 충분한 혈액 공급이 이루어지지 않거나 갑자기 혈류가 차단되면서 생기는 심장혈관질환이다.

CT상 관상동맥혈관

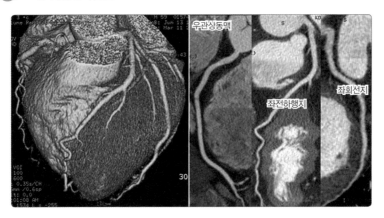

관상동맥의 동맥경화증이 심장혈관질환의 주범이다

동맥경화증이란 영어로 'atherosclerosis'라 하는데, 어원은 'athero(기름)와 sclerosis(경화)'의 합성어이다. 동맥경화증이란 동맥혈관 벽에 과다한 지방질인 콜레스테롤과 여러 가지 이물질이 쌓여, 동맥혈관 벽이 탄력을 잃어 딱딱해지고 혈관 내부가 점점 좁아지는 일종의 혈관 노화 현상이다. 동맥경화증이 지속되면 결국 혈관 내강이 좁아져서 혈류의 원활한 흐름을 방해함으로써 장기에 충분한 혈류가 공급되지 않는 빈혈 상태, 즉 심근허혈 상태를 만들게 된다. 동맥혈관의 동맥경화증을 혈관의 노화 현상으로 이해하면, 엄밀한 의미에서 동맥경화증의 완전한 예방은 불가능하다고 볼 수 있다.

일반적으로 동맥경화증은 20대 초반부터 시작된다. 동맥혈관은 맨 안쪽의 내피세포층, 중막의 근육층 그리고 섬유질 등의 외벽으로 둘러싸여 있다. 이중 혈관 맨 안쪽의 혈관내피세포는 혈관을 건강하게 유지하는데 매우 중요한 역할을 한다. 많은 화학물질을 분비하여 혈관 내벽에 혈소판이나 다른 이물질들이 달라붙지 못하도록 보호 작용을 하며 혈관을 충분히 확장시켜 적정량의 혈류가 흐르도록 도와준다.

동맥경화증은 나이가 들면서 이 혈관내피세포들의 기능이 떨어지면서 시작된다. 혈관의 보호 기능이 떨어지면서 염증세포, 혈소판 등이 혈관 벽에 침습이 가능해지면서 그 곳에 콜레스테롤 등의 이물질이 쌓이기 시작한다. 오랜 시간에 걸쳐서 이러한 이물질이 혈관 벽에 많이 쌓이게 되면 죽상반atheroma을 만들게 되는데, 죽상반이 점점 커지면 혈관의 내경이 좁아져, 결국에는 원활한 혈류순환을 방해하게 된다.

죽상반이란 건강하지 않은 혈관 내막에 LDL 콜레스테롤 등 지방 물질, 세포에서 생긴 폐기물, 칼슘이나 피브린 같은 혈액응고 물질 등이 쌓인 것을 말한다. 죽상반이 커져서 부서지기 쉬운 상태가 되면 금이 가고 파열되어 동맥 벽을 이탈하게 되는데, 그러면 인체는 혈액응고로 대응하여 혈관 내에 혈전이 생긴다.

이러한 변화는 전신의 동맥 어디서든지 발생할 수 있다. 특히 심장근육에 혈류를 공급하는 관상동맥에 동맥경화증이 진행되면 협심증이나 심근경색증이 발병하여 생명을 잃기도 하고, 뇌 혈관에 생기면 중풍이라 말하는 뇌졸중이 생겨 반신마비가 되거나 말이 어눌해질 수도 있다. 팔이나 다리로 가는 동맥에 장애가 생겨 혈관이 막히면 손 또는 발끝에서 조직이 죽어 팔이나 다리를 일부 절단해야 되는 경우도 있으며, 신장으로 가는 혈관이 좁아지면 혈류가 공급되지 않아 신성 고혈압이 생긴다.

동맥경화증은 오랜 시간에 걸쳐 천천히 온몸의 동맥에서 광범위하게 진행되고, 유전적인 요소가 관여하고 있다고 밝혀져 있다. 하지만 나쁜 생활 습관들에 의해서 더 빠른 속도로 진행하는 것을 알 수 있다. 최근 서구화된 식생활과 생활 패턴으로 증상이 나타나는 연령도 점차 낮아지고 있다. 동맥경화증에 의해 일어나는 심혈관계질환들은 서유럽은 물론 우리나라에서도 주요 사망 원인이 되고 있다.

🌀 동맥경화증의 진행

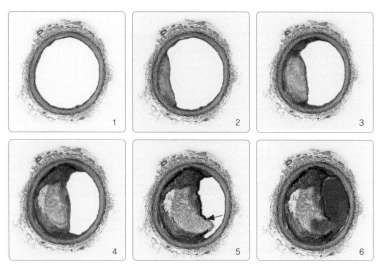

1. 정상 혈관
2. 혈관 벽에 콜레스테롤이 쌓이기 시작하면서 동맥경화증이 시작된다.
3. 콜레스테롤이 혈관 벽에 쌓이고 시간이 지나면서 섬유화, 석회화가 같이 진행되어 죽상반atherosclerotic plaque을 만든다.
4. 혈관 내경이 심하게 좁아지면 심장근육에 정상적인 혈류 공급이 이루어지지 않는다.
5. 어떤 경우에는 심한 스트레스에 의해서 죽상반의 표피가 파열(화살표 부분)되는 경우가 생긴다.
6. 죽상반의 파열과 동시에 혈관 내 혈전이 생기면서 갑작스럽게 혈관을 완전히 막는 경우가 생긴다.

김○○ 씨(남자, 61세)는 5년 전부터 당뇨와 고혈압으로 치료약을 복용해 왔다. 당뇨와 혈압이 있는데도 담배를 끊지 못하여 평소 하루 1갑씩 피웠으며, 운동은 거의 하지 않았다. 주 2회 이상 회식을 즐기고 165cm의 키에 체중이 75kg으로 비만 체형이었다. 약 6개월 전부터 등산을 하거나 계단이나 오르막을 올라가면 왼쪽 가슴에서 뻐근하게 느껴지는 통증이 느껴졌는데 쉬면 괜찮아지곤 했다. 약 2개월 전부터는 300~400m를 걸어가면 왼쪽 다리가 저리고 간간이 통증이 왔다. 그러다가 쉬면 괜찮아지는 증상이 반복적으로 발생하여 병원을 찾았다.

　김○○ 씨는 입원 당시 혈압이 160/110mmHg으로 높았으나 고혈압 치료를 해본 적이 없었다. 전형적인 협심증과 말초혈관질환이 의심되어 심전도 검사와 혈중 콜레스테롤 수치를 알기 위한 피검사, 그리고 사지에 혈류가 원활히 공급되는지 알 수 있도록 사지의 혈류량을 측정하는 도플러 초음파 검사를 권유했다. 혈중 콜레스테롤 검사상 콜레스테롤은 260mg/dL 이상이었고, 식후 혈당이 190mg/dL, 혈당 혈색소치가 7.2로 매우 높게 나왔다. 심전도와 가슴 엑스레이 촬영 결과는 정상이었다. 도플러 초음파 검사 결과 저림 현상이 나타나는 왼쪽 다리에 혈류량이 현저히 감소되어 있어서 하지 혈관 CT 촬영을 추가로 시행하였다. 환자는 보행 시 다리가 저린 증상이 있어 러닝머신을 뛰며 심전도를 보는 트레드밀 검사는 할 수가 없어서 약물로 심장에 스트레스를 유발하여 심장의 허혈 상태를 알아보는 심장핵의학 촬영을 시행하였다.
　하지 CT 촬영 결과 왼쪽 허벅지 부근 동맥에 동맥경화증이 진행되어 혈관이 거의 막혀 있었다. 곧바로 관상동맥조영술과 하지

혈관조영술을 시행하였다. 관상동맥을 한 혈관에 동맥경화로 인한 심한 협착 병변이 있었으며 왼쪽 하지동맥에도 혈관 협착이 확인되었다. 곧바로 협심증에 대한 약물치료와 하지동맥 협착 부위에 스텐트 시술을 시행하였다.

동맥경화증은 비만, 흡연, 고지혈증, 고혈압, 당뇨병 등 지병에 의해서 더 빠르게 진행한다. 그렇다면 앞에 소개한 환자는 어떤 이유에서 61세의 나이에 여러 혈관에 심한 동맥경화증을 유발하게 된 것일까?

첫째는 기름진 식습관과 운동 부족 때문이다. 환자는 평소에 운동은 거의 하지 않고 주 2회 회식을 하면서 기름진 음식을 많이 섭취했다. 그 결과 비만 체형을 하고 있었다. 이렇게 비만이면서 운동이 부족한 사람은 동맥경화증의 진행이 빠르다. 다음은 흡연 습관이다. 동맥경화증에 의한 심근경색으로 사망하는 확률은 흡연량에 비례하여 증가하며, 대체로 2배 정도 더 높다.

환자는 260mg/dL 정도의 고콜레스테롤혈증을 치료하지 않았다. 혈중 콜레스테롤 수치가 1% 증가할 때마다 심혈관계질환에 의한 사망률이 2~3%는 증가한다. 만약 고지혈증 환자가 담배를 피우거나 고혈압, 당뇨병이 같이 있는 경우에는 동맥경화의 진행이 더욱 가속화된다.

고혈압은 우리나라의 성인 약 30%에서 나타나며, 연령이 높을수록 그 빈도가 더 증가한다. 동맥경화증은 정상인보다 고혈압 환자에게 더 빨리 진행되며 혈압이 높을수록 진행 속도가 더 가속화된다.

당뇨병은 보통 비만과 고혈압 및 고지혈증이 동반되는 경우가 많아 기본적으로 동맥경화증의 발병률이 높고 진행속도도 빠른 편이다. 또한 심근경색증이나 협심증, 뇌졸중 같은 동맥경화증에 의한 질병의 발현 빈도가 높으며, 치료 예후도 좋지 않아 동맥경화의 주요 위험인자로 분류된다. 그러므로 당뇨병은 적극적으로 치료해야 한다.

🖐 동맥경화증을 일으키는 위험인자들

교정이 가능한 위험인자	교정할 수 없는 위험인자
1. 고지혈증(고콜레스테롤혈증) 2. 흡연 3. 고혈압 4. 당뇨병 5. 비만 6. 스트레스, 운동 부족	1. 나이(남 : 45세 이상, 여 : 55세 이상) 2. 심장병의 가족력 3. 남자(성별)

심장의 문, 심장판막

심장은 좌우 2개의 심방과 2개의 심실인 4개의 방으로 구성되어 있으며, 혈류의 방향을 한쪽으로 움직이게 해주기 위해서는 4개의 문이 필요한데 바로 이 구조물을 판막이라고 한다. 오른쪽 심장의 우심실과 우심방 사이에 삼첨판막, 우심실과 폐동맥 사이에 폐동맥판막이 있고, 왼쪽 심장의 좌심실과 좌심방 사이에 승모판막, 좌심실과 대동맥 사이에 대동맥판막이 있다.

결국 우리가 흔히 말하는 심장판막질환이란 이 판막들이 열리고 닫히는 기능이 원활하지 않은 경우를 말하는데, 판막이 잘 열리지 않는 경우를 협착증이라 하고, 반대로 열리기는 하지만 닫히지 않아 피가 역류하는 경우를 폐쇄부전증이라고 한다. 흔히 임상적으로 문제가 되는 판막질환 부위는 승모판막과 대동맥판막 두 곳이다.

심장은 전기적으로 자가 발전소를 가지고 있다

식물인간은 뇌가 죽었는데도 심장이 살아 있는 경우라고 볼 수 있는데, 이는 심장이 다른 장기와는 달리 뇌 중추의 통제를 받지 않는 자가 발전소를 갖고 있기 때문이다.

심장은 오른쪽 심장 심방쪽에 동방결절sino-atrial node이라고 하는 자가 전기발전소를 가지고 있으며, 이곳에서 발생한 전기는 특수한 전기전달 시스템을 통하여 심실근육에 전달되어 심장근육을 수축시키게 된다. 우리가 자주 보는 심전도는 이러한 심장의 전기적인 흐름을 체표면에서 받아내어 심장의 이상 여부를 알아내는 방법이다. 이러한 자가 발전소의 발전 기능에 의해서 심장박동수가 결정되는데, 정상인에서는 1분에 60~100회까지 일정한 간격으로 전기 자극을 만들어 낸다. 운동이나 전신의 산소 소모량이 갑자기 늘어나는 경우에는 맥박이 180~200회 정도까지 빠르게 변할 수 있는 능력을 가지고 있다.

심장의 자가 발전소 동방결절 및 전도 시스템의 퇴행성 변화에 의해서 여러 가지 부정맥이 만들어질 수 있다. 발전소의 발전 기능이 떨어지면 맥박이 느려질 수도 있고 심하게 느려지면 실신의 원인이 되기도 한다. 전도 시스템의 퇴행성 변화로는 전기 자극의 심방 내 되돌이 현상으로 매우 빠른 불규칙한 부정맥을 만들 수 있다. 이런 경우를 심방세동이라 하며 뇌졸중 등과 연계되어 있어서 적극적인 치료를 요하는 부정맥에 속한다. 부정맥의 종류에 대해서는 나중에 자세히 살펴보도록 하겠다.

🌸 심장 내 전도로

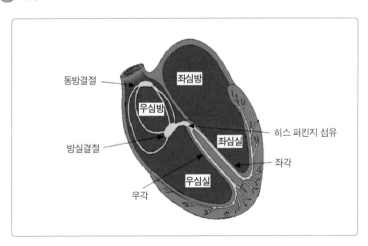

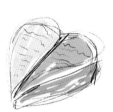

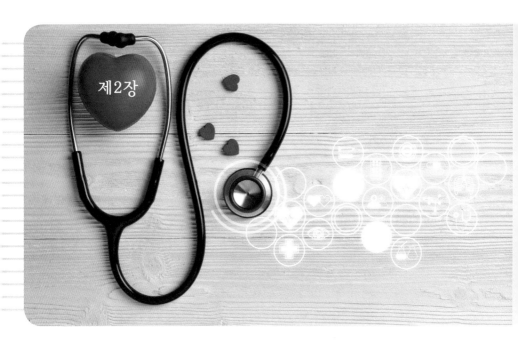

가슴통증,
심장혈관질환을
의심하라

'가슴이 뻐근하다, 조여온다, 쑤신다, 두근거린다, 숨이 차오른다' 무엇이 문제일까? 24시간, 365일 자고 있는 동안에도 묵묵히 일해온 심장, 심장의 아프다는 경고를 알아차리자.

심장은 하루 24시간 쉬지 않고 피를 전신으로 짜내는 펌프 역할을 한다. 가슴 한가운데 조금 왼쪽으로 치우쳐 있으며, 튼튼한 근육 덩어리로 이루어져 있다. 이 작은 심장근육 또한 관상동맥을 통해서 산소와 영양분을 공급 받아야 끊임없는 박동을 유지할 수 있다. 심장근육에 혈액을 공급하는 관상동맥이 동맥경화증으로 인해 혈관 내경이 좁아지면, 평상시에는 별 문제가 없어도 운동할 때처럼 혈액의 수요가 늘어나는 상황이 되면, 심장근육은 필요한 만큼의 혈액을 공급 받을 수 없게 되는데, 이를 허혈虛血 상태라고 한다. 심장근육에 빈혈 상태가 만들어지는 셈이다. 이런 허혈 상태가 생기면 '가슴이 뻐근한' 흉통을 느끼는데, 이와 같은 상태를 협심증狹心症이라고 한다.

운동 시 생기는 흉통 안정형 협심증

운동 시 발생하는 뻐근한 가슴통증은 협심증을 의심해야 한다.

박○○ 씨(남자, 56세)는 외아들로 아버님이 일찍 심장마비로 돌아가셨다. 지난해에 회사를 정년 퇴직했는데, 서너 달이 지나서 어머니도 중풍으로 돌아가셨다. 박○○ 씨가 협심증을 진단 받은 것은 바로 그때였다. 평소에 혈압이 약간 높았으나 건강에는 자신이 있었다. 하지만 끊어야지 하면서도 담배는 지난 30년간 계속 피워 왔다. 일에서 해방되면서 아침에 등산을 하기로 작정하고 일찍 길을 나섰다. 다소 차가운 날씨였으나 10여년 만에 오르는 산행이라 설레는 마음마저 들었다. 그런데 산을 오르는 중에 갑자기 가슴이 뻐근하게 아프고 숨이 차올라 걸을 수조차 없었다. 처음 느껴보는 증상이었으나 잠시 앉아 휴식을 취하니 가슴의 통증은 씻은 듯이 사라졌다. 어느 정도 쉬었다가 산행을 다시 시작하였다. 잠깐씩 호흡곤란을 느꼈으나 쉬엄쉬엄 등산을 마쳤다. 처음에는 그냥 괜찮겠지 하고 생각했으나, 다음날 아침 산행 길에도 똑같은 증상이 생겼다. 이번에는 어제보다 조금 더 심한 통증이 5분 이상 지속되다가 가만히 앉아 안정을 취하면 사라졌다. 그 후 무거운 짐을 옮기거나 빠르게 걸으면 어김없이 가슴 통증이 나타났다. 무서운 마음이 들어 며칠 후에 병원을 찾았다.

안전형 협심증은 관상동맥질환 중에서 가장 전형적인 임상 형태로 주로 운동을 하거나 움직일 때 흉통이 나타나는 것이 특징이다. 운동을 할 때는 전신에 혈류 요구량이 늘어나기 때문에 심장이 더 많은 피를 더 빠르게 전신에 퍼 날라야 한다. 이때 심장은 더 빨리 뛰게 되는데, 심장근육도 더 많은 일을 해야 하기 때문에 많은 산소와 에너지를 필요로 하게 된다. 심장근육에 혈액을 공급하는 관상동맥이 동맥경화증에 의해서 물리적으로 좁아진 경우에는 운동 시에 심장근육에 필요한 만큼 충분한 혈액을 공급할 수 없게 된다. 이때 심장근육에 빈혈(허혈)이 생겨 가슴의 통증을 느끼게 되는데, 이를 협심증이라 한다.

안정형 협심증에서 발생하는 흉통의 특징은 빨리 걷거나, 언덕이나 계단을 오를 때, 무거운 물건을 들 때 등 육체적 활동 중에 통증이 시작되며, 대개 2~5분 지속되다가 운동을 멈추면 언제 그랬냐는 듯이 증상이 사라지는 것이 특징이다. 흉통은 같은 양의 운동을 하더라도 차가운 날씨에 노출될 때나 식사 후에 더 잘 유발된다. 운동 시에 발생했다가 안정을 취하면 사라지는 흉통은 협심증의 아주 전형적인 증상이다. 이 전형적인 증상만으로도 80% 정도의 환자에서 안정형 협심증의 진단이 가능하다.

환자마다 흉통을 느끼는 양상은 매우 다양하다. '가슴이 조인다' '뻐개진다' '칼로 심장을 도려내는 듯하다' '고춧가루를 뿌려 놓은 것 같다' '가슴이 욱신욱신하다' 등의 다양한 흉통을 호소한다. 환자 중에는 운동할 때마다 심한 치통 때문에 몇 달간 치과 치료만 받는 사람도 있다. 어떤 환자는 흉통을 속쓰림으로 오인하여 수개월 동안 위장약만 계속해서 복용한 사례도 있다.

증상은 다양해도 협심 흉통의 가장 중요한 특징 중 하나는 '이러다 내가 죽는 건 아닐까?'하는 두려움이 들 정도의 심한 통증이 느껴지는 것이다. 무엇보다도 무서운 상황은 증상이 없는 경우이다. 특히, 여성, 당뇨병 환자, 고령이거나 활동량이 많지 않은 경우에는 혈관이 완전히 막혔는데도 전혀 증상을 못 느낄 때도 있다.

운동 시에 생긴 흉통이 휴식 시에도 가라앉지 않고, 10~20분 이상 지속되면 곧바로 병원을 찾아야 한다. 불안정형 협심증이나 심근경색증으로 이행이 의심되기 때문이다.

협심증과 구별해야 하는 다른 질환으로는 식도 역류, 폐질환, 대동맥질환, 판막질환, 근육통, 신경성 흉통 등 매우 다양하다. 하지만 운동 시에 통증이 발생하였다가 안정을 취하면 없어지는 통증은 협심증 외에는 생각하기 힘든 아주 전형적인 증상으로 이러한 환자의 병력만으로도 어느 정도 협심증의 진단이 가능하다.

안정형 협심증의 흉통 시 증상
- 운동이나 정신적 스트레스에 의해 시작되어 수분 정도 지속된다.
- 가슴 부위가 조이거나 뻐근하게 느껴진다.
- 휴식이나 니트로글리세린 복용으로 흉통이 사라진다.

🌸 협심증으로 통증이 주로 느껴지는 부위

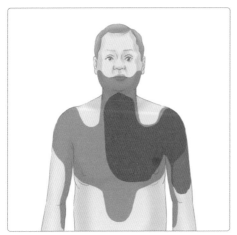

왼쪽 가슴 부위에 통증을 호소하는 것이 대부분이지만,
때로는 이러한 통증이 위쪽으로는 목에서 턱까지, 아래
쪽으로는 배꼽 부위까지 생길 수 있고 왼팔이 저리거나
목이나 아래 턱까지 통증을 호소하는 경우도 있다.

증상이 심해지는 불안정형 협심증

협심증 환자에서는 흉통이 안정 시에도 발생하거나 빈도가 잦
아지거나 적은 운동량으로도 유발되는 경우가 있다. 이를 불안정
형 협심증이라 하며, 급성 심근경색증이 발생하거나 돌연사로 이
어질 확률이 높으므로 적극적인 치료를 필요로 한다.

정○○ 씨(남자, 65세)는 몇 달 전부터 지하철 계단을 오를 때마
다 가슴이 조여오고 뻐근하게 아파왔다. 집 근처에 있는 동네

병원을 찾아갔더니, 간단한 혈액 검사와 운동부하 검사를 마친 후 협심증이라고 진단했다. 혈중 LDL 콜레스테롤이 200mg/dL로 상당히 높다고 했다. 평소에 고혈압이 있었기 때문에 고혈압과 협심증을 개선하는 약, 그리고 콜레스테롤을 낮추는 약을 처방 받았다. 그 후에도 20여 년을 피워오던 담배는 끊기가 쉽지 않았다. 바쁜 생활로 인해 약을 거르는 때도 많았다. 갑자기 몰려드는 수주로 경영하던 공장까지 바빠지면서 새우잠을 자며 일을 독려했다. 그러던 중 며칠 전부터 가슴이 조여 오는 증상이 자주 나타났다. 하루에도 몇 차례씩, 그것도 한 번 통증이 생기면 10분 이상 지속되는 경우도 있었다. 그러던 어느 날 저녁 비상약으로 가지고 다니는 니트로글리세린 설하정을 복용하였으나, 흉통이 가시질 않았다. 무서운 생각이 든 그는 119에 연락하였고, 구급차를 타고 인근 병원 응급실에 도착하였다. 응급실에서 진료를 한 의사는 환자의 이야기를 듣더니, 불안정형 협심증이 의심된다고 하면서 심혈관계 중환자실로 입원시켰다.

불안정형 협심증이란 안정형 협심증 환자의 증상이 갑자기 불안정해진 상태를 말한다. 협심 흉통이 안정 시에도 나타나기 시작해서 아주 적은 운동량에도 발생하는 경우를 불안정형 협심증이라 한다. 운동 시에만 생기던 흉통이 빈도가 잦아지고, 기간이 길어지며, 니트로글리세린 설하정으로도 잘 없어지지 않게 된다. 대개는 안정형 협심증이었던 환자들이 이 질환으로 악화되는 경우가 많다.

불안정형 협심증이 생기는 기전은 관상동맥이 좁아진 정도에 상관없이 동맥경화증으로 인해 생긴 혈관 벽에 쌓인 기름 찌꺼기(죽상반)의 내막이 갑자기 파열되면서 터진 자리에 피떡(혈전)이 생길 수 있는데, 이렇게 생긴 크고 작은 혈전이 혈관을 막아 혈류를 방해하고 운동과 무관하게 휴식기에도 심근허혈이 생겨 흉통을 느끼게 된다. 이때는 물리적으로 혈관이 좁아지는 것 외에도, 혈전에서 분비되는 여러 가지 화학 물질들이 혈관을 심하게 수축시키기 때문에 더욱더 혈관이 좁아지게 되고 심한 혈류장애를 초래하게 된다.

불안정형 협심증의 흉통 시 증상
• 새로 발생된 협심증 흉통
• 점점 심해지는 협심증 흉통
• 안정 시에도 발생하는 협심증 흉통

안정형 협심증 환자의 증상이 갑자기 불안정해지는 이유는 무엇일까?

관상동맥이 좁아진 정도에 상관없이 죽상경화증이 진행되어 어느 순간에 죽상반이 터지면 그 자리에 혈전이 생길 수 있는데, 이렇게 생긴 크고 작은 혈전이 혈관을 순간적으로 완전히 막을 수 있기 때문이다. 혈전이 생기기 시작하면 혈전 자체에 의해서 물리적으로 혈관이 좁아지는 것 외에도, 혈전으로부터 많은 혈관 수축성 물질들이 분비되어 혈관을 심하게 수축시켜 기능적인 혈관 폐쇄를 야기한다. 죽상경화증 부위가 갑자기 터지고 혈전이 생기는 경우는 예측하기 어려울 뿐만 아니라, 문제 부위가 터지기 전에는 흉통이 없는 경우가 대부분이므로 더욱 무서운 결과를 불러올 수 있어 갑작스런 심근경색증이나 돌연사 등을 설명하는 기전이 된다.

불안정형 협심증, 왜 위험한가?

불안정형 협심증은 관상동맥이 단순히 좁아지면서 생기는 안정형 협심증보다 훨씬 위험한 질환이며, 상당수는 심근경색증으로 진행한다. 따라서 요즘에는 불안정형 협심증과 심근경색증을 아울러 급성 관상동맥증후군이라 일컫고, 안정형 협심증과는 다르게 진단하는 동시에 적극적인 치료를 필요로 하는 응급 상태로 간주한다. 불안정형 협심증이 의심되는 환자가 있으면 외래 진료를 예약할 것이 아니라, 응급실로 일분 일초라도 빨리 이송해야 한다. 정○○ 씨의 경우도 불안정형 협심증이 의심되었고, 시급을 다투는 병으로 정밀한 경과 관찰이 필요했기 때문에 응급실 대기 순서에 관계없이 곧바로 중환자실로 옮겨 치료받게 된 것이다.

급성 관상동맥증후군이란?

안정형 협심증과는 달리 불안정형 협심증과 급성 심근경색증은 일분 일초라도 빠른 치료가 필요하다. 발병 초기에는 불안정형 협심증인지 심근경색증인지 불확실한 경우도 있다. 불안정형 협심증이나 심근경색증의 주요 원인은 동맥경화증의 죽상반 파열에 의해서 발생하는 혈전이다. 문제는 이렇게 죽상반 파열이 생기는 부위나 시기를 미리 예측하기 어렵고, 평소에는 흉통이 없는 경우가 대부분이기 때문에 예기치 못한 돌연사의 원인이 될 수 있다.

따라서 요즘에는 불안정형 협심증과 심근경색증을 아울러서 급성 관상동맥증후군이라 일컫고, 안정형 협심증과는 다르게, 빠른 진단과 동시에 적극적인 치료를 필요로 하는 응급 상태로 분류한다.

지속되는 흉통 급성 심근경색증

협심 흉통이 20~30분 이상 지속되면 급성 심근경색증을 의심해야 한다.

장○○ 씨(남자, 53세)는 지난 20여 년 동안 정말 바쁜 세월을 보냈다. 평소 건강은 좋은 편이었고, 담배는 하루에 반 갑 정도 피웠다. 아파트 3층이 집인데, 최근 들어 계단을 오르면 때로는 숨이 차고, 가슴이 뻐근해지는 것을 느꼈으나, 집에 들어설 때쯤이면 깨끗이 좋아지곤 하여 심각하게 생각하지 않았다.

기온이 급격히 떨어진 11월 어느 일요일, 친구들과 아침 일찍 등산길에 올랐다. 산을 오르기 시작한 지 몇 분이 지나지 않아서 가슴 통증을 심하게 느끼기 시작하였는데, 지금까지와 다르게 흉통이 좀처럼 가라앉지 않았다. 식은땀이 나기 시작하고 통증이 심해지면서 먹은 것을 죄다 토하고 말았다. 친구들의 부축을 받으며 가까운 병원 응급실로 갔더니 심전도 검사 후에 급성 심근경색증이니 급히 큰 병원으로 가라고 했다. 구급차에 실려서 병원으로 옮기는 중에도 흉통은 전혀 가라앉지 않았다. 등산길에서 흉통이 생긴 지 1시간 만에 큰 병원 응급실에 도착했다. 심전도를 확인한 의사가 심장을 먹여 살리는 관상동맥이라는 혈관이 막혀서 심장근육이 죽어가고 있기 때문에 곧바로 막힌 혈관을 뚫어주는 시술을 해야 한다고 했다. 환자를 심혈관조영술실로 옮겨 소독을 하고 오른쪽 사타구니 쪽으로 부분 마취를 하였다. 30여 분이 될 듯 말 듯 한 시간 동안에 조영술과 스텐트 시술이 끝나고, 별다른 고통 없이 흉통이 점차 나아지는 느낌을 받았다. 그리고 환자는 심혈관계 중환자실로 옮겨졌다.

심근경색증은 좁아져 있던 관상동맥의 죽상반 내막이 터지면서 심한 혈전이 생기고, 결국은 혈관이 완전히 막힘으로써 심장근육이 죽는 상태를 말한다. 협심증과 심근경색증의 다른 점은 협심증은 심장근육이 일시적인 심근빈혈에 빠졌으나 죽지 않은 상태이고, 심근경색증은 관상동맥이 완전히 막혀서 혈액을 공급하던 심장근육의 일부가 괴사壊死되어 죽어가는 것이다.

　협심증과 심근경색증은 가슴 통증이 있다는 점에서 비슷하지만 그 강도 및 지속시간에 따라 다르다. 협심증의 경우 5~10분 통증이 지속되다가 사라지는 반면, 급성 심근경색증의 경우에는 적어도 30분 이상 지속되는 것이 특징이다. 또한 협심증으로 인한 통증은 안정을 취하거나 혹은 니트로글리세린을 복용하면 금세 사라지지만, 급성 심근경색증은 막혀 있는 혈관을 열어 주지 않으면 통증이 30분에서 수시간 지속되며, 극심한 가슴 통증 이외에도 죽을 것 같은 공포감, 오한, 식은땀, 실신 및 호흡곤란 등이 동반되기도 한다.

　심근경색증을 일으키는 환자의 절반은 과거에 협심증을 앓았던 경험이 있지만 나머지 절반에게는 예고 없이 갑작스럽게 생긴다. 급성 심근경색증 환자의 10~20%에서는 흉통을 느끼지 못하고, 갑자기 기력을 잃거나 식은땀을 흘리면서 숨이 차오르는 상태로 실신하는 경우가 있는데, 주로 당뇨병 환자나 여성, 나이가 많은 환자들이 이 부류에 속하며, 이때는 심근경색증의 가능성을 염두에 두고 병원을 찾아야 한다. 10명 중에 3명의 심근경색증 환자는 응급실에 오기 전에 치명적인 부정맥으로 인해 사망하는 경우가 많으며, 급성기를 무사히 넘겼다 하더라도 심장수축에 필요한 심장근육이 많이 괴사되어 있기 때문에 혈압이 떨어지고 나중엔 심부전증으로 사망하기도 한다. 급성 심근경색증이 무섭고 치명적인 이유는 높은 사망률 때문이다.

협심증과 심근경색증의 차이

좁아진 관상동맥에 의해서 일시적으로 심장근육에 빈혈이 생기면 협심증이고, 완전히 막혀서 심장근육이 죽으면 심근경색증이다.

근본적인 차이점은 협심증은 심장근육이 일시적인 심근빈혈에 빠지지만 죽지 않은 상태이고, 심근경색증은 심근빈혈이 지속되어 심근이 국소적으로 죽는다는 점이다. 임상적으로 협심증은 통증이 있다가 안정을 하면 최대 30분 내에 저절로 사라지나, 심근경색증은 안정을 해도 통증이 사라지지 않고 지속되면서 상당수 환자들이 응급실에 오기 전에 돌연사하는 무서운 병이다.

🏵 협심증과 심근경색증의 차이

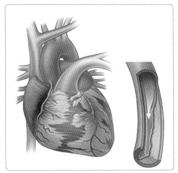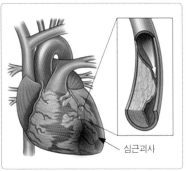

심근괴사

왼쪽의 협심증 상태에서 심해지면 오른쪽과 같이 혈관이 100% 완전히 막혀서 심근의 괴사가 발생하는 상태를 급성 심근경색증이라 한다.

심근경색증 진단 방법

심근경색증은 전형적인 가슴의 통증으로 인해 어느 정도 심장의 이상을 짐작할 수 있으며, 심전도를 찍으면 비교적 쉽게 알아낼 수 있다. 심전도의 변화가 확실치 않을 때는 혈액 검사로 심근괴사 유무를 확인할 수 있고, 핵의학 검사로 심근경색의 유무 및 정도를 측정할 수도 있다. 협심증이 있었던 환자는 평소에 흉통 해소에 잘 반응하는 '니트로글리세린'을 혀 밑에 투여해도 통증이 가라앉지 않고 계속 진행되면 반드시 심근경색증의 가능성을 염두에 두어야 한다.

술만 마시면 조여오는 가슴, 변이형 협심증

새벽에 발생하는 휴지기 흉통은 변이형 협심증을 의심해야 한다.

최○○ 씨(남자, 46세)는 2달 전, 과음한 다음날 새벽에 가슴이 조이고 뻐근하게 느껴지는 통증 때문에 잠을 깼다. 통증은 10여 분 정도 지속되었으며, 속이 매스껍고, 숨 쉬기가 어려울 정도로 심하게 가슴이 조여왔다. 119 구급차를 타고 가까운 병원 응급실에 도착할 즈음에는 통증이 많이 감소하고 있었다. 응급실에서는 심전도와 몇 가지 간단한 혈액 검사를 했다. 담당 의사는 결과를 보며 특별한 것이 없다고 하면서, 어제 저녁 과음으로 인해 위경련이나 급성 위염이 생겼을 수 있다고 했다. 통증은 씻은 듯이 사라졌다.

최○○ 씨는 약을 처방 받아 집으로 돌아가며 별것 아닐 거라고 생각했다. 그리고 여느 때와 같이 제 시간에 맞춰 출근했다. 어제 마신 술이 아직 깨지 않아 머리도 아팠다. 곰곰이 생각해 보니 지난 2달 동안 새벽에 통증이 서너 차례 가볍게 지나간 적이 몇 번 있었다. 이상한 것은 술을 많이 마신 다음날 새벽에는 어김없이 통증이 유발된다는 점이었다. 또 새벽에 담배를 피우면 여지없이 그 통증이 심하게 요동치곤 하였다. 같은 증상이 자꾸 재발하자 동네에 있는 심장내과를 방문하였다. 의사가 변이형 협심증이 의심되지만 다른 병이 아닌지 확인하기 위해 위내시경 검사를 했는데, 결과는 정상이었다. 운동부하 검사와 심장초음파 검사를 하였으나 역시 정상이었다. 의사는 아직 확진은 안 되었지만, 변이형 협심증일 가능성이 매우 높다며 약물치료를 하면서 경과를 관찰해보자고 하였다. 약물치료를 받으면서 증상은 거짓말같이 사라졌다.

일반적인 협심증은 심장혈관에 동맥경화증이 진행되어 혈관이 좁아져서 생기는 질환이나, 변이형 협심증은 혈관 자체가 좁아지는 것이 아니라 혈관의 경련으로 인하여 혈관이 수축하여 심장근육에 혈액을 공급하지 못하게 되면서 생기는 병이다. 안정형 협심증이 운동 시에 흉통을 유발하는 것에 반해, 변이형 협심증의 전형적인 특징은 흉통이 새벽이나 아침에 자주 나타나며, 밤에 잠을 깰 정도로 심한 경우도 있으며, 때로는 실신(기절)을 동반하기도 한다. 운동 여부와 관계 없이 통증이 발생한다는 것이 특징이다.

새벽에 흉통이 생기는 이유는 밤새 안정되어 있던 자율신경계의 균형이 새벽녘에 깨지면서 혈관이 수축되는 정도가 커지기 때문이며, 흡연과 과음 등이 혈관의 보호 작용을 하는 혈관의 내피세포를 손상시켜 혈관 경련을 유발하는 것으로 추측하고 있다. 변이형 협심증은 흔히 신경성이나 위장관계질환으로 오진하기 쉬운데, 약을 먹고도 흉통이 가라앉지 않으면 심장내과를 방문해 정확한 진단을 받아보는 것이 좋다.

변이형 협심증과 일반 협심증의 차이

변이형 협심증의 전형적인 특징은 흉통이 새벽이나 아침에 자주 나타나며, 운동 여부와 관계 없이 통증이 발생한다는 것이다. 안정형 협심증이 운동 시에 흉통을 유발하는 것에 반해 전혀 상반되는 현상이다. 변이형 협심증은 지금까지 설명한 전형적인 협심증과는 다른 형태로 흡연 인구가 많은 한국과 일본에 편중되어 있다.

변이형 협심증의 원인

변이형 협심증의 직접적인 원인은 관상동맥의 경련이다. 주로 새벽에 흉통이 생기는 이유는 밤새 안정되어 있던 자율신경계의 균형이 새벽녘에 깨어지면서 혈관이 수축되는 정도가 커지기 때문이다. 특히 흡연, 과음 등이 혈관의 내피세포를 손상시켜 혈관 경련을 유발하는 것이다. 혈관의 내피세포는 여러 가지 중요한 물질들을 피 속으로 분비시켜 혈관을 확장시키고, 혈관 벽의 혈전을 방지하는 아주 중요한 혈관 보호 작용을 하고 있다. 이러한 혈관내피층이 손상되거나 보호 기능이 떨어지면 스트레스나 자극에 의해 혈관이 심하게 수축된다. 이러한 혈관내피세포의 기능 저하도 크게는 동맥경화증의 초기 증상으로 이해할 수 있다.

변이형 협심증 진단 방법

병력의 특징으로도 어느 정도 진단이 가능하지만, 다른 병이 아닌지 확인하는 절차가 무엇보다 중요하다. 병력을 듣는 것만으로는 진단이 확실하지 않으므로 증상이 심한 경우라면, 위 식도질환이나 일반적인 협심증은 아닌지 정확한 검사를 하여 확인하는 과정이 필요하다. 확진이 필요하다면 입원하여 특수 약물(에르고노빈)을 이용한 관상동맥조영술을 시행해 혈관의 경련을 유도해볼 수 있다. 약물(에르고노빈)을 이용한 심장초음파로도 진단이 가능하다.

최○○ 씨의 경우는 증상이 비교적 전형적이었고, 위내시경, 운동부하 검사 등으로 위 식도질환, 일반적인 협심증 등의 가능성을 배제하였을 뿐 아니라, 약물에도 반응이 좋았기 때문에 추가적인 관상동맥조영술 검사 없이 에르고노빈을 이용한 심초음파 검사로 변이형 협심증의 진단이 가능했다.

변이형 협심증은 비교적 약물치료에 반응이 좋으므로 약만 잘 복용하면 완치는 아니더라도 충분히 관리가 가능하다. 하지만 몇 번 약물을 투여 받고 스스로 괜찮다고 여겨 약물을 중단하는 경우에는 상대적으로 심한 혈관 경련이 일어나서 심근경색증이나 심장마비를 일으킬 수 있기 때문에 의사와 충분한 상담을 거친 후에 약물을 중단해야 한다.

심장병과 혼돈하기 쉬운 질환들

가슴이 아프면 일단 심장병을 의심해야 하지만, 가슴이 아프다고 모두 심장병은 아니다. 심장병과 혼돈하기 쉬운 대표적인 질환이 역류성 식도염이다. 식도의 운동 기능 이상이나 위 식도 경계 부위의 기능 저하로 위 속에 있는 위산이 식도로 역류되는 질환으로, 식도에 염증을 일으켜 흉통 등의 증상이 생기며, 평소에 신물이 넘어 오는 등의 증상이 나타난다. 역류성 식도염은 협심증과는 다르게 운동 여부에 따라 증상이 발생하는 경우는 드물고, 주로 식사 시간과 관련하여 흉통이 있을 때 의심해볼 만하다. 주의할 것은 때로는 니트로글리세린 섭취로 증상이 호전되는 경우가 있기 때문에 협심증과 감별하기가 어려울 때도 있다는 점이다.

또 드물지만 흉통이 발생하는 치명적인 질환으로 대동맥 박리증이 있다. 이것은 대동맥혈관 내벽이 갈라져 박리를 일으키는 질환이다. 심한 흉통이 30분 이상 지속될 수 있고, 증상 발생 후 50% 이상이 24시간 내에 사망하는 무서운 병이다. 대동맥은 심장에서 피를 받아 전신에 공급해주는 우리 몸에서 가장 큰 혈관이

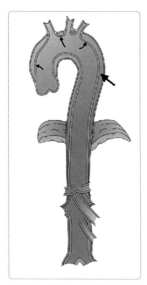

대동맥 박리증 : 상하부 대동맥의 혈관 내벽이 갑자기 혈관 벽에서 분리되는 질환으로 적극적인 응급 치료를 요한다.

다. 특히 고혈압 등 지병이 있는 경우에는 대동맥혈관 벽에 동맥경화증이 진행되면서 혈관의 내벽이 갈라져 박리를 일으킬 수 있는데, 이 병이 대동맥 박리증이다. 이 병의 기전은 한 층으로 되어 있는 대동맥 벽 사이가 두 층으로 갈라지는 경우이다. 이때는 혈관 내벽이 박리되는 것만으로도 심한 흉통을 동반하는데, 대다수 환자들이 '등을 도끼로 찍는 것 같았다'는 무시무시한 표현을 할 정도로 통증이 심하다. 뿐만 아니라 대동맥혈관의 박리로 인해 찢어진 혈관 내벽의 일부가 대동맥과 근접되어 있는 혈관들을 막는 경우에는 심근경색증이 유발될 수도 있고, 중풍 증세가 발생할 수도 있으며, 신장으로 가는 동맥이 막혀서 소변이 한 방울도 안 나오는 신부전이 될 수도 있다. 몇 시간 안에 적극적으로 치료하지 않으면 대동맥파열 등으로 이어져, 증상 발생 후 50% 이상이 24시간 안에 사망하는 무서운 병이다.

그 외에 협심증과 구별해야 하는 질병으로는 급성 심낭염, 담낭질환, 위장질환 등을 들 수 있다. 의외로 신경성으로 가슴 부위의 흉통을 호소하는 경우도 많은데, 심한 흉통이 30분 이상 지속되면 무조건 응급실로 달려가 치명적인 몇 가지 무서운 질환들을 정밀 검사로 구별해야 한다.

두근거림, 무시해선 안 될 심장의 적신호

두근거림, 다시 말해서 심계항진은 많은 경우가 심장에서 기인하며 그 외에 심리적인 원인으로 원인을 알지 못하는 경우도 상당히 많다. 두근거림이 발생하였을 때 가장 먼저 의심하여야 하는 것은 부정맥이다.

얼마 전부터 1달에 한두 번, 1주일에 한두 번씩, 두근거림이나 쿵 내려앉는 듯한 증상이 있었는데, 1주일 전부터는 쿵 내려앉는 느낌이 지속되고 맥박은 정상인 것 같은데 심장박동수는 느낄 수가 없습니다. 병원에 가야 할까요?

일반적으로 정상적인 상황에서는 느끼지 못하는 심장의 박동이 느껴져 불쾌한 기분이 드는 증상을 통칭하며 의학용어로는 심계항진心悸亢進, palpitation이라고 한다. 두근거림은 하나의 증상이지 특정 질환을 의미하는 것은 아니며 이러한 두근거림은 심장내과를 방문하게 되는 가장 흔한 증상 중 한 가지로 매우 다양한 원인에 의해서 유발된다. 대부분의 경우에 외부의 자극이 적은 휴식 시간에 이러한 두근거림을 느끼게 되며 자세에 따라서 변화하는 경우에 심장이나 그 주변 장기의 병을 시사하기도 한다.

심계항진은 많은 경우 심장에서(43%) 기인하며 그 외에 심리적인 원인이 약 31%, 기타 원인이 10% 정도이며, 원인을 알지 못하는 경우도 16%에 해당한다. 두근거림이 발생하였을 때 가장 먼저 의심하여야 하는 것은 부정맥이다.

정상인의 경우 안정 시에 심장은 60~100회로 규칙적으로 뛰는데 맥박이 정상적이지 않고 불규칙하게 뛰는 것을 통칭하여 부정맥이라고 한다. 그 양상에 따라서 박동이 불규칙한 경우, 정상보다 빠르거나 느린 경우 등을 포함하는데 모든 경우 두근거림 증상을 유발할 수 있다. 가장 흔한 경우로 심방과 심실에서 발생하는 기외 수축을 들 수 있는데 1~2개의 맥박이 엇박자로 뛰어서 발생하는 경우로 잇박자 이후에 따라오는 정상적인 박동에 의해서 심장이 강하게 수축하기 때문에 두근거림을 느끼게 되고 대부분 앞의 경우처럼 쿵 내려 앉는 듯한 느낌을 호소하여 병원을 찾게 된다.

불규칙적으로 심장 두근거림 증상이 발생합니다. 발생하면 숨이 차고 심장이 미친 듯이 뛰는 게 느껴집니다. IT 업계에 종사하고 있으며, 거의 대부분을 앉아서 보냅니다. 정말 불규칙하게 발생하는데, 앉아있을 때 더 자주 발생하는 것처럼 느껴집니다. 평소엔 아무 문제없이 생활합니다. 심전도 검사를 한 번 받았는데 이상이 없다고 하였습니다. 큰 문제가 될까 걱정이 됩니다.

맥박이 100회 이상으로 빠르게 뛰는 경우를 빈맥이라고 하는데, 빨라진 맥이 규칙적인 경우에는 심실 또는 심방에서 기인하는 부정맥일 가능성이 있고, 불규칙한 경우에는 심방세동이라고 하는 질환을 의심하게 된다. 대부분의 경우에 이러한 빈맥은 그 시작과 끝이 비교적 명확하여 환자 스스로 쉽게 구분할 수 있는 특징이 있다.

환자 스스로 두근거림이 발생할 시에 부정맥 유무 및 특징을 자가 진단해 볼 수 있는데 맥을 짚어보고 속도에 맞추어 책상을 가볍게 두드려보면, 그 속도와 규칙성을 알 수 있고 진료 시에 의료진에게 비교적 정확한 정보를 전달할 수 있다. 하지만 모든 부정맥 환자가 가슴 두근거림을 느끼는 것은 아니고, 가끔 가슴이 두근거리거나 숨이 차기도 하고 가슴이 이유 없이 답답한 증상만 있을 수도 있다.

두근거림을 간과해서는 안 되며 치명적인 심실성 부정맥이 동반되는지 여부를 밝혀내야 한다. 일반적으로 간단한 부정맥, 심실기외 수축이나 상심실성 빈맥 등은 심각한 심실성 부정맥이나 기타 심장질환을 동반하지 않는다. 하지만 부정맥이 심근경색증이나 협심증, 심장기형, 선천성 심장병, 심부전 등의 심장질환에 의해 발생하였을 경우 방치하면 흉통과 호흡곤란 증상이 나타나고 때로는 실신할 수 있으며, 심할 경우 돌연사할 수도 있다.

부정맥질환 이외에도 심장판막질환이 있는 경우, 심장의 2차적인 변화에 의해서 심장이 커지는 경우에는 심박출량 보상을 위한 큰 수축에 의해서 두근거림이 동반되기도 한다. 마찬가지로 심근 수축력을 증가시킬 수 있는 약물, 담배, 카페인, 운동 및 스트레스 등에 의해서도 두근거림이 유발된다. 심한 불안장애, 공황장애 등과 같은 정신과적인 원인을 찾아야 하며, 심한 스트레스를 받는 경우나 과로했을 때에도 일시적으로 맥박이 빨라지면서 두근거림을 느낄 수 있다. 이 경우에는 심장과 관련된 자세한 검사를 해도 그 원인을 찾아낼 수 없는 경우가 많으므로 약물적인 치료보다는 가슴을 두근거리게 하는 정신과적인 원인을 파악해 치료하는 것이 도움이 된다. 그 외에 빈혈, 갑상선 기능항진증, 약물(알코올 등), 흉곽근육의 자발적인 수축, 크롬친화성세포종 등과 같은 전신 질환을 감별해야 한다.

이렇듯 심계항진의 원인은 매우 다양하고 심장질환의 초기에 나타날 수 있는 경보와 같은 증상이므로 간단히 여기고 넘어가서는 안 되며, 반드시 의사와 상의하여 심전도 검사, 심초음파 검사, 24시간 심전도 검사(홀터 검사), 혈액 검사 등의 정밀 검사를 통해서 정확한 원인을 알아보는 것이 필요하다.

실신도 심장질환의 증상이며, 1년 내 사망률이 30%에 달한다

실신은 혈압이 떨어지면서 순간적으로 뇌로 혈류 공급이 되지 않아 일시적으로 의식 소실이 초래되면서 쓰러지게 되는 경우이다. 이는 간질 등과 같은 신경계질환과 감별되어야 한다.

최근 국가대표 축구선수가 평가전을 위해 입국한 후 갑자기 쓰러졌다는 뉴스를 접한 적이 있다. 이 선수는 이후 미주신경성 실신으로 진단되었다. 응급실과 외래에서도 실신을 주 증상으로 내원하는 환자를 종종 보게 되는데, 환자나 보호자는 의식 소실을 동반한 실신을 할 경우에 매우 불안해 한다. 갑작스런 의식 소실로 인하여 종종 외상을 동반하는 경우가 생기기도 한다.

이러한 실신은 뇌 실질로의 갑작스런 혈류 공급이 되지 않아 일시적인 의식 소실이 초래되고 쓰러지게 되는 것을 의미하며 간질 등 신경계질환과 감별되어야 한다. 뇌 실질로의 혈액 공급이 8~10초 이상 중단되거나, 평균 혈압이 40mmHg 이상 감소하는 경우에는 이러한 실신 현상이 발생할 수 있다. 실신의 경우 뇌 실질로의 혈액 공급이 회복되면 자발적으로 의식이 회복되므로 발작 이후에 의식의 혼돈이 초래되는 간질과는 구분될 수 있다. 또한 어지러움증이나 내이저혈 이상으로 인한 증상과도 감별이 필요하므로 신경과나 이비인후과 등과의 협진이 필요하다.

실신의 원인은 미주신경성 실신, 심장질환이 원인인 경우, 기립성 저혈압인 경우 그리고 뇌혈관장애에 의한 경우 등으로 구분할 수 있다. 가장 흔한 유형으로 미주신경성 실신 등과 같은 신경성 실신이 가장 많은데 환자의 병력 청취가 그 원인 감별에 가장 중요하다.

미주신경성 실신은 급격히 흥분하게 되면 몸의 교감신경이 자극되고 이를 진정시키기 위해 몸의 부교감신경이 작동하게 되는데, 부교감신경이 지나치게 작동하는 경우에 심장이 매우 느리게 뛰고, 일시적인 저혈압이 생기면서 뇌로 가는 혈액이 부족하여 실신하게 된다. 군중이 많은 곳(교회 등), 오래 서 있는 경우, 스트레스를 받는 상황 등에서 식은땀, 구역질, 복통 등의 전구 증상이 동반되면서 의식 소실을 초래한다. 그 외 특정 상황에서 소변, 대변을 보거나 기침 또는 식사를 하는 경우에도 실신이 발생할 수 있다.

실신의 발병은 나이가 들어 감에 따라서 그 발생률이 증가하며 그 원인도 심장질환에 의한 경우가 증가한다. 실신의 원인 감별이 무엇보다도 중요한 이유는 심장질환에 의한 실신의 경우에는 다른 원인에 비해서 사망률이 높기 때문인데, 1년 사망률이 30%까지로 알려져 있다. 심장질환에 의해서 유발되는 실신은 주로 운동 중에 심각한 신체손상을 동반하는 급성 실신으로 가족력이 있는 경우에 의심해 보아야 한다. 심장성 실신이 의심되는 경우에 판막질환, 비후성 심근병증, 심실성 및 서맥성 부정맥 등을 감별한다. 미주신경성 실신은 약물치료와 실신이 생기는 원인을 알고 피하면 치료가 가능하고 실신의 빈도도 줄일 수 있다. 하지만 심장질환과 연관되어 나타나는 실신은 정확한 진단과 치료가 필요하다.

숨이 차다고 해서 모두 심장병은 아니다

일반적으로 호흡하는데 어렵고, 비정상적인 느낌으로 숨이 차다고 해서 모두 심장병은 아니다.

호흡이란 우리가 신체활동을 할 때 필요한 산소, 영양분을 조직에 충분히 공급하기 위해 심장과 폐가 공기의 산소를 혈액으로 공급 받는 일련의 과정이다. 호흡곤란은 일반적으로 호흡하는데 어렵고, 불편한 비정상적인 느낌으로 정의되는데, 조직에 산소, 영양분을 공급하기 위한 전달 수단인 혈액, 이를 순환시키는 심장, 산소 등의 가스 교환을 담당하는 폐, 또는 이상을 느끼게 하는 뇌 중추 중 어느 한 군데라도 이상이 생기면 환자는 호흡곤란을 느끼게 된다.

이러한 비정상적인 불편한 느낌은 '산소가 부족한 것 같다' '가슴이 답답하다, 조인다' '가슴이 탁 막힌다' '숨이 안 내려간다' 등 다양한 양상으로 경험하게 된다. 또 호흡곤란은 주관적인 자각 증상이므로, 호흡은 과하게 하면서도 호흡곤란이 있을 수 있고, 호흡은 정상적이지만 호흡곤란이 심한 경우도 있다. 환자의 주관적인 증상만으로 어떤 질병을 진단하는 게 쉽지는 않지만, 몇 가지 호흡곤란의 특징적인 증상은 환자의 기저질환 유무를 의심할 수 있고, 특히 심장질환을 감별하는데 도움이 될 수 있다. 다음에는 다양한 호흡곤란의 원인 및 특징에 대해 알아보자.

다양한 호흡곤란의 원인

기도 폐쇄성질환

기도 폐쇄는 목구멍에서부터 폐 깊은 곳의 기도 중 어디가 막혀서 발생할 수 있다. 기도가 시작하는 목구멍에서 막히는 경우는 음식물에 의하거나 알레르기질환으로 목이 부어서 생기는 경우가 흔하며 갑자기 발생한다. 물론 종양 등이 생겨서 서서히 발생하는 경우도 있지만, 급성이든 만성이든 기도의 시작 부위가 막히면 대부분 숨을 들이 쉴 때 목에서 소리가 나고 목 주변 피부가 쑥 꺼지는 게 보이는 경우도 있다. 폐 깊숙한 곳에서 기도가 막힐 때는 천식, 기관지염 등이 원인이 될 수 있다. 천식은 갑자기 호흡곤란이 발생하고 반복되며 쌕쌕 소리가 나는 경우가 흔하다. 기관지염은 가래가 많이 동반되고 주로 숨을 내쉴 때 힘든 경우가 많다. 기관지염이 있을 때 누우면 숨이 차는 경우가 있는데, 가래가 폐에 쌓이고 배출이 안 되어 호흡곤란이 생긴 상태지만, 기침을 해서 가래를 뱉으면 호전된다.

폐간질성질환

폐렴과 같은 급성질환이나 사르코이드증, 폐석면증과 같은 만성질환으로 호흡곤란이 생길 수 있다. 원인이 다양해서 호흡곤란의 특징만으로 질환을 감별할 수는 없고 흉부 X선 검사, 단층 촬영 등을 통해 원인을 정확히 확인하는 게 중요하다.

폐혈관 폐쇄질환은 폐색전증이라고 불리는 질환으로 폐혈관이 혈전으로 막혀서 폐순환이 충분히 되지 못해 호흡곤란이 발생할 수 있다. 혈전이 반복적으로 폐혈관을 막으면 호흡곤란도 반복적으로 생길 수 있고, 활동하지 않고 가만히 있는데도 숨이 찰 수 있다. 활동할 때 갑작스럽게 의식 소실이 발생하는 경우에도 의심해 볼 수 있다. 혈전이 하지 정맥에서 발생해 폐혈관을 막을 수 있으므로 다리나 골반에 염증이 있거나, 정형외과 수술 후에 호흡곤란이 발생하면 이 질환의 가능성을 생각해 볼 수 있다.

흉벽이나 호흡 근육질환

곱추라고 불리는 병이 이에 해당하는데, 등이 많이 굽으면 폐가 충분히 펴지는 걸 제한해서 호흡곤란이 발생할 수 있다. 강직성 척추염, 누두흉과 같은 병도 흉벽에 이상을 줄 수 있는 질환이다. 이러한 질환은 대개 눈으로 흉벽의 이상을 확인할 수 있어 진단에 도움을 받을 수 있다. 하지만 정확한 호흡곤란의 원인은 폐기능 검사 등 추가적인 검사를 통해 확인해야 한다. 호흡 근육질환은 신경과적인 질환으로 호흡근육에 마비가 와서 호흡곤란을 느끼는 병인데, 호흡곤란이 있기 전에 다른 신경학적 이상이 먼저 발견되는 경우가 많다.

불안증

불안증을 가진 환자의 경우에는 빠르게 숨을 몰아쉬는 경우가 있다. 이를 과호흡증이라고도 하는데, 사실 증상만으로는 다른 폐혈관 폐쇄질환이 반복되는 경우와 구별하기가 쉽지 않다. 평소 한숨 쉬는 듯한 호흡을 자주 한다거나, 불규칙한 호흡 패턴을 보이는 경우, 심리적인 원인에 의해 호흡곤란이 발생할 수 있다. 불안증은 심장이나 폐질환이 있을 경우 호흡곤란을 악화시킬 수 있다. 그외 빈혈, 대사성 산증, 비만 등은 호흡곤란의 양상만으로 질병을 확인할 수 없다. 신체 검진이나 혈액 검사 등 추가적인 검사가 필요하다.

돌연사, 심장마비도 심장병의 한 증상이다

몇 시간 전까지만 해도 아무런 승상이나 이상 증후가 없던 사람이 돌연 사망하게 되는 경우가 있다. 이런 경우를 돌연사sudden cardiac death라고 한다. 돌연사의 가장 흔한 원인은 심실빈맥이나 심실세동과 같은 치명적인 부정맥이다. 이런 심실빈맥이나 심실세동과 같은 위중한 부정맥의 가장 흔한 원인은 협심증과 심근경색증이다.

이런 경우, 건강해 보였던 사람이 사망에 이르게 된다는 점 뿐만 아니라, 미리 예측하기가 힘들고 갑작스럽고 빠르게 진행된다는 점에 심각성이 있다. 돌연사를 일으키는 거의 모든 원인은 아이러니컬하게도 우리의 생명을 유지시켜주는 심장에서 시작된다.

부정맥은 심장박동이 고르지 않은 상태를 통틀어 일컫는 말인데, 이 중에서도 심실빈맥이나 심실세동의 경우는 수분 내에 적절한 치료가 이루어지지 않으면, 사망에 이르는 치명적인 결과를 초래하는 매우 위험한 부정맥이다.

식생활이 서구화되고 많은 현대인들이 운동 부족에 시달리면서 비만, 당뇨 등의 질환이 점차 많이 발생하고 있는데, 이러한 질병들은 모두 혈관에 동맥경화를 촉진한다. 관상동맥에 동맥경화증이 진행되어 혈관 내경이 좁아지면서 심장근육에 충분한 혈액 공급이 이루어지지 않게 되는 상태가 협심증, 심근경색증 등의 심장혈관질환이다. 협심증과 심근경색증의 다른 점은 협심증은 심장근육이 일시적인 심근빈혈에 빠졌으나 죽지 않은 상태이고, 심근경색증은 관상동맥이 완전히 막혀서 심장근육의 일부가 괴사壞死되어 죽어가는 것이다. 이때 심실성 빈맥이나 심실세동과 같은 심실부정맥이 생길 수 있다.

전체 심근경색증 환자의 절반은 이전에 협심증이 있던 사람이며, 나머지 절반 정도에서 예기치 않게 심근경색증이 생긴다. 일단 심근경색증이 발생하면 약 40%의 환자는 손 한번 써볼 틈 없이 갑작스런 죽음에 이른다. 협심증이나 심근경색증이 없어도, 심실빈맥 및 심실세동과 같은 심실성 부정맥이 발생할 수 있는데, 이러한 경우는 그리 흔하지 않으며, 유전적인 소인이 많으며 돌연사의 가족력을 가지고 있는 경우가 많다. 비후성 심근증, QT 연장증후군, 브루가다 증후군 등이 그러하며, 가족 중에서 이러한 질병들이 있거나 돌연사한 경우가 있으면, 본인도 돌연사의 위험은 없는지 심장 전문의의 상담을 받아보는 것이 필요하다.

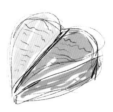

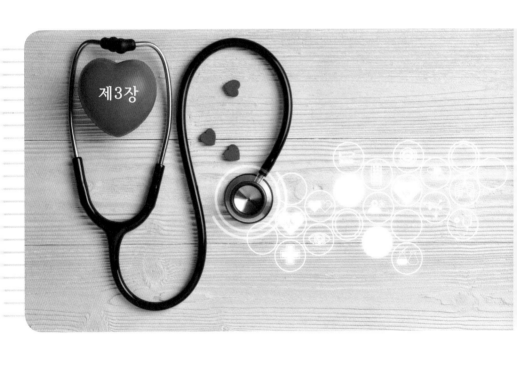

제3장

심장병 진단,
어떻게 해야 할까?

심장병을 진단하는 첨단 방법

관상동맥질환, 즉 협심증과 심근경색증을 진단하는 가장 중요한 방법은 흉통의 상태에 대해 환자의 말을 주의 깊게 듣는 것이다. 환자가 호소하는 흉통의 양상을 잘 들어보면 다른 병과의 감별 진단이 가능하다. 하지만 항상 정확한 것은 아니기 때문에 다양한 보조적 진단 방법들이 임상에서 사용된다. 실제로 환자에게 많이 시행되는 다양한 진단 방법들을 알아보자.

심전도 검사

심장에는 우심방 상부에 전기 발전소가 있다. 이곳 발전소에서 방전된 전기는 심장근육에 전달되어 심장근육을 수축시키는데 이러한 심장의 전기적인 흐름을 몸 밖에서 종이에 찍어 냄으로써 병적인 상태를 진단한다.

심장의 가장 중요한 기능은 혈액을 전신으로 보내주는 펌프 작용이다. 심장이 평생 독립적으로 일을 하기 위해서는 다른 장기와 무관한 독립적인 자가 발전소가 필요한데, 심장에는 우심방 상부에 전기 발전소가 있다. 이곳 발전소에서 방전된 전기는 심장근육에 고르게 퍼져서 심장근육을 수축시키는 역할을 하는데, 이러한 심장의 전기적인 흐름을 몸 밖에서 인지해서 찍어낸 것이 심전도라고 볼 수 있다. 심장근육에 빈혈이 생겨서, 협심증이나 심근경색증이 유발되면 이러한 전기적인 흐름에도 지장을 초래하며, 그에 따른 전형적인 변화를 일으키게 된다. 따라서 몸 밖에서 심장근육의 빈혈 상태에 따른 전기적인 변화를 찍어 냄으로써 협심증, 심근경색증을 진단하게 되는 것이다.

🌸 **정상 심전도, 심근경색증 심전도**

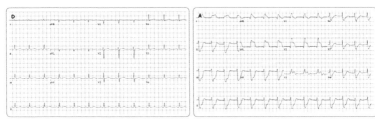

정상 심전도　　　　　　　　심근경색증 심전도

심전도는 많은 협심증 환자에게서 정상으로 나타난다. 그러나 전에 심근경색증을 앓았거나 현재 불안정형 협심증이 있는 경우에는 심전도에서 특이적인 이상 소견을 관찰할 수 있다. 실제로 협심증의 심전도 변화는 전형적인 몇 가지 틀을 가지고 있기 때문에 진단에 크게 어려움이 없다. 특히 협심 흉통을 경험하는 당시에 심전도를 찍어보면 전형적인 이상 소견을 발견할 수 있다. 특히 변이형 협심증 환자에서의 경우 증상이 없을 때는 심전도가 정상이나 흉통이 있을 때는 전형적인 심전도 이상을 관찰할 수 있으며, 니트로글리세린을 사용하여 흉통이 없어지면 심전도가 다시 정상으로 돌아온다. 이와 같이 심전도는 심장근육에 산소가 모자라는 빈혈 상태를 알려주며, 심장근육이 죽는 심근경색중의 경우는 전기적으로 아주 특징적인 소견을 보여 진단에 결정적인 도움이 될 수 있다.

협심증을 진단하기 위한 운동부하 심전도 검사

많은 협심증 환자에서 휴지기에 심전도는 정상으로 나타난다. 운동을 통해서 심장의 협심증을 유발하고 흉통이 있을 때 심전도를 찍어 보는 것이다. 협심증의 심한 정도와 환자의 예후를 판정하는데 중요한 검사 방법으로 운동부하 검사 시에 측정되는 운동량이 그 환자의 생존율과 비례한다.

운동부하 심전도 검사는 트레드밀treadmill 검사라고도 부른다. 협심증 환자는 운동부하 등으로 심장근육에 빈혈 상태가 유발되었을 때만 흉통 등의 증상과 심전도에서 심장근육의 허혈 상태가 같이 나타나기 때문에 협심증의 진단에 아주 중요한 검사이다. 많은 협심증 환자에서 휴지기에 심전도는 정상이다. 따라서 운동부하 등으로 심장근육에 빈혈을 유발시켜서 심전도 변화를 유도하는 가장 기초적인 검사라 할 수 있다. 심전도 검사는 미리 체표에서 전류의 흐름을 받아내는 작은 판의 검사 도구를 가슴에 부착하고 자전거나 러닝머신 등 특별히 고안된 기계로 운동량을 증가시키면서 협심증을 유발하여 흉통이 있을 때에 심전도를 찍어 보는 방법이다. 협심증이 중증일 때는 대부분 환자에서 양성 결과를 볼 수 있으며, 운동량에 따라서는 협심증의 심한 정도와 환자의 예후를 판정하는데 중요한 검사 방법이다.

중요한 것은 운동부하 검사 시 운동량이 그 환자의 생존율과 비례한다는 사실이다. 운동부하 시 약간의 심근허혈이 있다 하더라도 운동량이 많으면 그 예후는 아주 양호한 것으로 되어 있다. 하지만 일부 환자에서는 운동 시에 흉통을 느끼지 못하는 경우가 있기 때문에 운동부하 등의 협심 유발 검사 시에는 특히 주의를 기울일 필요가 있다. 변이형 협심증 환자의 경우에는 앞에서 설명한 것과 같이 관상동맥 자체는 정상일 가능성이 많고 주로 혈관의 기능직인 경련이 관여하기 때문에 운동부하 검사에서는 대부분 음성 결과를 보인다.

🌀 운동부하 검사

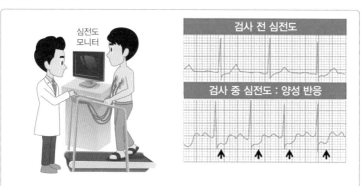

트레드밀을 이용하여 운동량을 증가시켜 심근의 빈혈을 유도하면 협심증 환자에서는 심전도에서 특징적인 변화가 운동 중 관찰된다.

24시간 심전도를 측정하는 홀터 검사

홀터holter 검사는 24시간(때로는 48~72시간) 동안 심장의 전기적 활동을 기록하는 심전도 검사로 이 기계를 고안한 과학자의 이름을 따서 명명했다.

홀터 검사는 작은 심전도 기계를 몸에 부착하고 하루 24시간 동안 계속해서 심전도를 찍어 보는 방법이다. 홀터 검사 장치는 휴대가 간편한 소형 카메라 크기 정도이며 어깨나 허리에 둘러맬 수 있게 되어 있다. 몇 개의 전극을 가슴 피부에 부착하고 심전도 기록장치에 전선으로 연결한다. 환자에게는 활동을 기록하는 일기장에 어떤 징후나 증상이 있으면 기록하도록 한다. 홀터 심전도는 테이프(또는 컴퓨터칩)에 계속 기록된다. 테이프가 병원의 심장 검사실에 돌아오면 다시 재생되어 컴퓨터로 분석한다.

협심증의 심전도 변화는 흉통이 있을 때에만 특이적으로 나타나기 때문에 흉통이 없는 평상시에는 심전도를 이용한 협심증의 진단은 어렵다. 또한 24시간 심전도 검사는 병을 진단할 수 있는 민감도와 특이도가 낮은 편이어서 협심증 진단에는 상대적으로 사용되지 않고 있으나 변이형 협심증이나 무증상 심근 허혈증의 진단에 때로 아주 유용한 검사로 되어 있다. 또한 이는 24시간 동안 계속적으로 심장의 리듬을 기록할 수 있기 때문에 협심증에 나타날 수 있는 여러 가지 부정맥의 존재 여부도 같이 관찰할 수 있다는 장점이 있다.

협심증 진단을 위한 스트레스 심장초음파 검사

안정 시 정상 소견을 보이는 협심증의 경우에는 운동부하 심전도 검사에서와 마찬가지로 운동부하나 스트레스를 심장에 가하여 협심 상태 즉, 심장근육의 빈혈 상태를 만들어 그 부위에 해당하는 국소적인 심장 벽의 수축 운동장애를 초음파로 직접 관찰함으로써 협심증의 진단이 가능하다.

심장초음파 검사는 높은 음역의 초음파를 발생시켜 심장에서 반사되어 돌아오는 음파를 다시 잡아서 얻은 영상으로 검사하는 것이다. 방사선 노출 위험이 없어서 안심하고 외래에서 시행할 수 있는 진단 방법이다. 실시간으로 움직이는 심장을 여러 각도에서 관찰할 수 있으며 심장의 수축 능력 등을 비교적 정확히 알 수 있다. 또 초음파를 이용하여 심장의 전체적인 모양이나 판막의 구조, 심장근육의 두께 등을 재고 심장의 수축력을 실제 모습으로 볼 수 있는 유용한 검사이다. 심장초음파 검사는 검사 전 상의를 환의로 갈아입고 왼쪽으로 돌아누운 자세에서 시행하게 된다. 가슴에 수용성 젤리를 바르고 진동 크리스탈이 부착된 탐촉자를 가슴 위의 적당한 부위에 대고 심장 주위로 움직이면서 검사하는데 검사 시간은 환자에 따라 20분에서 1시간 정도가 소요된다.

안정형 협심증의 경우에는 초음파 검사상에서도 뚜렷한 이상 소견이 없는 것이 특징이나 심한 협심증이나 전에 심근경색증을 앓았던 환자들은 심장근육의 일부가 기능적으로 상하거나 죽어 있기 때문에 국소적인 수축장애를 관찰할 수 있다. 따라서 안정 시 정상 소견을 보이는 협심증의 경우, 운동부하 심전도 검사에서와 마찬가지로 운동부하나 약물 스트레스를 심장에 가하여 협심 상태 즉, 심장근육의 빈혈 상태를 만들어 그 부위에 해당하는 국소적인 심장 벽의 수축 운동장애를 초음파로 관찰함으로써 협심증의 진단이 가능하다. 협심증이 발생하여 심장근육에 빈혈이 초래되면 심장근육의 수축 운동장애가 심전도 변화나 환자의 증상보다도 먼저 나타나기 때문에 예민하고 정확한 진단 방법으로 이용된다. 특히 컴퓨터 프로그램의 개발로 심장초음파도의 해상력이 개선되고 특히 운동부하 전후의 심장초음파도 영상을 쉽게 비교할 수 있게 되어 더욱 쉽고 정확한 진단 방법으로 이용되고 있다.

  스트레스 심장초음파 검사는 스트레스 종류에 따라 크게 운동부하 심장초음파와 약물부하 심장초음파로 나뉜다. 운동부하 심장초음파 검사는 운동부하 심전도와 유사한 방법으로 일정한 속도로 운동을 시행한 후 즉시 심장초음파를 시행한다. 약물부하 심장초음파 검사는 퇴행성 관절염 등으로 인해 달리기를 할 수 없는 환자들에게 운동부하 심장초음파 검사 대신에 사용한다. 도부타민dobutamine과 같은 약물로 심장에 운동과 비슷한 자극을 주어 심장의 반응을 관찰하는 검사다.
  환자는 침대에 누워 몇 가지 약물을 주사로 맞게 되며, 약물주사를 맞을 동안 계속적으로 심장초음파 검사를 시행하게 된다.

검사 시간은 1시간 가량 소요된다. 약물을 투여하는 동안 흉부 불쾌감 또는 두통(가장 흔함), 오심, 구토, 서맥, 부정맥, 매우 드물게는 심근경색증과 같은 부작용도 생길 수 있다. 심장초음파 검사가 다른 방법에 비해서 유리한 점은 운동부하 심전도 검사로 심장근육의 빈혈 상태 판정이 곤란한 경우에 유용하며, 심장초음파 검사를 하지 않고는 예상하지 못하는 흉통의 원인, 판막질환, 진구성 심근경색증, 심낭염, 비후성 심근병증, 승모판 일탈증, 대동맥박리 등 동반된 질환을 발견할 수 있기 때문에 크게 도움이 된다.

심장초음파 검사

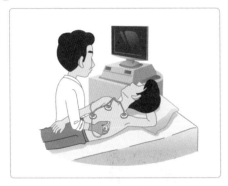

방사성 동위원소를 이용한 핵의학 검사

방사성 동위원소를 이용해 심장근육을 촬영하는 검사로 협심증 진단 및 심장근육의 생존 여부를 확인할 수 있다.

특정한 방사성 동위원소thallium를 정맥 주사한 후 심장근육의 생존 상태를 평가하는 중요한 방법이다. 이 동위원소는 살아 있는 심장근육에만 흡수되어 심장근육의 생존 상태를 알려주게 된다. 운동부하나 약물 등으로 만들어진 협심 상태 즉, 심근허혈 상태의 심장근육에는 방사성 동위원소가 흡수되지 않다가 심근허혈 상태가 풀리면 같은 자리에 동위원소가 흡수되어 협심증 진단은 물론이고 심근허혈의 부위와 정도를 정확히 평가할 수 있는 방법이다. 또한 전에 심근경색증으로 심장근육의 일부가 완전히 죽은 경우에는 그 부위에 동위원소가 전혀 흡수되지 않아서 오래된 심근경색증도 쉽게 진단할 수 있는 장점이 있다. 이 검사는 협심증 환자의 90%를 확진할 수 있는 정확한 검사이다. 이 검사로 심근허혈을 규명함으로써 협심증의 치료 여부와 치료 방법을 선택하는 데 중요한 검사가 된다.

핵의학 검사

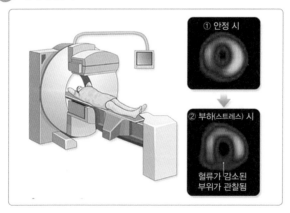

① 안정 시

② 부하(스트레스) 시

혈류가 감소된 부위가 관찰됨

관상동맥 전산단층 촬영, CT 조영술

관상동맥 CT^{Computed Tomography} 촬영은 혈관의 좁아져 있는 부위를 비교적 정확히 알 수 있고 혈관이 막힌 양상, 칼슘 침착 정도를 비교적 정량적으로 분석할 수 있다.

관상동맥 전산화 단층촬영은 혈관에 도관을 삽입하지 않고도 관상동맥을 직접 보며 질환 유무를 진단하는 것이 가능해졌다. 도관 삽입 등 침습적인 시술 과정이 없다는 큰 장점이 있다. 최근 CT 조영술의 발달은 거의 대부분 관상동맥 CT를 보다 빠르고 정확하게 검사하기 위한 것에 초점이 맞추어져 있다. CT 조영술은 기본적으로 복부 CT, 흉부 CT 등 일반적인 CT와 같은 원리이나 기술의 발달로 이제 작은 혈관까지 정확하게 판별할 수 있는 단계에 이른 것이다. 기본적으로 심장을 찍는 것이므로 심장 CT라고도 부르지만, 관상동맥 CT라고 부른다.

관상동맥 CT의 주목적은 관상동맥질환 여부를 진단하고, 혈관이 어느 정도 좁아졌는지(심각도)를 보고, 관상동맥을 좁히는 동맥경화반^{plaque}(플라그)이 단단한 칼슘인지 지방인지를 보는데 있다. 관상동맥질환에 대한 정확도는 혈관조영술을 기준으로 했을 때 90~95%이다.

특히 관상동맥 CT 검사의 중요한 진단적 가치는 혈관질환이 없을 때 '관상동맥질환이 없다'고 판정할 수 있는 정확도가 99% 이상인 것이다. 관상동맥 CT를 하여 관상동맥질환이 없다거나 그 정도가 미미하다고 판정이 나오면, 관상동맥질환이 아니라고 환자에게 확실히 말해 줄 수 있다. 특히 급성 흉통으로 응급실에 내원하는 경우에는 판단에 큰 도움이 된다. 관상동맥 우회로 수술을 받은 환자의 우회로 상태 판단, 심장이나 관상동맥의 기형 여부 진단, 심장종양이나 심낭질환의 진단은 관상동맥 CT가 도움이 된다. 관상동맥에 스텐트stent(그물망) 시술을 받은 경우에 다시 협착이 있는지를 알기 위해서 관상동맥 CT를 시행하기도 한다. 하지만 현재까지는 스텐트의 재협착을 보는 데에는 CT의 정확도가 떨어진다.

관상동맥 CT 검사는 방사선을 이용하기 때문에, 방사선량이 많으면 각종 암 등의 발생률이 높아지므로 관상동맥 CT 검사 안정성이 가장 중요한 요소가 된다. 초기 관상동맥 CT의 경우엔 방사선량이 흉부나 복부 CT에 비해서 2~4배 가량 많아서 문제가 되었다. 그래서 검사 때 받는 방사선량을 줄이는 것이 관상동맥 CT의 주된 관심사가 되었다. 이후 검사 속도가 빨라지고 방사선량을 감소시키는 기술이 발달하여 일반적인 관상동맥 CT 검사를 받는 경우 방사선량은 평균 6mSv(밀리 지버트)로 흉부 CT 검사와 관상동맥조영술과 비슷하거나 약간 적은 수치를 나타낸다. 최신 기종의 CT는 유방 촬영술과 비슷한 1mSv 정도로도 충분히 검사가 가능할 만큼 방사선량이 감소되었다.

심장 CT와 심장혈관조영술

심장 CT

심장혈관조영술

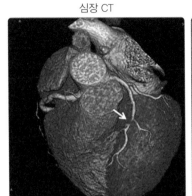
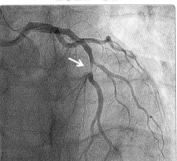

심장 CT에서 좁아진 좌전하행지의 협착 병변은 심장혈관조영술 상에서도 같은 부위에 협착 병변을 볼 수 있다.

심혈관 관상동맥조영술과 혈류측정 검사

2020년에 들어서 변경된 협심증 진단의 획기적인 변화는 좁아진 심장혈관의 혈류를 재서 협심 상태를 진단하는 것이 가능해졌다는 것이다. 가장 예민하고 정확한 협심증 진단 방법으로 세계적인 진단, 치료 지침도 바뀌었다. 협심증의 치료 결정을 위해서 관상동맥조영술과 좁아진 혈관의 혈류측정 검사FFR, Fractional Flow Reserve가 매우 중요해졌으며 이를 통하여 불필요한 스텐트 시술이나 관상동맥 우회로 수술을 줄일 수 있게 되었다.

심혈관 관상동맥조영술은 다리의 동맥혈관(대퇴동맥)을 통해 가느다란 관을 이용하여 직접 심장의 관상동맥을 찾아 조영제를 주입하여 관상동맥을 직접 촬영함으로써 혈관의 막힌 부위와 심한 정도를 알 수 있다. 협심증이 심한 경우에 관상동맥 그물망 치료 시술 또는 관상동맥 우회로 수술 등 치료 방법을 결정하기 위해 필요한 검사다. 변이형 협심증의 진단을 위해서는 관상동맥조영술로 혈관이 정상인 것을 확인한 후에 특수한 약물(에르고노빈)을 이용하여 관상동맥의 경련을 확인할 수 있기 때문에 다른 방법으로 확진이 되지 않은 상태에서는 변이형 협심증을 진단하기 위한 결정적인 진단 방법으로 되어 있다.

특히 최근 들어서는 관상동맥을 CT 촬영으로 할 수 있기 때문에, CT상에 좁아진 부위가 있으면 관상동맥조영술을 시행하게 되는 경우가 많아졌다. 현실적인 문제는 좁아진 혈관을 심근허혈의 근거없이 스텐트 시술 등 중재시술을 하게 되는 경우가 오히려 많아졌다는 점이다. 환자 치료를 결정하는 기본 근거는 객관적인 심근허혈이 있는 경우에만 환자에게 도움이 된다.

새로운 진단 개념 ①
좁아진 관상동맥의 혈류를 재라

'혈관이 좁아져 있다고 해서 모두 협심증은 아니다.'

눈으로 보기에 50% 이상 좁아진 병변이라도 이중 60%는 혈류측정에
의하면 협심증이 없으며, 스텐트 시술이나 수술을 필요로 하지 않는다.
이미 세계적인 진단, 치료 지침도 바뀌었다. 이는 지난 40여년 동안 믿어
왔던 50% 이상의 혈관 협착이 협심 상태를 유발한다는 기본 개념을 완전
히 바꾸어 놓은 상태이기 때문에 의사들조차 믿으려 들지 않고 있다.

진료실을 찾아온 50대 남성이 의자에 앉자마자 '심장에 스텐트를 넣어
야 한다던데, 오늘 당장 시술할 수 있나요?'라고 물었다. 얼마 전에 종
합 건강검진을 받았는데, 전산화 단층촬영에서 '관상동맥이 60% 정도
좁아져 있으므로 스텐트 시술이 필요하다'는 소견을 듣고 겁이 나서
찾아온 것이다. 하지만 관상동맥조영술을 시행해 보니 오른쪽 혈관이
70% 정도 막혀 있었지만 직접 혈류량을 측정한 결과 80% 이상의 충
분한 혈류가 유지되어 스텐트를 넣을 필요가 없는 경우로 판명되었다.
이 남성은 이후 아스피린과 콜레스테롤 저하제 등의 약물치료만 하면
서 건강하게 지내고 있다.

관상동맥 혈관을 직접 찍어 보는 전산화 단층촬영이 보편화되면서 위
와 같은 환자들이 부쩍 늘고 있다. 예전에는 심장혈관이 50% 이상 좁아
진 경우에는 주치의의 주관적 견해로 스텐트 시술을 할 수도 있었지만,
최근 심근허혈의 근거 없이 스텐트 시술을 할 경우에는 오히려 환자에게
해가 되는 사례가 많아서 심근허혈의 여부가 규명되지 않은 상태에서의

스텐트 치료 시술은 하면 안 되는 것으로 금기시 되어 있다(유럽심장학회 권고안). 최근 여러 연구 결과를 보면 심혈관이 절반 이상 좁아져 있더라도, 좁아진 혈관을 지나가는 혈류량이 충분하면 스텐트 시술을 할 필요가 없는 것으로 바뀌었다. 오히려 스텐트 시술이 여러 가지 심장 합병증의 빈도를 높이는 것으로 알려지고 있다. 관상동맥조영술 후에 80%까지의 심한 협착 병변도 반드시 혈관의 혈류를 측정하는데, 환자를 위해서 하지 않아도 되는 스텐트 시술을 피하기 위한 것이다.

관상동맥조영술상에 혈관이 50% 이상 좁아져 있으면 의미가 있는 협착이라고 되었던 것이 지난 40년간의 통상적인 치료 습관이었다. 하지만, 최근 들어서는 관상동맥조영술상에서 50% 이상의 협착 병변의 혈류를 측정하는 혈류측정 방법이 객관적인 심근허혈을 진단하고 치료 여부를 결정하는 가장 정확한 표준 진단 방법이 되었다.

이 검사의 가장 큰 장점은 관상동맥조영술 검사상에서 발견되는 협착 병변들의 기능 평가가 조영술과 동시에 이루어질 수 있기 때문에 불필요한 스텐트 시술을 최대한 막을 수 있다는 것이다. 2016년 이후 유럽심장학회와 미국심장학회 모두 혈류측정에 의한 진단과 치료가 표준지침이 되었다.

실제로 혈관조영술에서 심혈관이 50~70% 좁아져 있는 사람 중에 60% 이상의 환자는 협심증이 전혀 없다는 결과가 나왔다. 그래서 스텐트 시술 여부는 영상 검사 결과만 보고 결정하는 것이 아니라 혈관의 혈류 기능을 확인한 뒤에 결정하는 것이, 미국심장학회와 유럽심장학회에서 권고하는 표준진료로 되어 있다. 서울아산병원의 최근 연구에서도 혈관이 좁아져 있어도 혈류량에 큰 이상이 없는 환자, 다시 말해서 80% 이상의 혈류가 유지되는 환자에서는 스텐트 시술을 최소화 했을 때, 장기 사망률, 뇌졸중 발생, 재시술 빈도 등이 무조건 스텐트를 삽입한 환자군에 비해서 모두 의미있게 좋아진다는 것을 확인하였다. 눈으로 보기에 혈관이 좁아졌더라도 혈관의 혈류량이 80% 이상 유지되는 경우에는 스텐트 시술이 필요하지 않다. 이제는 스텐트 시술을 최소화하는 것이 새로운 치료 기준이 됐다고 볼 수 있다. 이는 비교적 새로운 개념이기 때문에 의사와 환자 모두 알아야 하는 새로운 지식이다.

관상동맥의 혈류 측정은 1996년 네덜란드 의사 니코필스Pijls NHJ에 의해서 병변의 혈류 측정과 기존의 심근허혈을 규명하는 3가지 다른 방법(운동부하 검사, 핵의학 검사, 스트레스 초음파 검사) 모두와 비교함으로써 혈류가 20% 이상 떨어지는 경우, 90% 이상의 경우에서 심근허혈을 갖는다는 논문을 발표함으로써 시작되었다(NEJM 1996; 334: 1703-8).

우리 병원에서의 임상 연구 결과 관상동맥조영술상에서 눈으로 보기에 50% 이상 좁아진 병변의 반 이상인 57%에서 혈류가 떨어지지 않는다는 사실을 발견했다. 다시 말해서 눈으로 보기에 50% 이상 좁아진 병변의 57%는 협심증이 없으며, 스텐트 시술을 필요로 하지 않는다는 사실이다. 이는 어떤 혈관이든지 50% 이상 좁아져 보이면 치료할 수 있다는 기존의 스텐트 치료를 고려해 보면 가히 충격적인 개념의 변화라고 볼 수 있다.

실제로 지난 10년간, 서울아산병원에서 환자를 진료하는 패턴은 많이 바뀌었다. 40% 정도 불필요한 스텐트 시술이 줄었고, 시술에 따른 합병증을 45% 정도 줄임으로써 환자의 전체적인 치료 성적은 상대적으로 좋아졌다. 더 큰 변화는 관상동맥의 혈류 검사를 시행하면서 관상동맥 우회로 수술 건수가 정확히 반 이상 줄었다는 점이다. 실제로 눈으로 보기에 관상동맥 세 혈관에 모두 50% 이상의 협착 병변이 있어도 각 혈관별로 혈류를 측정해보면, 실제로 세 혈관 모두 20% 이상의 혈류가 떨어지는 경우는 14% 밖에 되지 않는다는 결과가 나왔다. 다시 말하면 세 혈관에 모두 협심 상태가 있어서 수술을 해야 되는 경우는 소수라는 것을 알 수 있다. 이 경우 역시 서울아산병원에서 시행한 임상 연구 결과, 수술을 해야 하는 심한 환자에서도 33% 정도의 합병증을 줄여서 환자의 전체적인 임상 결과는 좋아졌다.

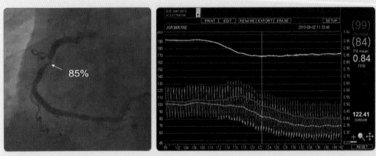

72세 남자, 관상동맥조영술상 우관상동맥 중간 부위에 눈으로 보기에는 80~90%의 협착 병변이 있으나, 혈류 검사에는 16%만 감소되어 심근허혈이 없는 경우로, 환자에게는 증상이 전혀 없으며 매일 등산을 할 정도로 건강한 삶을 살고 있다.

관상동맥의 협착 병변에 혈류를 재는 진단 방법은 새로운 개념으로 이미 유럽심장학회, 미국심장학회에서 권고하고 있는 표준진단, 표준치료 방법이다. 이는 비교적 새로운 개념이기 때문에 관상동맥조영술을 받게 되는 환자 입장에서는 담당 의사에게 꼭 물어 봐야 한다.

'혈류 측정은 하셨습니까?'

혈관 내 초음파 검사

혈관 내 초음파 검사는 초음파를 이용해서 관상동맥 혈관 내부의 자세한 구조까지 실시간으로 볼 수 있어 동맥경화증에 의한 죽상반 자체의 성분, 병리 현상에 대한 이해와 적합한 스텐트 시술을 위해서 꼭 필요한 검사이다.

초음파 기기가 점차 발달하면서 인체 혈관 내부에 들어갈 정도의 작은 초음파 기기가 개발되었는데, 이를 혈관초음파라고 한다. 2차원 그림자 영상인 관상동맥조영술에 비해서 혈관 내 초음파는 3차원 영상을 시술자에게 제공함으로써 관상동맥조영술을 보조하여 더 정확한 진단과 시술을 할 수 있게 도와준다. 또한 관상동맥 내부의 자세한 구조까지 실시간으로 볼 수 있어서 관상동맥의 동맥경화증 병리 현상에 대한 이해와 연구에 중요하게 이용되고 있다. 혈관 벽이 얼마나 두꺼워져 있는지, 협착을 만드는 죽상반의 특성은 어떠한지, 또는 혈관 내에 동맥경화증이 얼마나 침범을 하였고 그 범위가 어느 정도인지 등에 대해서 정확한 평가가 가능하다. 혈관 내 초음파는 관상동맥 혈관 안에 기구의 맨 끝에 초음파가 달린 가는 관을 넣고 혈관의 벽, 단면적이나 죽상반의 형태를 관찰하는 검사 방법이다. 고식적인 관상동맥조영술과 달리 혈관 내 초음파는 관상동맥 내의 파열된 죽상반과 내강 협착 정도를 정확히 파악할 수 있다.

혈관 내 초음파는 관상동맥 중재 시술 전에 치료 방법을 결정하고 시술 후 합병증을 판단하는 데 도움이 된다. 또 혈관 내 초음파를 통해서 관상동맥의 석회화 정도, 혈관 내벽의 비후 정도, 잔존 협착의 유무, 관상동맥 바리 등을 살펴볼 수 있어 시술 후 합병증 여부, 스텐트 위치의 적절성 등을 평가할 수 있다. 예를 들어, 혈관 내 초음파에서 석회화가 심하지 않으면 직접 스텐트 시술을 시행할 수 있고, 석회화가 매우 심하면 관상동맥 안에 스텐트를 삽입하기 전 이를 깨거나 제거하기 위해 죽상반 절제술을 먼저 권장할 수 있다.

또한 시술 후에 시술의 효율성 및 혈관 손상 여부를 파악하는 데도 효과적이다. 스텐트 삽입 후에는 스텐트가 충분히 확장되어 혈관 벽에 잘 부착되어 있는지 혈관 내 초음파로 살펴보고, 그렇지 않으면 고압력으로 다시 확장을 시도할 수 있다. 최근에는 이것을 이용하여 여러 가지 복잡한 병변에서도 안전하고 효과적인 스텐트 시술이 가능하게 되었다.

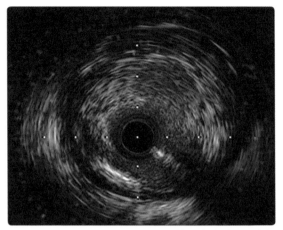

혈관초음파 검사는 관상동맥 혈관 내에 작은 초음파 기구를 넣어서 혈관의 크기, 죽상반의 속성 등을 관찰할 수 있다. 사진을 보면 죽상반으로 인해서 좁아진 혈관 내경과 죽상반 자체의 지방 성분(화살표 부분)을 관찰할 수 있다.

협심증 진단을 위한 혈액 검사

심장근육이 썩기 시작하는 심근경색증이 발병하면 파괴된 심근에서 혈액으로 특정 생화학 물질이 유입된다. 따라서 이 물질을 혈액 검사를 통하여 측정하면 심근경색증을 진단할 수 있다. 이때 사용하는 검사가 심근효소 수치다. 특징적인 흉통, 심전도 변화, 심근효소의 상승은 급성 심근경색증을 진단하는 가장 중요한 3대 요소다.

병원에 가면 다양한 혈액 검사를 하는데, 그것은 협심증 자체보다는 협심증을 일으킬 위험요소가 있는지 파악하기 위한 것이다. 빈혈이나 갑상선질환, 당뇨병 등의 유무를 판단하고, 나쁜 콜레스테롤 수치Total cholesterol, LDL cholesterol, Triglyceride나 동맥경화증의 염증 수치C-reactive protein가 높지 않은지 등을 평가한다. 또한 협심증을 치료하기 위해 사용하는 약제나 시술에 합병증 없이 잘 견딜 수 있는지를 알아보기 위해 간, 콩팥 등의 기능 검사를 하게 된다. 협심증, 심근경색증 진단에 어느 한 가지 검사만 이용되지는 않는다. 모든 검사가 각각의 장단점을 가지고 있으므로 상호 보완적인 기능을 한다. 따라서 환자가 호소하는 흉통을 중심으로 가장 합당한 검사를 시행하게 된다. 위의 기본 검사에서 관상동맥질환이 강하게 의심되거나 증상은 의심되나 기본 검사에서 음성으로 나왔을 경우, 최종 진단 과정으로 관상동맥조영술과 혈류 측정을 한다.

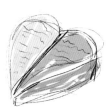

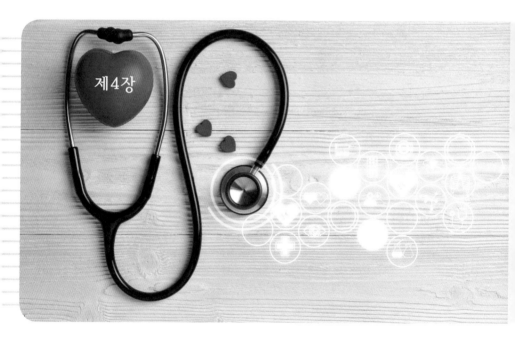

제4장

심장병 최신 치료
어디까지 왔을까?

1. 안정형 협심증의 치료

협심증 치료는 약물치료와 스텐트 시술, 관상동맥 우회로 수술이 있다.

협심증의 치료는 크게 약물치료와 비약물치료로 나누며, 비약물치료에는 좁아진 혈관을 직접 넓혀주는 스텐트 시술과 가슴을 절개하고 좁아진 혈관을 동맥이나 정맥 혈관을 이용하여 우회로를 만들어 주는 관상동맥 우회로 수술이 있다.

환자의 특성과 병의 경중도에 따라서 이중 한 가지 방법을 선택하든지 병합하여 치료하게 된다. 관상동맥 우회로 수술의 경우는 특정한 환자군에서는 약물치료에 비해서 치료 효과가 좋은 것으로 나타났다. 구체적으로 당뇨병이 있거나, 심장혈관 세 가지에 모두 심한 협착 병변이 있으면서 심실의 기능이 많이 떨어져 있는 환자의 경우에는 수술에 의한 관상동맥 우회로 수술이 약물치료보다 장기 생존율이 좋다.

> **협심증의 약물치료 시 든든한 보험으로 심장약은 무엇을 먹어야 할까?**

협심증에서 약물치료는 스텐트 시술에 비해서는 생존율이나 삶의 질에 있어서 전혀 뒤지지 않는 효과적인 치료 방법이다.

안정형 협심증에서의 약물치료는 기본이 되고 중요한 치료라고 볼 수 있다. 약물치료의 목적은 기본적으로 혈전 형성을 억제하고 심장혈관, 관상동맥을 확장시키며 심장이 무리해서 일하지 않도록, 즉 일하기 편한 환경으로 만들어 주기 위해서다. 실제로 약물치료는 동맥경화증으로 심하게 좁혀진 혈관을 넓혀주는 효과가 스텐트 시술에 비해 크지 않지만, 심장근육이 하는 일을 덜어줌으로써 협심증이 생기는 빈도나 통증의 강도를 감소시켜 준다. 약물 복용 후에 흉통이 줄거나 없다고 해서 병이 완전히 나았다고 생각하면 안 된다.

고지혈증 치료제는 베타 차단제, 칼슘 차단제와 함께 환자의 장기 생존율과 2차 예방을 위해서 아주 중요한 약제이다. 이러한 약물치료는 최근 들어 보편화되어 있는 스텐트 시술에 비해서는 생존율이나 삶의 질에 있어서 전혀 뒤지지 않는 것으로 되어 있다. 협심증 치료에 사용되는 약제들로는 니트로글리세린 제제(질산염 제제), 베타 차단제, 칼슘 차단제, 항혈소판 제제와 고지혈증 치료제가 있다.

가장 오래된 치료 약물, 니트로글리세린

흉통 발작 시에 응급으로 사용되어지는 설하정, 연고와 부착제, 뿌리는 니트로글리세린 제제spray 등의 속효성 제제와 그 외 일상 복용을 위한 서방형이 있다.

속효성 니트로글리세린은 흉통이 발생했을 때 통증을 빠르게 완화시켜 줄 수 있는 응급약으로 수십 초에서 수분 내에 효과를 나타낼 수 있다. 니트로글리세린은 혀 밑에 넣는 설하정과 혀 밑에 뿌리는 스프레이 제품이 있다. 설하정을 복용할 때는 약을 삼키지 말고 혀 밑에 넣어 녹여야 하고 다 녹을 때까지는 침을 자주 삼키지 말아야 한다. 일반적인 알약처럼 삼키는 방법으로 복용하면 아무런 효과가 없다. 협심 흉통 발작 시에 니트로글리세린 설하정 제제의 효과는 수십 초에서 수분 내에 나타나는 것이 보통이며, 5분 이내에 통증이 완화되지 않으면 반복해서 사용할 수 있다. 흉통이 20분 이상 지속될 때에는 불안정 협심증이나 심근경색증으로의 이행을 의심하여 신속한 의사의 판단을 구할 필요가 있다.

원칙적으로 협심 발작은 일어나지 않는 쪽이 좋으나, 발작이 예측되는 상황 즉, 계단을 올라간다든지 빨리 뛰어야 하는 경우 등에는 니트로글리세린 제제를 예방 목적으로 미리 사용하는 것이 오히려 좋다. 연고 및 부착제는 좌전 흉부에만 첨부하는 것으로 알지만 상복부, 배부, 대퇴부와 상완부에도 흡수 효과는 같으며, 접촉성 피부염 등을 방지하기 위해서 첨부 부위를 바꾸는 것도 좋다. 부작용으로는 두통, 안면 홍조, 혈압 저하, 녹내장 악화 등이 있을 수 있다.

약효가 유지되는 보관 기간은 설하정은 3개월, 스프레이 제제는 개봉한 후 1년 정도이다. 혀 밑에 넣었을 때 톡 쏘는 듯한 작열감이 없으면, 약효가 떨어진 것일 수 있으므로 유효 기간을 잘 확인하고 사용한다. 반드시 서늘한 곳에서 햇빛 노출을 차단하여 보관해야 한다. 서방형 제제는 베타 차단제와 칼슘 차단제의 병합 투여에도 증상의 조절이 되지 않는 경우에 같이 투여할 수 있으며, 특히 심하게 심장의 수축 기능이 떨어져 베타 차단제나 칼슘 차단제를 자유롭게 쓸 수 없을 때 요긴하게 선택할 수 있는 약물이다.

혈전을 줄여주는 항혈소판 제제, 가장 중요한 약물인 아스피린

아스피린은 협심 흉통 자체를 완화시키기 위한 약제는 아니지만 혈전을 줄여주는 항혈소판 제제로써 모든 형태의 관상동맥질환, 협심증과 심근경색증 후에 2차 예방을 위해서는 필수 약물이다.

관상동맥질환이 있는 환자라면 아스피린을 장기 복용하는 것을 권한다. 하루 적정량은 80~200mg 정도로 소량의 아스피린만으로도 혈전을 억제한다. 하지만 관상동맥질환이 없는 경우에 1차 예방의 목적으로 아스피린을 사용하는 데는 아직 이론의 여지가 많으나, 현재는 1차 예방 목적으로 아스피린을 권하지 않는다. 다만, 관상동맥질환이 없더라도 당뇨병, 고혈압, 고지혈증, 흡연 및 가족력 등의 위험인자를 가지고 있어서 향후 관상동맥질환 발현의 위험성이 높을 경우, 1차 예방 목적으로 아스피린의 투여를 권하고 있다. 하지만 간혹 위장관 출혈이나 염증을 유발하거나 수술 후 출혈 가능성을 다소 높이는 단점이 있으므로 위험인자가 없거나 비교적 건강한 사람, 특히 여성들의 경우에는 일부러 아스피린을 복용할 필요는 없다. 여성들의 경우에는 아스피린을 복용함으로써 얻는 이득보다는 뇌출혈 혹은 위장관 출혈로 인한 위험성이 더 크기 때문이다. 아스피린 복용에 관해서는 의료진과의 상의가 반드시 필요하다.

관상동맥질환 환자에서는 소량의 아스피린만큼 심장질환의 재발을 예방할 수 있는 보약은 없다고 볼 수 있다. 스텐트 시술 후에는 클로피도그렐이라는 항혈소판 제제의 병용 투여가 중요한데, 혈소판 억제 기능을 향상시키기 위해 아스피린과 함께 투여하게 된다. 특히 약물 방출 스텐트를 시술한 경우에는 혈전 형성을 방지하기 위해 적어도 1년은 아스피린과 병행 투여하는 것을 권하고 있다.

또 다른 항혈소판 제제 클로피도그렐

아스피린과 다른 기전으로 항혈소판 기능을 하는 약제이다. 아스피린을 쓰지 못하는 경우에 사용하기도 하고 아스피린과 같이 사용하여 항혈소판 기능을 향상시키기도 한다. 관상동맥 중재 시술 시 약물방출 스텐트를 사용한 경우에는 혈전 형성을 방지하기 위해 반드시 1년 이상 복용해야 한다. 그 전에 약을 중단하는 경우에는 치명적인 혈전 형성이 유발될 수 있으며, 이런 경우는 오히려 스텐트 시술이 독이 되는 결과를 초래할 수 있으므로 시술 후의 클로피도그렐 복용에 대해서는 아무리 강조해도 부족하지 않다. 플라빅스, 클로피도그렐 등의 상품명으로 처방되고 있다.

사망률을 줄일 수 있는 유일한 약물인 베타 차단제

협심증 치료제로써 베타 차단제의 중요한 작용은 심장박동수를 감소시키고, 심장근육의 수축력 저하와 혈압 저하 등에 의해서 심장근육의 산소 수요량을 감소시키는 것이 주작용이다.

우리 몸의 교감 신경계 중에는 심장의 박동수와 수축을 증가시키게 하는 베타 신경계가 존재한다. 베타 차단제는 이를 억제하여 심장박동수를 감소시키고 심장근육의 수축력과 혈압을 저하시켜 심장근육의 산소 요구량을 감소시킨다. 즉 심장이 무리하지 않도록 일을 줄여주는 역할을 한다. 특히 혈압 강하 효과가 우수하기 때문에 고혈압이 있는 환자에게 더욱 베타 차단제가 유용할 수 있다. 심근경색증 후에는 사망률 감소 등의 예후를 개선시킬 수 있는 유일한 약제로 되어 있다. 하지만 심장 수축력이 많이 떨어져 있는 환자에게는 심부전 증상이 악화될 수도 있다는 단점이 있다.

맥박이 아주 느려지거나 심장의 전기적인 자극이 심실로 전달되어지는 방실결절 등의 전도장애, 혈압 저하, 말초순환 부전, 기관지 천식, 저혈당, 발기부전, 권태감, 그리고 우울 상태 등이 따를 수 있다. 특히 고령자나 심장 수축력이 저하된 경우에는 칼슘 차단제와 병용 시 심한 전도장애 합병증을 초래할 수 있기 때문에 소량으로 투약을 시작하는 등 세심한 배려가 필요하다.

대표적인 베타 차단제는 테놀민, 켈론, 인데랄, 셀렉톨 등을 들 수 있으며, 이는 환자에 따라서 처방이 달라질 수 있다. 또한 베타 차단제를 갑자기 중단하면 고혈압과 협심증이 악화될 수 있으므로 임의로 약을 끊는 것은 위험한 일로 세심한 주의를 요한다.

관상동맥을 확장시켜주는 칼슘 차단제

심장근육 및 혈관의 수축에는 칼슘 이온이 중요한 역할을 하는데 칼슘 차단제는 이런 칼슘 이온의 흐름을 차단하는 약제이다.

칼슘 차단제는 이름 그대로 심장근육 내의 칼슘 이온의 흐름을 차단하는 약제다. 이로 인해 관상동맥과 말초혈관을 확장시켜서 심장근육의 혈류량을 증가시키고 심장근육의 수축을 직접 억제하여 협심증 증상을 줄일 수 있다. 베타 차단제만으로 협심증 증상이 조절되지 않을 때는 병합 복용을 고려할 수 있다. 베타 차단제와 함께 투여하면 심장의 전기 흐름이 심각하게 저해될 수 있으므로 세심한 주의가 필요하다. 부작용으로는 강력한 혈관확장에 의한 안면 홍조가 가장 많고 혈압 저하를 일으킬 수 있으며, 때로는 다리에 경도의 부종이 생기는 경우가 있는데 통상 그대로 복용해도 문제가 되지는 않는다.

고령 환자에서는 여러 종류의 전도장애가 나타날 수 있으며, 장기 복용으로 잇몸 비후가 나타나는 경우가 있는데 이때는 약물 복용을 중단해야 한다. 특히 불안정형 협심증에 아달라트 칼슘 차단제를 사용하면 심한 혈압 하강에 따른 보상 작용으로 심장의 맥박이 빨라질 수 있기 때문에 오히려 환자의 증상을 악화시키는 경우도 있을 수 있다. 따라서 환자의 임상 상태에 따라서 서로 다른 칼슘 차단제의 선택이 중요하다. 대표적인 칼슘 차단제는 헤르

벤, 아달라트, 베라파밀, 노바스크 등을 들 수 있으며, 이는 환자의 상태에 따라서 처방이 달라질 수 있다.

콜레스테롤 저하제 스타틴

콜레스테롤은 심혈관질환을 발생하는 위험 요소 중 하나다. 특히 흡연이나 고혈압, 당뇨병 등의 관상동맥질환의 위험 요소를 이미 가지고 있는 경우에는 고콜레스테롤 혈증은 철저한 관리가 필요하다.

고콜레스테롤 혈증은 일생을 두고 치료를 해야 하는 병이기 때문에 비약물요법이 매우 중요하다. 하지만 협심증으로 진단받고 콜레스테롤 수치가 200mg/dL 이상인 사람은 반드시 약물치료를 해야 한다. 대표적인 콜레스테롤 강하제로는 '스타틴'이라는 약물이 있는데, 이 종류의 약들은 나쁜 콜레스테롤인 LDL 콜레스테롤을 강력하게 낮춰주고 대신 좋은 콜레스테롤인 HDL 콜레스테롤을 높여준다. 또한 콜레스테롤을 낮추는 효과뿐만 아니라 동맥경화 형성 과정에 기여하는 염증의 진행을 억제하는 데도 도움이 된다. 관상동맥질환이 경증인 경우에는 콜레스테롤 약물치료만으로도 협심증의 치료 효과가 있는 것으로 알려져 있다. 장기 투여 시 간기능 수치가 다소 올라가는 경우가 있을 수 있으나 임상적으로는 문제가 되지 않으며, 많은 양을 썼을 때 드물게 근육 괴사가 일어나기도 한다.

콜레스테롤 수치가 높지 않아도 관상동맥질환이 있는 경우에는 스타틴의 복용을 권장하며, 특히 스텐트 시술 후에는 항혈소 판제와 더불어 관상동맥질환 예방에 가장 중요한 약제 중 하나이다. 협심증, 심근경색증 등의 관상동맥질환을 혈관의 동맥경화증, 전신성 대사질환으로 보면, 이러한 고콜레스테롤 혈증의 치료가 가장 중요하다고 볼 수 있다.

콜레스테롤 강하제를 사용하면 고지혈증이 적절하게 조절된다. 특히 LDL 콜레스테롤은 100mg/dL 이하로 낮추도록 권하고 있는데, 간혹 환자가 영양 상태가 우려된다고 생각하여 콜레스테롤 약을 끊고 싶어하는 경우가 있다. 그러나 약을 중단하면 콜레스테롤은 얼마 지나지 않아 다시 상승하게 된다. 앞에서 설명했듯이 콜레스테롤을 낮게 유지하면 동맥경화의 진행을 예방할 수 있다. 또 콜레스테롤 강하제는 콜레스테롤을 낮추는 것뿐만 아니라 혈관 내의 염증도 감소시켜 심장혈관을 보호하는 기능도 있다.

협착 혈관을 열어 주는 약물 코팅 스텐트 시술

고혈압과 당뇨병으로 약물치료를 받고 있는 이○○ 씨(여자, 62세)는 3달 전부터 지하철 계단을 오르는데 가슴이 뻐근해짐을 느꼈다. 그때마다 여러 번 쉬어가며 올라왔으나 휴식을 취하면 증상이 없어지곤 하여 대수롭지 않게 지내왔다. 그래서 외부 출입을 줄이고 집에서 안정을 취하며 지냈는데 1주일 전부터는 쪼그리고 앉아 청소를 하는데도 자꾸 통증이 발생하여 병원을 방문하였다.

의사는 심장혈관이 좁아진 것 같으니 곧바로 심장혈관조영술을 시행해서 스텐트를 넣어야 할지 여부를 판단해야 한다고 했다.

관상동맥 스텐트 시술은 손목 부위의 요골동맥이나 사타구니 부위의 대퇴동맥의 혈관 부위에 작은 도관을 삽입한 후 이를 통해서 스텐트라고 하는 작은 금속망을 좁아져 있는 심장혈관에 삽입하여 막힌 혈관을 넓혀주는 시술로써, 혈관 성형술이라고 할 수 있다. 작은 도관을 통해 좁아진 관상동맥에 유도철선을 통과시키고, 좁아진 관상동맥 협착 병변에 이미 풍선에 장치되어 있는 스텐트를 진입시켜 좁아진 병변에 위치시키고 풍선을 확장시킴으로써 스텐트를 삽입해 주는 과정을 스텐트 시술이라 한다.

스텐트 시술은 대개 1~2 시간 정도가 소요된다. 드물게 복잡한 병변이거나 혈관이 좁아진 지 오래되어 완전히 다 막혀버린 폐쇄 병변인 경우에는 시술 시간이 5~6시간까지 걸리는 경우도 있다. 도관을 진입시키는 대퇴동맥이나 요골동맥 천자 시에만 주로 통증을 느끼기 때문에 천자를 위한 동맥 부위에 국소마취를 한다. 시술 중에 심한 통증은 느끼지 않으며 혈관을 넓히는 중에 발생하는 흉통은 몇 가지 약제로 조절하므로 전신마취를 할 필요는 없다.

이 시술의 기원은 1979년 스위스의 그룬치히라는 의사에 의해서 관상동맥의 협착 병변을 작은 풍선을 이용해서 부풀려 줌으로써 좁아진 병변을 열어 주는 풍선 성형술balloon angioplasty로 시작했다. 이후 풍선 확장성형술은 유럽과 미국에서 보편화되기 시작했으며, 선택된 환자에서는 아주 중요한 치료 시술로 자리 잡았다. 협심증 치료 분야의 획기적인 혁명이었다. 하지만 풍선 성형술은 성형한 혈관에 40~50%에서 다시 좁아지는 재협착의 큰 단점을 가지고 있었다. 이 단점을 보강하기 위해 개발된 것이 스텐트 시술로 풍선으로 열어 준 혈관 병변이 다시 좁아지지 않도록 스테인리스스틸의 철망(스텐트)으로 혈관 벽을 지지해 주는 것이다. 다만, 스텐트 시술을 한 후에도 25~30% 정도의 환자에서 다시 재협착이 생겼다.

이러한 단점을 개선하기 위한 다음 단계의 개발품이 약물 코팅 스텐트이다. 항암치료에 쓰는 약물을 스텐트에 코팅을 하여, 스텐트 시술 후에 다시 자라는 조직의 증식을 억제함으로써 재협착의 빈도를 거의 5% 이내로 줄이는 데 성공했다. 2002년부터 상용화하기 시작해서 현재로서는 심장혈관질환의 치료에 효과적인 시술로 자리 잡았다고 볼 수 있다.

🌸 일반 금속 스텐트와 약물 코팅 스텐트 후 조직 증식의 차이

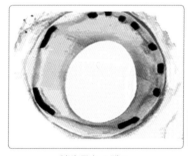 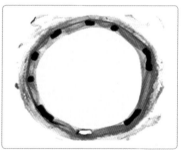

일반 금속 스텐트   약물 코팅 스텐트

스텐트 시술의 효용성에 대해서는 최근 많은 연구가 이루어지면서 스텐트 시술을 해야 되는 환자에 대해서는 많은 변화를 겪고 있다. 스텐트 시술과 약물치료를 비교한 대표적인 임상 연구(COURAGE 연구)에서 15년간 치료 효과를 관찰한 결과 스텐트 시술과 약물치료 효과의 차이를 발견할 수 없었다. 스텐트 시술이 약물치료보다 우월하지 않다는 결론을 내렸다. 최근 시행한 임상 연구(ISCHEMIA 연구)에서도 안정형 협심증의 경우에는 약물치료에 비해서 스텐트 시술의 우월성을 증명하지 못했다. 그리고 안정형 협심증은 약물치료로 충분하다는 결론을 내렸다. 더욱이 최근 협심증의 진단 방법에 혈관의 혈류 측정이 표준화되면서 스텐트 시술을 해야 되는 경우는 많이 줄었다고 할 수 있다.

실제로 관상동맥 스텐트 시술은 손목이나 사타구니 혈관을 이용해 비교적 용이하게 할 수 있는 시술이기 때문에 지난 10여년간은 스텐트 시술의 정확한 지침과 무관하게 협심증 치료에 널리 이용되어져 왔다. 이제는 어느 환자에게 스텐트 시술이 이루어져야 하는지에 대해서 환자나 담당 의사 입장에서 심각하게 고려해할 시점이다.

🫀 관상동맥 스텐트 시술

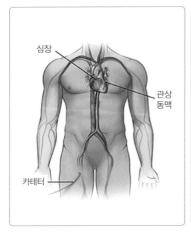 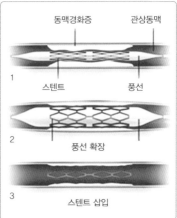

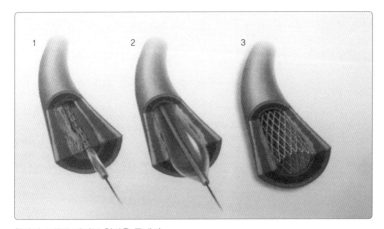

환자의 오른쪽 대퇴부 혈관을 통해서
1. 풍선에 장치된 약물 스텐트를 동맥경화증에 의해서 혈관 내경이 심하게 좁아진 병변에 정확히 위치시킨다.
2. 스텐트 내에 풍선을 확장시켜 스텐트를 혈관 크기에 맞게 늘려준다.
3. 도관과 풍선을 제거하면, 스텐트만 병변 부위에 남아 있게 된다.

새로운 치료 개념 ②
좌관상동맥 주간부 협착 병변, 선택된 환자에서는
스텐트 시술로 관상동맥 우회로 수술을 대치할 수 있다

관상동맥 우회로 수술의 경우에는 특정한 환자군에서는 약물치료에 비해서 치료 효과가 좋다. 당뇨병이 있거나, 심장혈관 세 가지에 모두 심한 협착 병변이 있으면서 심실 기능이 떨어져 있는 환자는 수술에 의한 관상동맥 우회로 수술이 약물치료보다 장기 생존율이 좋은 것으로 되어 있다. 그렇다면 스텐트 시술이 이러한 특정 질환에서 관상동맥 우회로 수술을 대치할 수 있겠는가?

좌주간부 관상동맥은 왼쪽의 큰 관상동맥이 갈라지기 전의 시작 부위로 심장 전체 근육의 2/3 이상을 먹여 살리는 아주 중요한 혈관 부위다. 그래서 좌주간부 혈관질환의 교과서적인 고전적 치료 방법은 관상동맥 우회로 수술이다. 40여년 전, 시행된 한 작은 임상 연구에서 좌관상동맥 주간부에 협착 병변이 있는 환자의 경우에는 약물치료에 비해서 수술적인 방법이 더 오래 사는 것으로 규명되었다. 따라서 지난 40여년, 좌관상동맥 주간부에 협착 병변이 있는 환자에게는 관상동맥 우회로 수술이

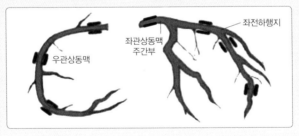

좌관상동맥 주간부는 왼쪽의 큰 관상동맥 2가지, 좌전하행지와 좌회선동맥이 갈라지기 전의 시작 부위 혈관으로 심장 전체 근육의 2/3 이상의 심장근육에 혈액을 공급하는 아주 중요한 혈관 부위이다.

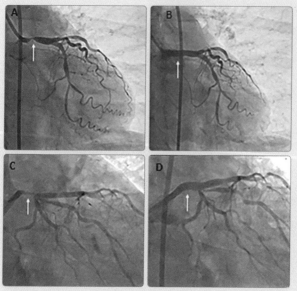

좌관상동맥 주간부에 협착 병변이 있는 경우(A, C)에 스텐트를 넣어서
크게 넓혀줌으로써(B, D) 기존의 수술적인 관상동맥 우회로 수술을 대
치할 수 있다.

표준치료였다.

1994년부터 선택된 일부 좌관상동맥 주간부 협착 병변 환자에서 스텐
트 시술이 시행되어, 지난 20여년 동안 좌관상동맥 주간부 병변에서의
스텐트 치료 시술에 대한 많은 임상 연구와 시술 경험이 축적되었다. 최
근에 와서는 좌관상동맥 주간부 환자의 2/3 정도에서는 스텐트 치료 시
술이 관상동맥 우회로 수술을 대치할 수 있는 효과적인 치료 방법으로
자리잡았다. 2018년 미국이나 유럽학회에서 제시하는 좌관상동맥 주간
부 협착 병변 환자에서의 치료에서도 일부 선택된 환자에서는 스텐트 시
술이 효과적이라고 확인하였다.

수술과 시술의 차이는 임상적인 의미에서 보면 엄청나게 크다고 볼 수

있다. 수술은 우선 전신 마취를 해야 하고 가슴을 절개해서 다리나 팔의 혈관을 이용해 우회로 혈관을 이식한다. 회복 시간이 길고 수술에 따른 합병증 등을 고려하면, 환자 입장에서 간단한 스텐트 시술이 훨씬 간편하고 좋을 수밖에 없다. 스텐트 시술은 다리나 팔의 혈관을 통해서 작은 관을 통하여 시행하는데 30분에서 1시간 정도의 시술로 수술과 같은 치료 효과를 얻을 수 있는 장점이 있다.

최근까지 수술과 스텐트 시술의 임상 연구 결과를 종합해 보면 사망이나 심근경색증의 빈도에 있어서는 서로 다른 두 치료 사이에 차이가 없었으며, 수술하는 환자군에서 뇌졸중의 빈도가 높고, 스텐트 시술하는 환자군에서는 다시 시술을 해야 되는 빈도가 많은 것으로 되어 있다. 최근 시술에 대한 진단 및 치료 개념의 발전, 다시 말해서 각 혈관의 혈류를 측정하여 시술에 사용하는 스텐트 수를 줄이고, 혈관 내 초음파를 이용해서 스텐트의 확장 효과를 극대화함으로써 좌관상동맥 주간부 스텐트 시술의 임상 효과도 과거 20년 전에 비해서 더 많이 개선되어 좋아졌다고 볼 수 있다.

73세 남자 환자가 조금만 움직여도 가슴이 조이고 아파서 다른 병원 응급실에 먼저 내원하였다. 불안정형 협심증이 의심되어 혈관조영술을 시행하였고 좌관상동맥 주간부에서 매우 심한 협착이 발견되어 관상동맥 우회로 수술을 권유받았다. 환자는 수술을 원하지 않았고 우리 병원으로 오게 되었다. 병변의 모양이 스텐트 시술에 아주 적합한 병변은 아니었지만, 2개의 스텐트를 삽입하여 거의 완전한 혈관 재건에 성공하였다. 환자는 2일 뒤 퇴원하였고 3년째 건강하게 잘 지내고 있다.

만성완전폐색병변의 치료

심장혈관이 오랜 시간에 걸쳐 동맥경화가 서서히 진행되면서 결국엔 완전히 막혀 버린 것을 '만성완전폐색병변chronic total occlusion'이라고 하는데, 지금까지 스텐트를 삽입해 치료할 것인지 약물로만 치료할 것인지에 대한 논란이 전 세계 심장학계의 큰 이슈였다.

박○○ 씨(남자, 54세)가 타병원에서 시행한 심장조영술 사진을 가지고 외래를 방문하였다. 왼쪽 관상동맥 중에 좌전하행지 시작 부위에 혈관이 하나 완전히 막혀 있었다. 몇 개월 전에 시행한 관상동맥 CT상에 혈관 하나가 완전히 막혀 있다고 해서 다른 병원에서 관상동맥조영술을 시행하였고, 담당의가 적극적으로 스텐트 시술을 권해서 의견을 다시 묻기 위해서 우리 병원을 내원한 셈이다.

이상한 것은 환자가 아무런 협심 흉통을 느끼지 않는다는데 있었다. 매주 등산을 하고 테니스를 치며, 평소 생활에 아무런 불편을 느끼지 않는다고 했다. 그래서 환자 입장에서는 스텐트 시술의 필요성을 동의할 수가 없었던 것이다. 우리 병원에서 시행한 운동부하 검사, 핵의학 검사 그리고 스트레스 초음파 검사에서 모두 정상 소견을 보였다. 심장근육 허혈의 근거가 없어서 당장 스텐트 시술이 필요할 것 같지는 않다고 환자에게 알렸고, 환자는 그로부터 6년째 간단한 약물치료로 건강하게 살고 있다.

새로운 치료 개념 ③

만성완전폐색병변의 치료, 꼭 열지 않아도 된다

최근 들어 관상동맥 스텐트 시술이 관상동맥 협착 병변의 효과적인 치료 방법으로 보편화되면서, 상대적으로 약물치료의 유용성이 과소 평가되고 있다. 심근허혈의 근거 없는 스텐트 시술, 막혔으니 무조건 열어 주어야 한다는 근거 없는 믿음이 불필요한 스텐트 시술을 부추기고 있다.

만성완전폐색병변의 환자는 대부분 오랜 세월 주변에 새로운 측부혈행들이 만들어져서 심장에 혈류를 공급할 수 있기 때문에 심장 기능이 정상이고 증상도 거의 없거나 경미하다. 특히 관상동맥 만성완전폐색병변에서의 스텐트 치료법은 기구나 재료의 발전과 시술 의사들의 숙련도가 높아지면서 성공률은 높아지고 합병증은 줄어들고 있지만, 아직까지도 단순 협심증에 비해 시술 난이도와 합병증 발생의 위험이 높은 편이고, 시술 비용도 비싼 편이다.

최근 서울아산병원에서 실시한 임상 연구에는 약물치료만 받은 환자들이 스텐트 치료를 받은 환자와 비슷한 예후를 보였다고 밝혔다. '스텐트 대 약물치료' 비교 결과, 치료 기간 동안 사망, 심근경색증, 뇌졸중 발생이 각각 15.8%, 15.3%였고, 중증 합병증 발생의 차이가 없었다. 또한 약물치료 환자군에서 추가적인 시술을 받게 되는 재시술률은 11.0%였고, 스텐트 환자군에서는 10.6%로 이 또한 차이가 없었다. 만성완전폐색병변 환자가 운동을 할 때 흉통과 같은 협심 증상 등이 자주 발생하면 삶의 질이 떨어질 수 있는데, 약물과 스텐트 치료를 받은 두 환자군 모두에서 흉통 발생이 줄고, 운동이 자유로워지는 등 삶의 질이 동등하게 개선되었다. 이 연구 결과에서 만성완전폐색병변은 혈관이 완전히 막혔더라도 심장 기능이 정상인 경우, 특히 환자가 증상을 크게 느끼지 않는 경우에는 약물치료로도 효과적인 치료가 충분하다는 가능성을 제시하였다.

특히 만성완전폐색병변이 포함되어 있는 다혈관질환에서는 주변 혈관들을 잘 치료하고(주변 혈관의 스텐트 시술을 포함해서) 최적의 약물치료를 시행한다면 만성완전폐색병변을 꼭 스텐트 시술로 열지 않더라도 비교적 좋은 치료 효과를 얻을 수 있다고 연구의 의미를 밝혔다. 물론 증상이 지속되거나 심기능 저하와 부정맥이 있는 만성완전폐색병변 환자들은 스텐트 시술이 더 효과적일 수 있기 때문에 만성완전폐색병변을 진단받은 환자들은 심장 전문의를 통해 적절한 치료 전략을 세우는 것이 중요하다. 이 연구 결과는 관상동맥 만성완전폐색병변의 치료 방침이 정확하게 정해지지 않은 상황에서 만성완전폐색병변의 새로운 치료 방침을 제시하며 세계적인 심장학 분야의 최고 권위지 '서큘레이션Circulation (2019)' 지에 게재되었다.

스텐트 시술의 부작용은 없을까?

스텐트 시술 시 부작용의 빈도는 매우(1% 미만) 낮은 편이다. 그러나 매우 사소한 것부터 심각한 것까지 다양한데, 시술 부위의 혈종, 시술 후 흉통, 혈관 박리, 혈관 파열, 응급 상황에 따른 응급 수술, 뇌경색 등을 들 수 있다.

관상동맥 중재 시술의 가장 흔한 부작용은 도자를 진입시킨 대퇴동맥 주위의 혈종(내출혈로 말미암아 혈액이 한 곳으로 모여 혹과 같이 된 것)이나 불편감을 들 수 있다. 아주 드물게 지혈이 되지 않아 심하게 혈종이 생기거나 가성 동맥류가 생겨 혈압이 떨어지는 경우가 발생할 수도 있으나 시술 후 적절한 모니터링으로 예방할 수 있다. 또 시술 후 48시간 동안은 5~10%의 환자에서 뻐근한 흉통이 남아 있을 수 있다. 이는 시술 중에 작은 혈전이 날아가거나 관상동맥에 작은 손상들이 발생하기 때문인데, 이러한 흉통은 시술 전후에 약물치료 등을 통해 좋아질 수 있다.

매우 드물지만 시술 중에 관상동맥이 심하게 박리되거나 파열되는 부작용이 있을 수 있는데, 심한 경우에는 바로 응급 수술을 필요로 한다. 이처럼 만약의 응급 상태가 생길 수 있으므로 항상 흉부외과와 긴밀한 협조가 필요하다. 또 다른 합병증으로 뇌경색이 있을 수 있다. 동맥경화가 심한 환자의 경우 카테터(도자)가 대동맥을 통해 진입하는 동안 죽상경화반이 파열되어 경동맥을 통해 뇌혈관으로 날아가 크고 작은 뇌혈관을 막는 일이 드물게 발생한다. 이러한 경우 역시 신경과와 긴밀한 협조를 통해 신속히 대응해야 한다.

시술 후 스텐트를 넣은 부위가 시간이 지나면서 다시 좁아지거나 막힐 수 있다. 스텐트 시술이 처음 시작될 때만 해도 재협착의 빈도는 30% 정도로 높았지만, 현재 여러 종류의 약물 용출 스텐트가 개발되고, 시술 기술과 약물들이 발전하면서 놀라운 속도로 재발률이 줄어들었다. 최근에는 재발 병변으로 인한 재시술의 빈도가 5% 내외로 보고되고 있으며, 현재도 이를 줄이기 위한 노력이 지속되고 있다. 따라서 시술 후에도 일정 기간 약물치료를 지속하면서 담당 전문의의 진료를 통해 꾸준히 관리받는 것이 중요하다.

스텐트 시술 후 관리가 중요하다

관상동맥 스텐트 시술을 한 이후에는 꾸준히 경과 관찰을 하면서 약물치료를 지속해야 한다. 첫 1년간은 4~6개월마다, 그 이후부터는 6~12개월마다 외래 진료를 받으며 관리해야 한다.

스텐트 시술 후에 일정 기간 항혈소판 제제를 충분히 써주지 않으면 재협착이나 스텐트 내 혈전증이 발생하여 큰 위험에 처할 수 있다. 적절한 기간 동안 항혈소판 제제를 사용하는 것은 매우 중요한 일이며 절대로 환자가 임의로 약을 끊어서는 안 된다. 스텐트 시술 후에도 평생 먹어야 하는 몇 가지 약물이 있기 때문에 담당 전문의와 상담하는 것에 익숙해지는 게 좋다.

스텐트 시술을 할 때 사용하는 스텐트는 크게 두 가지 종류가 있다. 금속에 약물을 코팅시킨 약물 용출 스텐트와 약물 없이 금속만으로 되어 있는 스텐트가 있다. 약물 용출 스텐트를 삽입한 경우 두 가지 종류의 항혈소판 제제(아스피린과 클로피도그렐로 대표되는 티에노피리딘 계열)를 1년 정도 복용하도록 하고 있으며, 1년 후부터는 아스피린이나 클로피도그렐 둘 중에 하나를 평생 복용할 것을 권한다. 약물 코팅이 되지 않은 순수 금속 스텐트를 삽입한 경우에도 가능하면 두 가지 항혈소판 제제를 1년간 유지하는 것을 권유하고 있으나, 출혈이나 수술 등으로 인해 복용이 어려운 경우에는 최소 한 달만이라도 두 약제를 복용하고 그 이후로는 한 가지만 복용하도록 하고 있다.

중요한 수술을 앞두고 관상동맥질환이 발견되어 두 가지 모두 치료 받아야 하는 경우에는 순수 금속 스텐트를 삽입하고, 한 달간 두 가지 항혈소판 제제를 사용한 뒤 아스피린만 사용하면서 수술을 받는 방법이 행해지고 있다. 아스피린을 포함한 항혈소판 제제는 위 점막의 형성을 저해하고 출혈을 일으켜 속이 쓰린 증상을 유발할 수 있다. 앞에서 말했듯이 이러한 경우에도 스텐트 시술을 하였다면 항혈소판 제제를 중단하는 것은 심각한 문제를 유발할 수 있으므로, 위염을 줄이는 치료를 같이 병행하여 증상을 경감시키는 것이 바람직하다.

그런데 식도염 및 위궤양을 치료하는 약제 중 프로톤 펌프 억제제 일부 약제가 클로피도그렐에 영향을 주어 스텐트 내 혈전 발생을 증가시키는 것으로 알려져 있다. 심장약으로 인해 속이 쓰린 경우에도 임의로 약을 중단하거나 스텐트 시술을 받은 사실을 밝히지 않고 소화기내과에서 위염약을 처방받는 것은 위험하므로 담당 심장 전문의와 상의하여 소화기내과와 협진을 받는 게 좋다. 현재 시술 후 담당 전문의가 처방하는 약물들은 모두 대규모 임상시험을 통해 그 효과가 입증된 것들이다. 이렇게 그 효과가 증명된 치료만을 시행하는 근거 중심 의학의 입장에서 일반인들 사이에 구전되어 오는 민간요법이나 충분한 효과가 입증되지 않고 그 부작용도 평가되지 않은 건강보조식품을 찬성하는 의사는 거의 없을 것이다.

최근에 여러 가지 효능을 앞세운 건강보조식품들이 다양하게 판매되고 있다. 환자들은 구하기 어렵고 비싼 것들이 독특한 효과가 있을 것으로 믿는 경향이 있다. 그러나 혈압을 높이는 소금의 섭취를 줄이고 신선한 과일과 채소를 섭취하며 콜레스테롤의 섭취를 줄이는 습관은 어떠한 건강보조식품보다 효과가 있다. 생활방식의 변화를 통해 실천한다면 관상동맥질환의 중요한 예방법이자 치료법이 될 수 있다.

치과에서 발치를 하기 위해서는 담당의와 상의를 해야 한다

스텐트 시술을 받은 환자들은 누구나 한번쯤 맞닥뜨리게 되는 문제다. 치과에서 발치를 하거나 임플란트를 하게 되면 출혈의 위험이 있는데 스텐트 시술을 받은 환자들은 항혈소판 제제를 복용하고 있기 때문에 출혈의 위험이 더욱 증가하게 된다. 더욱이 시술 받은 지 1년이 되지 않았다면 두 가지 이상의 항혈소판 제제를 복용하는 상태이므로 이 시기에 치과 치료를 위해 약물을 중단하면 스텐트 내 혈전증의 발생률을 증가시킬 수 있다. 스텐트 내 혈전증은 일단 발생하면 사망률이 30% 내외로 되어 있어 대부분의 수술이나 소화기 내시경 시 조직 검사를 할 경우에도 아스피린은 사용하고 클로피도그렐만 잠시 중단하는 것을 권하고 있다. 그러나 상황에 따라 담당 전문의가 항혈소판 제제 사용의 득과 실을 판단해야 하므로 환자가 임의로 중단하지 말고 담당의와 상의해야 한다.

관상동맥 우회로 수술을 받아야 되는 경우는 언제인가?

당뇨병이 있거나 심장혈관 세 가지에 모두 심한 협착 병변이 있으면서 심실 기능이 떨어져 있는 환자는 수술에 의한 관상동맥 우회로 수술이 약물치료보다 장기 생존율이 좋은 것으로 되어 있다.

관상동맥 우회로 수술은 관상동맥 협착질환이 다발성으로 심한 경우 약물치료에 비해서 장기 효과가 좋다. 이 수술은 상완의 요골동맥, 다리 부위의 복제정맥 및 흉부의 내유동맥, 오른쪽 대위망동맥 등을 이용하여 폐쇄되거나 좁아진 관상동맥을 우회해서 좁아진 동맥혈관의 아래쪽으로 혈관을 붙여주는 외과적인 치료 시술이다. 말하자면 경부고속도로에 정체가 심해 꼼짝할 수 없을 경우에 중부고속도로로 우회해서 가는 방법과 같은 이치다.

전통적으로 심장 수술은 가슴 정중앙의 흉골을 절개하여 접근

🏵 관상동맥 우회로 수술

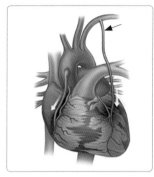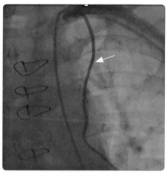

상완의 요골동맥 다리 부위의 복제정맥 및 흉부의 내유동맥(화살표 부분), 오른쪽 대위망동맥 등을 이용하여 폐쇄되거나 좁아진 관상동맥을 우회해서 좁아진 동맥 혈관의 아래쪽으로 혈관을 붙여주는 외과적인 치료 시술이다.

하는 것이 심장의 시야를 확보할 수 있는 좋은 방법으로 알려져 있다. 심장 수술을 하기 위해서는 심폐기라는 기계를 이용하여 심장과 폐의 기능을 유지하고, 심근보존액을 이용하여 심장을 정지시킨 상태에서 수술을 시행하고 있는데, 관상동맥 우회로 수술 역시 이러한 방법이 이용되고 있다. 최근 모든 임상 연구들을 모아서 종합 분석한 결과에서도 당뇨병을 가진 세 가지 혈관질환 환자에서는 관상동맥 우회로 수술이 어떤 스텐트 시술에 비해서 월등히 높은 생존율을 갖는 것으로 알려졌다. 따라서 여러 군데 협착 병변이 있는 혈관질환에서의 스텐트 치료 시술의는 환자의 나이나 동반 질환의 여부에 따라서 전문적인 해석이 필요하다.

새로운 치료 개념 ④
수술 부위를 최소화하는 로봇 수술

최근에는 혈관 이식 범위가 넓지 않은 경우 로봇 수술 등의 최소 절개로 수술을 진행하는 방법도 가능하다. 이 역시 숙련된 외과의에 의해 진행하는 효과적인 수술 방법이며, 환자의 통증을 최소화시키고 빠른 회복을 가져다 주는 장점이 있다.

최근에 와서 여러 외과 영역에서 최소 침습적 수술에 대한 관심이 증가하고 있다. 관상동맥 우회로 수술 분야에서도 최소 침습적 수술이 시행되고 있다. 그 방향은 두 가지로 심장 수술에 필수적이라고 생각했던 심폐기의 사용을 최소화하는 것과 가슴 중앙에 큰 흉골 절개를 피하는 것이다. 먼저 심폐기 사용을 최소화하거나 혹은 심폐기를 사용하지 않은 상태에서 수술하는 방법은 심폐기의 사용에 따른 부작용을 줄일 수 있는 좋은 방법이라고 할 수 있다. 심장 수축이 계속 이루어지는 상태에서 작은 혈관에 이식 혈관을 옮겨 문합하는 것은 기술적으로 어려운 일이다. 이렇게 심폐기를 사용하지 않은 상태에서의 심장 수술은 심장을 고정하거나 혈관을 노출하고 심장근육을 보호할 수 있는 여러 가지 기구들이 발전하면서 가능해졌다. 과거 제한된 혈관에만 접근할 수 있었던 것이 현재는 모든 범위의 혈관에 접근할 수 있게 된 것이다.

다른 한 측면으로 정중 흉골 절개를 피하고 왼쪽 가슴 아래 절개 혹은 다른 부위의 절개를 이용하는 최소 침습적 관상동맥 우회로 수술Minimally Invasive Direct Coronary Artery Bypass grafting, MIDCAB의 발전이다. 모든 환자에서 사용될 수 있는 방법은 아니며, 고위험군의 환자나 정중 흉골 절개로 인한 합병증이 예상되는 환자에서 고려할 수 있는 방법이다. 이 수술 방법은 내흉동맥(가슴뼈 안쪽에 위치한 동맥)을 병변이 있는 좌전하행지에 연결

할 때 주로 선택된다. 이러한 수술에서 내흉동맥을 채취하려면 과거 절개창을 이용하여 직접 보면서 시행하는 경우에는 늑간 사이를 많이 벌려야 하였기 때문에 수술 후 환자의 통증이 적지 않았다. 이 문제를 해결하기 위해 내시경을 이용하여 내흉동맥을 채취하게 되었지만, 평면적인 시야로 인한 수술의 어려움이 있었다. 그러나 최근 다빈치 수술 로봇의 등장으로 이러한 어려움이 크게 호전되었다.

다빈치 수술 로봇은 외과 의사가 환자와 떨어진 곳에서 수술 로봇의 팔을 원격으로 조정하여 수술하는 방법이다. 수술 로봇은 기존의 영상과 달리 확대가 가능한 3차원 입체 영상을 제공하고, 수술 팔의 움직임이 자유로운 장점을 가지고 있다. 이러한 수술 로봇의 등장으로 과거에 비해서 더 정확한 혈관 채취가 가능해졌다. 또 수술 시간도 단축되었고, 수술한 환자의 통증도 줄어들어 일상생활로의 복귀가 더 빨라졌다.

우리나라의 경우 최소 침습적 방법을 이용한 관상동맥 우회로 수술에 다빈치 수술 로봇이 도입된 것은 2007년부터로, 현재는 관상동맥 우회로 수술에서 내흉동맥을 채취하는 역할을 주로 담당하고 있다. 현재 가장 발전된 형태의 최소 침습적 관상동맥 우회로 수술은 절개창 없이 내시경 포트port만을 이용하여 내흉동맥의 채취와 혈관의 문합술까지 수술 로봇을 이용하는 것으로 머지않아 보편화될 것으로 예상한다. 이러한 완전 내시경적 관상동맥 우회로 수술을 시행하면 환자는 수술 후에도 1cm 미만의 상처만 3~4개 남게 된다.

수술이 끝나면 환자는 중환자실로 옮겨져 인공 호흡기에 의존하고 여러 가지 심장 기능과 관련된 약물을 투약하게 된다. 중심정맥관이나 흉관 등 환자의 치료에 중요한 것들이 환자 몸에 부착되어 있고 심장 상태도 불안정하기 때문에, 만일의 경우에 대비해서 환자를 침대에 고정시킨다. 수술 직후에는 아직까지 환자의 의식이 없는 상태로 일반적으로 2~

6시간이 지나야 회복된다. 회복되고 환자의 심장 상태가 안정되면, 기도 삽관을 제거하고 환자 스스로 호흡하게 된다. 수술 전 환자의 상태나 수술의 결과에 따라 수술 후 경과가 다를 수 있지만 일반적으로 중환자실에서 하루 정도 치료를 받은 후에 일반 병실로 옮겨서 치료받게 된다.

수술 후 회복까지 얼마나 걸릴까?

수술 후 환자는 수술 부위의 통증을 호소하고, 이로 인해서 심호흡이나 기침을 하기 어려워 한다. 이러한 통증만으로 폐기능이 수술 전에 비해 20% 정도 감소하기 때문이다. 의료진들이 이러한 환자의 고통을 모르지는 않지만 강제로라도 인스피로미터 inspirometer라고 하는 호흡 운동 기구의 사용을 독려하여 기침이나 심호흡을 하도록 하고 있다. 수술 2~3일 이내에 열이 나는 경우는 대부분 이러한 호흡 운동이 부족하여 발생하는 무기폐가 원인이 된다. 이것을 방지하기 위해서는 환자 본인의 노력이 필요하다.

일부 환자는 낮에는 기침이 심하지 않은데 밤만 되면 심해서 잠을 자기가 어렵다고 호소하기도 한다. 기침은 치료하기 매우 어려운 증상 중 하나이다. 왜냐하면 기침은 우리 몸이 외부의 나쁜 물질을 밖으로 배출하려는 방어기전 중의 하나이기 때문이다. 낮에는 운동도 하고 심호흡이나 자발적인 기침 등으로 호흡기 분비물을 상대적으로 잘 배출하기 때문에 괜찮지만, 밤이 되면 이러한 자발적인 배출도 적고 수술 직후에는 기도나 기관의 섬모 운동 또한 감소되어 있기 때문에 상대적으로 기침을 많이 하는 것처럼 느낀다. 이러한 문제를 해결하기 위해서는 낮 시간 동안 열심히 호흡 운동을 하는 것이 중요하고, 필요에 따라 약물치료를 병행하는 것이 좋다. 또한 대부분의 환자들은 수술 후 식욕이 없는데, 식욕촉진제와 같은 약물의 도움이 필요할 수도 있지만, 그 전에 운동이나 본인의 의지로 극복하는 것이 좋다.

환자들 중에는 진통제를 맞으면 회복이 느리다고 생각하여 빨리 회복하기 위해서 아파도 참고 진통제를 맞지 않는 사람들이 있는데, 이는 잘못된 생각이다. 수술 후 통증의 정도는 사람마다 다르기 때문에 모든 환자에게 똑같은 진통제가 처방되지 않는다. 그러나 분명한 것은 통증 때문에 잠을 못 자거나 식사나 운동을 제대로 할 수가 없다면 오히려 회복에 문제가 있을 수 있다. 통증은 낮보다 밤에 더 심하게 느껴진다. 통증의 강도는 변함이 없더라도 주변이 조용하고 사람들과의 대화도 없어 수술 부위만을 생각하게 되므로 통증이 더 많이 느껴지는 것이다. 이처럼 밤에 심해지는 통증을 억지로 참아서 숙면을 취하지 못하면 아침에 식욕도 떨어지고, 밤에 잠을 설쳐 낮에 자게 되면서 운동도 못하게 되는 악순환이 생길 수 있다. 진통제가 장운동을 떨어뜨려서 오심이나 구토 등의 증상을 호소하는 경우도 있지만, 진통제를 적절하게 사용하면 환자 회복에 도움이 된다.

수술 후 상처가 잘 회복되기 위해서는 무엇보다 영양 공급이 중요하고, 2차적인 감염을 막기 위해서는 환자의 면역력이 중요하다. 특히 당뇨가 있는 환자들은 수술 후 당 조절이 매우 중요한데, 식사량을 최소화해서 조절하는 것이 아니라 운동이나 식이요법, 약물치료를 통해서 시행되어야 한다. 수술 후 운동을 꾸준하게 하는 것도 중요하다. 가슴에 무리가 가는 운동은 6개월 후에 시행하되 전문가들의 조언이 필요하다. 서울아산병원에서는 운동재활 프로그램이 시행되고 있는데, 이러한 프로그램은 수술 직후뿐

만 아니라 장기적으로도 환자의 정상생활로의 회복에 많은 도움
이 된다.

수술 후 회복까지 걸리는 시간은 회복의 정도를 어떻게 정의하
느냐에 따라 다르다. 일반적으로 수술 후 1주일에서 8일 사이에
퇴원하게 된다. 직장에 다니는 환자들에게는 수술 후 1개월 후에
직장에 복귀하고, 수술 후 2개월 후에 정상적인 직장생활을 하도
록 권유하고 있다. 흉골을 절개하여 수술한 후 흉골이 붙는데는
일반적으로 6~8주의 시간이 걸린다.

흉터가 생겼을 때의 관리

수술 상처가 아물고 시간이 지나면서 점점 더 튀어나오는 경
우가 있다. 수술한 심장과는 전혀 관계없는 부분이기 때문에 안
심해도 되지만, 이러한 부분 때문에 수술 후 10% 정도의 환자들
이 불편함을 호소한다. 수술 후에 흉터가 밖으로 돌출되는 것은
두 가지 원인인데, 하나는 비후성 반흔이고 다른 하나는 켈로이드
keloid(흉터종)이다. 이는 조직 검사에 의해서 구분할 수 있지만 돌
출되는 모양이나 위치 등을 고려하여 구분할 수 있는 경우도 많
다. 그러나 치료에 있어서는 큰 차이를 보이지 않기 때문에 이러
한 구분이 중요한 것은 아니다.

다만 켈로이드에 의한 경우는 치료에 잘 반응하지 않고, 재발하
는 경우가 많다는 문제가 있다. 특히 다른 부위에 비해서 정중 흉
골 절개를 위해서 시행되는 피부 절개는 위치상 대흉근이라는 가

습 근육 등에 의해서 지속적으로 자극을 받는 부위로 다른 부위에 비해서 치료가 어렵다. 그러나 이러한 반흔으로 인해서 증상(가려움, 통증 등)은 호전될 수 있기 때문에 담당 의사와 상의하는 것이 좋다. 과거에는 이러한 증상에 대해서 외과 의사들이 무시하는 경향이 있었으나 삶의 질을 고려한다면 적극적인 치료가 필요하다.

흉터의 치료는 일반적으로 겔gel sheeting을 이용하는 방법과 스테로이드steroid injection라는 약을 이용하는 두 가지 방법이 주로 사용되고 있다. 겔을 이용하는 방법의 원리는 보습hydration이 중요한 기전이다. 붙이는 시트sheet 형태가 전통적으로 사용되었으나, 최근에는 바르는 형태의 연고 또는 뿌리는 스프레이 형식의 겔이 사용되고 있다. 어떤 형태의 겔이든 작용 기전에는 차이가 없다. 스테로이드를 국소적으로 주입하는 방법은 켈로이드 환자에서 1차적으로 시행되는 방법이다. 그러나 주사에 따른 통증이나 다른 부작용이 있기 때문에 주의를 요한다.

이외에 레이저 치료, 냉동 치료 등의 방법이 있고 이러한 방법으로 호전되지 않고 증상이 악화되는 경우에는 수술적 방법을 고려할 수 있다. 하지만 이러한 방법은 재발의 위험을 고려하여 환자에 따라 신중하게 선택되어야 한다. 수술 후 흉터가 남는 것이 걱정된다면, 상처가 아물고 난 다음 예방적으로 겔이나 스프레이 등을 사용하면 비후성 반흔을 줄일 수 있다. 켈로이드 환자의 경우에도 체질적인 문제로 어렵기는 하지만, 조금이라도 일찍 치료해야 효과를 볼 수 있다.

2. 불안정형 협심증의 치료는 어떻게 할까?

불안정형 협심증은 심근경색증을 아울러서 급성 관상동맥증후군이라 일컫고, 진단과 동시에 적극적인 치료를 요하는 응급 질환으로 간주한다.

불안정형 협심증은 말 그대로 안정형 협심증 환자의 증상이 갑자기 불안정해지는 것을 말한다. 혈관 벽에 쌓인 기름 찌꺼기(죽상반)의 내막이 갑자기 파열되면서 터진 자리에 피떡(혈전)이 생길 수 있는데, 이렇게 생긴 크고 작은 혈전이 혈관을 막아 혈류를 방해하게 되고 운동과 상관없이 휴식기에도 심근허혈이 생겨 흉통을 느끼게 된다.

문제는 이렇게 죽상반 파열이 생기는 부위나 시기를 미리 예측하기 어려울 뿐 아니라, 많은 불안정형 협심증 환자의 경우는 평소에 협심증이 없었기 때문에 예기치 못한 심근경색증이나 돌연사 등의 원인이 될 수 있다. 따라서 불안정형 협심증과 심근경색증을 아울러서 급성 관상동맥증후군acute coronary syndrome이라 일컫고, 안정형 협심증과는 다르게 진단과 동시에 적극적인 치료를 필요로 하는 응급 질환으로 간주한다.

3. 급성 심근경색증의 치료는 어떻게 할까?

작은 스텐트 하나가 생명을 구한다

결혼을 앞 둔 40대 초반의 장○○ 씨는 오랜만에 친구들을 만나 평소 즐겨 찾는 고깃집에서 저녁 식사를 했다. 술과 담배 그리고 친구, 바쁜 일상에 없어서는 안 될 소소한 즐거움이다. 대부분의 친구들이 일과 아내의 잔소리에 치여 팍팍한 중년을 보내는 것과 달리 그의 인생은 훨씬 자유로웠다.

프랜차이즈 음식점 다섯 개를 운영하는 잘 나가는 사장님에다 몇 달 후면 어여쁜 신부를 맞아 노총각을 면할 수 있게 되었다. 하지만 그는 몸에 맞는 턱시도가 없을 정도로 뚱뚱했다. 여자친구에게 잔소리를 듣고는 헬스 클럽 1년치를 한꺼번에 등록하긴 했지만 생활이 불규칙한데다 실제 운동을 규칙적으로 한 적은 몇 번 없었다. 그럼에도 그는 건강만큼은 자신했다. 지금까지 잔병치레를 한 적이 없었고 몇 년 전부터 값비싼 홍삼도 꾸준히 먹고 있기 때문에 '괜찮겠지' 라고 생각했다.

다음날 중요한 거래처 약속이 있어 일찍 잠이 들려던 그는 갑자기 가슴이 뻑뻑해지는 통증을 느꼈다. '담배 때문인가?' 가슴의 통증을 대수롭지 않게 여기며 잠자리에 들었지만 잠든지 오래되지 않아 깨어났다. 새벽 한 시쯤부터 죽을 것 같은 가슴의 통증이 몇 분 지속되었기 때문이다. 곧 괜찮아지겠지 생각하던 그는 30분간 계속되는 통증에 사태가 심각함을 알았다. '내가 죽는구나'라고 생각이 들 때쯤 여자친구에게 전화를 걸었고, 급히 119를 불러 근처 종합병원 응급실에 갈 수 있었다. 응급실에 도착한 그는 심전도 검사 하나만으로도 급성 심근경색증이라는 진단을 받고, 응급 스텐트 시술을 권유 받았다. 평소에 건강에 자신 있었던 그도 겁을 먹고 여자친구의 손을 꼭 쥐었다. 새벽 한 시에 가슴 통증을 시작해서 응급실에 도착해 새벽 네 시에 스텐트 시술을 마칠 때까지 겨우 세 시간이 걸렸다.

죽어가는 심장근육을 살려 낼 수 있는 골든타임에 그는 죽음의 문턱을 넘어 새로운 삶을 얻게 된 것이다. 퇴원 후 그의 경과는 눈에 띄게 좋아졌다. 입원 시 심장초음파 검사상 급성 심근경색증에 의한 심근괴사로 좌심실 구혈률(수축할 수 있는 힘)이 39%로 현저히 낮았지만 퇴원 시에는 55%로 정상범위로 돌아왔다. 다행히 심한 심장근육의 손상 없이 심근경색증을 치유한 셈이다.

'친구들과 삼겹살을 먹던 생각이 나서 처음엔 아내가 싸준 도시락을 먹기가 힘들었어요. 하지만 한 번 건강을 잃고 나니 술 먹는 것도 망설여지는데다 허리 사이즈도 많이 줄어서 몸이 너무 가벼워요.' 그는 그렇게 좋아하던 담배와 삼겹살, 그리고 술을 끊은 뒤 몰라보게 날씬해졌다. 그는 지금도 아내와 함께 매일 한 시간씩 걷기 운동을 하며 행복한 신혼생활을 즐기고 있다.

심근경색증은 관상동맥에 동맥경화증이 진행되어 혈관 벽에 쌓인 기름 찌꺼기(죽상반)의 내막이 터지면서 혈관에 심한 혈전이 생기고, 결국은 혈관이 완전히 막힘으로써 심장근육이 죽는 것을 말한다.

심근경색증 치료의 기본 원칙은 관상동맥이 한순간 혈전에 의해 완전히 막혀서 오는 병이기 때문에 어떤 방법이든지 막힌 혈관을 빠른 시간 내에 열어 주는 것이다. 새관류 치료 효과는 얼만큼 빠른 시간 내에 효과적으로 막힌 관상동맥을 다시 열어, 죽어가는 심장근육을 많이 살려 내느냐에 달려 있다고 볼 수 있다. 이는 심근경색증 후 환자의 장기 예후가 살아 있는 심장근육의 크기에 달려 있기 때문이다.

막힌 혈관을 열어 주는 구체적인 방법으로는 혈전용해제 투여에 의한 혈전용해를 들 수 있으며, 직접적인 방법으로 풍선 도자를 이용해서 스텐트 시술을 시행하는 방법이 있다. 심근경색증의 치료 효과를 극대화시킬 수 있는 가장 좋은 방법은 적어도 12시간 내에 이러한 치료 시술이 이루어져야 한다. 왜냐하면 흉통이 생기고 12시간이 지나면 막힌 혈관에 의해서 심장근육 대부분이 죽기 때문에, 심장근육이 모두 죽기 전에 막힌 혈관을 열어 주는 것이 중요한 관건이다.

아직도 심근경색증이 생기는 과정에서 환자 대부분이 흉통이 생기고도 많은 시간이 경과한 다음 응급실에 내원한다는 사실이다. 따라서 많은 심근경색증 환자들이 이러한 결정적인 치료의 도움을 받기 위해서는, 될 수 있으면 흉통이 발발하고 빠른 시간 내에 응급실에 도착할 수 있어야 한다. 심근경색증의 진단은 지속되는 흉통, 그리고 간단한 심전도를 찍으면 비교적 쉽게 알아낼 수 있다. 심전도의 변화가 확실치 않을 때는 혈액 검사로 심근괴사 유무를 확인할 수도 있고, 심초음파 검사로 심장근육의 움직임을 볼 수 있으며, 최근에는 응급으로 심장 CT 혈관 촬영을 시행하여 직접 막힌 혈관을 관찰할 수도 있다.

급성 심근경색증에서의 혈전용해제 치료

협심 흉통이 발생하고 12시간 이내에 응급실에 도착한 경우에는, 혈관을 막고 있는 피떡(혈전)을 효과적으로 녹여서 혈류를 다시 재개시킬 수 있는 혈전용해제를 정맥으로 주입할 수 있다.

혈전용해제를 적절히 사용하면 약 60~70%의 급성 심근경색 환자에서 막혔던 혈관을 다시 열어 줄 수 있으며, 이때는 흉통의 소실은 물론 죽어 가는 심장근육을 구할 수 있게 된다. 이러한 혈전용해제는 적절히 사용하면 더할 나위 없이 좋은 약제이나 너무 늦게 사용하면 그 효과를 기대할 수 없으며 오히려 죽은 심장근육에 출혈을 일으켜 나쁘게 작용할 수도 있다. 즉 흉통 발생 후 병원에 빨리 도착할수록 혈전용해제의 사용 가능성이 높아지며 또 그 효과도 좋다. 정확하게 말하면 흉통 발생 후 1시간 내에 혈전용해제를 투여하는 것이 가장 효과적인 것으로 되어 있다.

그러나 이러한 혈전용해제의 투여에도 불구하고 흉통이 지속되거나 혈압이 하강되어 심부전 혹은 쇼크 상태로 진행될 때는 관상동맥 스텐트 시술로 직접 폐쇄된 관상동맥을 열어 주는 것이 보다 효과적이다. 출혈성이 있는 환자, 즉 위궤양, 뇌출혈 또는 최근 수술을 한 병력이 있는 경우에는 혈전용해제 치료에서 제외된다.

새로운 치료 개념 ⑤
심근경색증 치료는 되도록 빠른 시간 내에 막힌 혈관을 열어 주느냐가 치료의 관건이다

완전히 막힌 혈관을 열어 주는 방법으로는 응급 스텐트 삽입술이 현재로서는 가장 효과적인 치료 방법으로 인정되고 있다.

조건이 여의치 않을 때는 혈전용해제를 투여함으로써 막힌 혈관의 혈전을 녹여주는 방법이 있으나, 완전히 막힌 혈관을 열어 주는 방법으로는 응급 스텐트 삽입술이 현재로서는 가장 효과적인 치료 방법이다. 물론 관상동맥 우회로 수술도 고려해 볼 수 있으나 현재 임상에서는 스텐트 시술이 가장 보편적이고 효과적인 치료 시술로 되어 있다. 증상 발생에서부터 혈관을 열어 주는 스텐트 시술까지의 시간이 한 시간 안에 이루어질 수 있으면 최적의 치료라고 볼 수 있다. 따라서 심근경색증이 의심되는 환자는 곧바로 큰 병원의 응급실을 찾는 것이 가장 중요하고 효과적인 치료 방법이다.

막힌 혈관을 열어 주는 방법 중 혈전용해제 치료는 15~25%의 환자에서 다시 혈관이 막히는 현상이 있을 수 있고 혈전용해제가 녹일 수 있는 혈전의 양이 한정되어 있기 때문에 시설 및 인적자원이 가능한 곳에서는 급성 심근경색증으로 12시간 이내에 병원에 도착한 환자에 한해서, 가급적이면 경피적인 관상동맥 스텐트 시술을 시행하는 것이 합병증과 사망률에서 효율적인 것으로 알려져 있다.

현재 우리나라에서는 거의 90%의 심근경색증 환자가 급성기에 스텐트 시술을 받고 있으며, 이는 진료의 질적인 면에서 세계적인 수준이다.

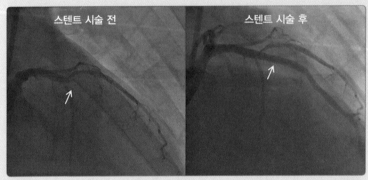

50세 남자, 1시간 전부터 시작한 극심한 흉통으로 내원하여 급성 심근경색증이 의심되어 내원 즉시 응급 관상동맥 조영술 및 스텐트 삽입술을 시행받았다. 시술 전 완전히 막힌 좌전하행지가 스텐트 삽입 후 완전히 열린 것을 볼 수 있다. 빠른 시간 내에 적절한 치료를 받음으로써 후유증 없이 지낼 수 있게 되었다. 급성 심근경색증은 빠른 시간 내에 응급실에 가는 것이 중요하다.

심근경색증, 응급 조치는 어떻게 해야 할까?

심근경색증 환자의 50% 정도에서는 이미 협심증을 앓고 있었던 사람이 대부분이다. 따라서 흉통이 생긴 후 니트로글리세린을 혀 밑에 2~3회 넣어서 통증이 가라앉지 않을 때, 흉통이 30분 이상 지속되는 경우에는 심근경색증을 의심하는 것이 안전하다. 일단 급성 심근경색증이 의심되면, 함부로 움직이는 것은 위험하므로 구급차를 불러 도움을 청한다. 얼만큼 빨리 응급실에 도착해서 막힌 혈관을 효과적으로 열어 주느냐가 그 환자의 예후를 결정하기 때문에 흉통이 계속되는 경우에는 지체 없이 응급실을 찾도록 한다.

완전히 의식을 잃고 맥박이 없는 경우에는 심장마비 상태로 3~5분 내에 신속한 조치가 취해지지 않으면 사망에 이른다. 심폐소생술은 교육을 받아야 할 수 있으므로 우선 급한 대로 환자의 흉골 하단에 두 손을 모아 힘껏 눌러 주도록 한다. 이는 기계적으로 심장을 압박함으로써 심장의 펌프 기능을 대신해 보자는 데 의의가 있는데, 분당 100~120회, 5cm 깊이로 힘있게, 효과적인 압박이 이루어져야 한다. 효과적인 면에서 논란의 여지는 있으나 심장의 산소 공급을 위해서 구강 대 구강 호흡을 중간중간 실시하는 것이 과거에는 권고되었으나 최근에는 권하고 있지 않다. 순서가 흉부 압박 → 기도 확보 → 인공 호흡으로 바뀐 것이다. 거부감과 효율성 제고를 위해서 인공 호흡 없이 가슴 압박을 먼저 시행하도록 하고 있다.

심폐소생술에 대한 바른 이해

심폐소생술은 이처럼 짧은 뇌의 생존 시간을 조금 더 벌어주는 역할을 한다. 사람의 흉부를 반복해서 압박하면 심장이 펌프질되어 미약하지만 뇌로 피가 흐르게 된다. 통계적으로 목격자에 의해 심폐소생술이 시행되면, 시행되지 않은 경우보다 심정지 환자의 생존율이 2~3배 많아지며, 1분 이내에 적절하게 시행된다면 사망률을 90% 이상 감소시킬 수 있다. 최근에는 이러한 즉각적인 조치의 필요성이 대두되어 공공장소에 심실부정맥의 즉각적인 조치를 위한 자동제세동기가 많이 설치되어 있어 필요 시 사용이 가능하다. 따라서 기회가 된다면 심폐소생술이나 자동제세동기의 사용에 대한 교육을 받는 것이 도움이 될 수 있다. 무엇보다도 가장 중요한 것은 빠른 시간 내에 응급실에 도착하여 전문 치료를 받는 것이다.

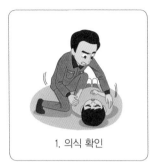

1. 의식 확인

1. 의식 확인 : 현장의 안전을 확인한 뒤에 환자에게 다가가 어깨를 가볍게 두드리며, 큰 목소리로 '여보세요, 괜찮으세요?' 라고 물어본다. 의식이 있다면 환자는 대답을 하거나 움직이거나 또는 신음 소리를 내는 것과 같은 반응을 나타낸다. 반응이 없다면 심정지의 가능성이 높다고 판단해야 한다.

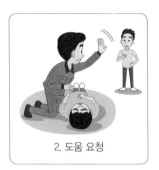

2. 도움 요청

2. 도움 요청 : 환자의 반응이 없다면 즉시 큰소리로 주변 사람에게 119 신고를 요청한다. 주변에 아무도 없는 경우에는 직접 119에 신고한다. 만약 주위에 심장충격기(자동제세동기)가 비치되어 있다면 즉시 가져와 사용한다.

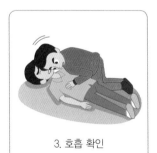

3. 호흡 확인

3. 호흡 확인 : 쓰러진 환자의 얼굴과 가슴을 10초 이내로 관찰하여 호흡이 있는지를 확인한다. 환자의 호흡이 없거나 비정상적이라면 심정지가 발생한 것으로 판단한다. 일반인은 비정상적인 호흡 상태를 정확히 평가하기 어렵기 때문에 응급 의료 전화 상담원의 도움을 받는 것이 바람직하다.

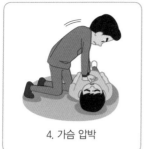
4. 가슴 압박

4. 가슴 압박(30 : 2로 고품질의 심폐소생술 반복 시행) : 환자를 바닥이 단단하고 평평한 곳에 등을 대고 눕힌 뒤에 가슴뼈(흉골)의 아래쪽 절반 부위에 깍지를 낀 두 손의 손바닥 뒤꿈치를 댄다. 손가락이 가슴에 닿지 않도록 주의하면서, 양팔을 쭉 편 상태로 체중을 실어서 환자의 몸과 수직이 되도록 가슴을 압박하고, 압박된 가슴은 완전히 이완되도록 한다. 가슴 압박은 성인에서 분당 100~120회의 속도와 약 5cm 깊이(소아 4~5cm)로 강하고 빠르게 시행한다. '하나' '둘' '셋', ..., '서른'하고 세어가면서 규칙적으로 시행하며, 압박된 가슴은 완전히 이완되도록 한다.

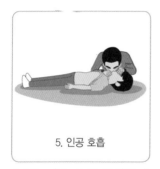
5. 인공 호흡

5. 인공 호흡 : 환자의 머리를 젖히고, 턱을 들어 올려 환자의 기도를 개방시킨다. 머리를 젖혔던 손의 엄지와 검지로 환자의 코를 잡아서 막고, 입을 크게 벌려 환자의 입을 완전히 막은 후 가슴이 올라올 정도로 1초에 걸쳐서 숨을 불어넣는다. 숨을 불어넣을 때에는 환자의 가슴이 부풀어 오르는지 눈으로 확인한다. 숨을 불어넣은 후에는 입을 떼고 코도 놓아 주어서 공기가 배출되도록 한다. 인공 호흡 방법을 모르거나 꺼려지는 경우에는 인공 호흡을 제외하고 지속적으로 가슴 압박만 시행한다(가슴 압박 소생술).

6. 가슴 압박과 인공 호흡 반복 : 이후에는 30회의 가슴 압박과 2회의 인공 호흡을 119 구급대원이 현장에 도착할 때까지 심폐소생술을 반복해서 시행한다. 다른 구조자가 있는 경우에는 한 구조자는 가슴 압박을 시행하고 다른 구조자는 인공 호흡을 맡아서 시행하며, 심폐소생술 5주기

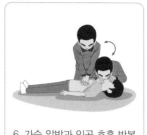

6. 가슴 압박과 인공 호흡 반복

(30 : 2 가슴 압박과 인공 호흡 5회 반복)를 시행한 뒤에 서로 역할을 교대한다.

7. 회복 자세 : 가슴 압박 소생술을 시행하던 중에 환자가 소리를 내거나 움직이면, 호흡도 회복되었는지 확인한다. 호흡이 회복되었다면, 환자를 옆으로 돌려 눕혀 기도(숨길)가 막히는 것을 예방한다. 그 후 환자의 반응과 호흡을 관찰해야 한다. 환자의 반응과 정상적인 호흡이 없어진다면 심정지가 재발한 것이므로 신속히 가슴 압박과 인공 호흡을 다시 시작한다.

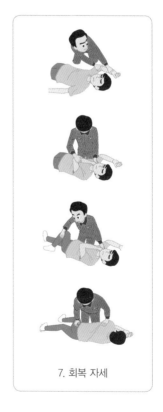

7. 회복 자세

심근경색증에 따르는 합병증과 예후

심근경색증을 앓고 난 후 환자의 예후와 관련된 합병증으로는 전기적인 불안정으로 야기되는 부정맥과 심장근육이 죽음으로써 심장근육의 심한 수축장애를 일으키는 심부전증을 들 수 있다.

심근경색증이란 결국 심장근육이 죽는 것이기 때문에 죽은 심장근육 크기에 비례해서 심장의 뛰는 힘(수축력)은 약해진다고 볼 수 있다. 심근경색증 환자의 생존율을 결정하는 가장 중요한 인자가 바로 심장의 수축력이다. 급성 심근경색증 환자들은 초기에 심장근육의 허혈과 손상 때문에 여러 종류의 부정맥이 나타나기 쉬운데, 이러한 부정맥은 특별한 치료 없이 자연히 소실되는 것에서부터 응급 처치를 하지 않으면 급사에 이르는 치명적인 것까지 다양하다.

심근경색증이 발발하면 35~40% 환자들은 심실세동ventricular fibrillation이라고 하는 무서운 부정맥에 의해서 돌연사할 수 있다. 심실세동이라고 하는 부정맥은 일종의 심장마비 상태로 심장의 심실근육에서 굉장히 빠른 심실수축이 이루어지기 때문에 기능적으로는 심장이 정지되어 있는 상태와 똑같다. 따라서 이 경우에는 30초에서 1분 이내의 빠른 시간에 전기적인 쇼크 치료를 통해 정상 맥박으로 돌려 주어야 한다. 그 외의 부정맥으로는 심장의 전도장애를 일으키는 환자들도 있는데 특히 하벽 심근경색증 환자에서 빈발하며, 서맥이 아주 심할 때는 인공 심장박동기의 도움이 필요한 경우도 있다. 즉 이러한 응급 처치는 모두 병원이나

심실빈맥이거나 심실세동이 있는 경우에 전기충격제세동이 필요하다

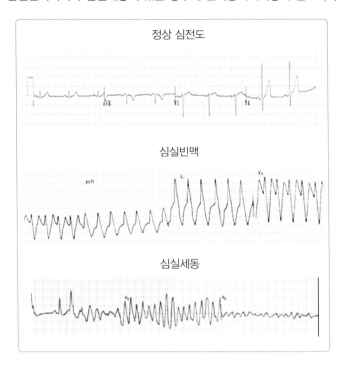

정상 심전도

심실빈맥

심실세동

전문적인 의료 요원에 의해서만 가능하므로 통증이 시작되었을 때 빨리 병원을 찾는 것이 가장 중요하다.

심부전증은 심장에서 피를 효과적으로 배출하지 못하기 때문에 이차적으로 폐를 순환해서 심장으로 들어 오려던 피가 심장으로 들어 올 수 없어 폐에 울혈이 생기면서 폐부종이 생기게 되는 것이다. 급성 심근경색증 환자의 약 50% 이상에서는 정도의 차이는 있지만 심부전증이 합병된다고 볼 수 있다.

심장의 중요한 역할은 심근의 수축 작용에 의해서 심장 내에 모인 피를 전신의 혈관으로 뿜어내는 펌프 기능이라고 볼 수 있는데, 심근경색증에 의해서 심장근육이 죽으면 이러한 수축 작용을 할 수 있는 절대적인 심장근육이 모자라기 때문에 심부전증에 빠지게 된다.

더욱이 심근경색의 범위가 광범위하게 되면 수축기 혈압이 80mmHg 이하로 저하되고 말초 혈액순환이 제대로 이루어지지 않는 쇼크 상태에 이르게 된다. 이런 경우에는 아무리 좋은 시설과 약물로 집중 치료를 하더라도 80~90%의 높은 사망률을 보인다. 하지만 최근 관상동맥 스텐트 삽입술이 보급되면서 적절한 시기에 효과적으로 재관류가 이루어질 수 있으면 50~70% 이상의 심인성 쇼크 환자가 도움을 받을 수 있는 것으로 되어 있다. 결국 심근경색증 환자의 장단기 생존율과 예후의 가장 중요한 조건은 살아 남아 있는 심장근육이 얼마만큼이냐에 따라 결정된다. 따라서 심근경색증의 가장 중요한 치료는 빠른 시간 내에 막힌 관상동맥을 다시 열어서 죽어가는 심장근육을 살려내느냐에 달려 있다고 볼 수 있다.

드물기는 하지만 심근괴사가 진행되면서 심장의 내벽 혹은 외벽이 파열될 수 있으며 이때는 거의 급사에 이른다. 또한 심장근육이 죽으면서 판막을 지지해 주는 근육들이 약화되어 판막에 문제가 발생하면서 급성 심부전에 빠지는 경우가 있는데, 이때는 가끔 응급 수술을 요하지만 역시 사망률이 높다.

4. 심근경색증의 중요한 합병증, 심부전 치료

심장근육이 죽어 심장의 수축력이 약화되면 몸 전체에 혈액을 충분히 공급하지 못하는 심부전이 생길 수 있다. 심부전을 진단받으면 꾸준한 약물치료가 필요하다.

심부전은 모든 심장질환에서 올 수 있는데, 심장이 몸 전체에 공급해야 하는 혈액을 충분히 공급하지 못하는 상태를 의미한다. 심장의 펌프 작용이 약해지면 폐에서 심장으로 들어오는 혈액이 충분히 심장 밖으로 방출되지 못하고 결국 폐혈관에 혈액이 정체된다. 이렇게 정체된 혈액 중 수액이 폐조직으로 빠져나가게 되고 이것이 폐에 고이면 숨쉬기가 어려워진다.

심부전이 있을 때는 먼저 활동할 때와 비교해서 가만히 있을 때에도 호흡곤란이 생기는 특징이 있다. 활동할 때는 호흡곤란이 생기고 쉬는 시간에는 괜찮다면 협심증이나 다른 폐질환, 빈혈과 같은 질환일 가능성이 더 높다.

또 누웠을 때 숨이 찬 증상이 생겼다고 모두 심부전에 의한 증상으로 단정할 수 없다. 누우면 앉을 때에 비해 중력이 미치는 폐의 부위가 달라지고 폐가 찌부러지는 부피가 더 커져서 숨이 차지만, 심부전 외에도 복수가 심할 경우에는 폐쇄성폐질환에서도 발생할 수 있다. 옆으로 누웠을 때 숨이 찬 경우도 있다. 특히 심부전 환자는 오른쪽으로 누워 자는 경우가 많은데, 이는 오른쪽에 흉수가 차서 물이 많이 고인 쪽을 아래로 해서 자는 게 편하기 때문이다. 심부전이 있으면 무호흡과 빠른 심호흡이 교대로 있는 불규칙한 호흡, 즉 체인스톡 호흡이 발생하기도 한다.

심부전 환자에서 비교적 흔히 발생하는 호흡으로 발작성 야간 호흡곤란이 있다. 이는 천식 발작처럼 밤에 자다가 갑자기 숨이 차오르면서 깨어나는 경우를 말한다. 이 경우 숨이 먼저 차다가 나중에 기침을 하기도 한다. 밤에 오랫동안 누워 있으면 낮에 중력을 받아 부어 있었던 다리의 수액이 혈액으로 흡수되어 혈액량이 많아지게 된다. 이 경우 폐혈관에 정체되는 혈액량도 증가하며 잠을 자는 동안 무뎌진 감각으로 폐부종이 심할 때까지 호흡곤란을 못 느끼다 갑작스럽게 느끼면서 발생한다. 하지만 만성기관지염에서도 자는 동안에 가래가 쌓이면서 발작성 야간 호흡곤란을 느낄 수 있고, 천식 환자도 새벽 일정 시간에 발작이 심해지는 경우도 있으므로 감별이 필요하다. 각각의 경우 가래를 뱉거나 기관지 확장제를 써서 증상이 호전되면 심부전이 아닌 위의 원인질환에 대해서도 생각해 볼 수 있다.

심부전 치료 약제들 가운데 꼭 필요한 ACE 억제제 안지오텐신 수용체 - 네프릴리신 억제제[ARNI]와 베타 차단제는 간혹 어지럼증을 유발할 수 있다. 이런 경우 약을 임의로 중단하기보다는 담당의와 상의하는 것이 좋다. 위의 경우 약의 용량을 줄여 볼 수도 있고, 약을 한꺼번에 먹기보다 따로따로 시간을 두고 나누어서 먹을 수도 있다.

아침에 일어날 때 어지럼증을 느낀다면 자리에서 일어나기 전에 발목을 10번 정도 앞뒤로 움직이면 도움이 된다. 침대에서도 갑자기 일어나기보다 다리를 침대 끝에 내려뜨린 뒤 일어나고, 일어나기 전에도 잠시 동안 침대에 걸터 앉았다가 일어나는 습관을 들이면 도움이 될 수 있다.

약을 복용하면서 기침을 너무 심하게 해서 불편하다. 복용하는 약 가운데 ACE 억제제의 부작용으로 기침이 생길 수 있다. 기침이 ACE 억제제 복용과 관련되어 있으면 담당 의사가 약을 줄이거나 다른 약으로 변경할 수 있다. 하지만 기침이 꼭 약의 부작용 때문에 생기는 것은 아니며, 심부전 증상이 나빠져도 기침이 날 수 있으므로 담당의와 상의해야 한다.

심부전 약을 먹으면서 한약을 복용하는 것은 괜찮을까? 한약제들의 치료 효과에 대한 의학적 근거는 부족한 편이다. 더구나 심부전 치료제와 상호 작용하여 치료제의 작용을 억제하는 성분도 있기 때문에 오히려 해로울 수 있다. 특히 마황, 에페드린 대사물, 한약, 산사나무약제 등은 심부전 치료제와 상호 작용을 한다. 또한 마늘, 생강, 은행, 코엔자임 큐텐은 항혈전제와 상호 작용을 하므로 심부전 환자는 주의해야 한다. 대체 의약품이나 한약 등을 복용하려면 의료진에게 확인을 받는 것이 좋다. 심부전 치료약을 중단하고 대체 의약품을 복용해서는 절대로 안 된다.

이뇨제를 복용하고는 집을 떠나기가 무서울 것이다. 먼저 이뇨제를 복용하고 언제 가장 소변을 많이 보는지 며칠간 관찰한 후, 이뇨제가 작용하지 않는 시간을 골라 외출을 계획한다. 또 다른 방법은 이뇨제 복용시간을 조정하는 것이다. 외출하기 수 시간 전에 이뇨제를 복용하거나, 외출하고 집에 돌아와서 복용하는 것도 한 가지 방법이다. 중요한 것은 외출을 하더라도 이뇨제 복용을 거르면 안 된다는 것이다. 대부분의 이뇨제는 복용 2~3시간 후에 자주 화장실을 가게 된다. 따라서 아침에 이뇨제를 복용하는 것이 좋고, 하루 2회 복용한다면 두 번째 복용을 오후 4시경에 하면 자다가 화장실 가는 수고를 덜 수 있다.

이뇨제를 꾸준히 잘 복용해 오고 있지만 숨이 더 차고, 더 붓는 때가 있다. 숨쉬기가 더 힘들고 발, 다리, 손이 붓는다면 바로 담당 의료진을 만나봐야 한다. 무엇보다 중요한 것은 매일 체중을 재는 것이다. 며칠 혹은 몇 주에 걸쳐 체중이 늘면 체액이 몸에 쌓이는 것으로 볼 수 있다. 체액이 쌓이면 숨이 더 차고 몸이 부어 결국 심부전을 악화시키므로 재입원할 가능성이 커진다. 따라서 체중 증가를 확인하면서 의료진과 상의해서 이뇨제 용량을 조정하는 게 좋다. 의료진은 언제 이뇨제를 추가로 복용할지, 용량은 어느 정도로 할지, 다른 치료가 필요한지 등에 대해 결정할 것이다. 환자 마음대로 이뇨제를 추가 복용하는 것은 오히려 너무 많은 수분과 염분이 몸에서 제거되어 탈수 현상이 생길 수 있으므로 권장하지 않는다.

어떤 약들은 심부전을 악화시켜서 피해야 하는 약들이 있다. 첫 번째 비스테로이드성 소염진통제이다. 엔세이드NSAID라고도 불리는데, 진통제의 일종으로 감기에 걸렸을 때 일반 의약품으로 약국에서 살 수 있는 약들 가운데 포함되어 있다. 아스피린, 이부프로펜, 나프록센과 같은 약들이 이에 해당한다. 일반적으로 통증을 가라앉히기 위해서는 이런 비스테로이드성 소염진통제보다는 아세트아미노펜을 복용하는 게 낫다.

두 번째 칼슘 길항제가 있다. 부정맥, 고혈압, 협심증과 같은 병에 쓰이는 약이지만 심부전을 악화시킬 수 있다. 의료진은 이런 약을 심부전 환자에게 처방하지 않지만 위에서 열거한 병이 동반되었을 경우 조심스럽게 쓰면서 부작용 유무를 볼 수도 있다. 칼슘 길항제는 암로디핀, 딜티아젬, 니페디핀, 베라파밀과 같은 약이며 전문 의약품으로 처방을 받아야 되는 약들이다.

마지막으로 항부정맥제가 있다. 부정맥 치료제이지만 심부전 환자에서 오히려 치명적인 부정맥을 유발할 수 있다. 전문 의약품으로 의료진과 상의해서 꼭 필요한 경우에만 사용한다.

숨이 차지도, 붓지도 않고 편안한 상태로 건강하다고 느껴지는 동안에도 약은 항상 복용해야 한다. 치료제 가운데에는 심부전 악화에 기여하는 스트레스 호르몬의 생산이나 작용을 막는 역할을 하는 게 있으므로 호흡곤란과 같은 증상이 없이 편하고 몸도 붓지 않는다 하더라도 신체는 약을 꼭 필요로 하는 상태에 있기 때문에 투약을 지속해야 한다. 다른 질환은 병이 좋아지면 약을 줄이는 데 반해서 심부전은 이와 달리 안정되면 약을 더 증량한다. 치료약마다 충분한 용량을 투여하여야 심부전 진행을 억제하므로 혈압저하 등 다른 약의 부작용이 없으면 적절한 용량까지 약을 증량한다.

매일 일정 시간에 모든 약을 먹는 걸 기억하는 것이 어려울 수 있으므로 다음의 방법들이 도움이 될 수 있다. 복용 중인 약의 이름, 용량, 횟수와 복용에 대한 지시사항을 기록한 목록을 만들고 매일 쉽게 볼 수 있는 냉장고 등에 붙여놓고 확인한다. 집에 있을 때는 약 복용시간을 기억하기 위해서 요리용 타이머를 이용하거나 혹은 타이머 기능이 있는 손목시계를 사용할 수도 있다. 또 관계가 편한 가족들이나 가까운 친구들에게 약 복용할 시간을 알려주도록 부탁할 수도 있다. 집을 장기간 떠나는 경우에도 약 먹는 걸 잊어서는 안 된다.

그 외 확장성 심근증에 의한 심부전증도 있다

60세인 남자 환자가 호흡곤란으로 병원을 방문하였다. 밤에 발작적으로 호흡곤란이 나타났는데, 양쪽 다리가 부어 오르며 누우면 호흡곤란이 더 심해졌고 기침을 하는 등의 증상은 점점 더 심해졌다. 흉부 촬영을 해보니 심장이 커져 있었으며, 양쪽 폐의 늑막에 물이 차 있었다. 3차 병원으로 옮겨 정밀 검사를 하였더니 심부전으로 진단되었다. 치료 후 증상은 많이 좋아졌으나, 원인을 찾는 정밀 심장 검사가 필요했다.

심장은 몸의 각 장기 세포에 산소와 영양분을 공급하는 펌프와 같은 역할을 한다. 이러한 펌프 기능이 감소한 상태를 심부전이라고 한다. 울혈성 심부전증이란 심장의 기능이 감소하여 폐나 다른 신체 장기에 수분이 저류된 상태를 말한다. 대부분의 울혈성 심부전증은 천천히 진행되는데, 증상이 없는 기간이 여러 해에 걸쳐 있고, 시간이 지날수록 증상이 심해지며, 심장이 더 커지게 된다. 해마다 심부전 환자가 증가하는 추세에 있다.

심부전 증상

주로 왼쪽 심장 기능이 감소하면 폐 쪽으로 피와 수분의 정체가 일어나고, 호흡곤란이 발생하며, 피곤함을 느끼게 된다. 어떤 경우에는 기침을 하거나 분홍빛 가래가 나오고 각혈을 하는 경우도 있다. 반대로 오른쪽 심장이 제 기능을 하지 못하면 수분이 정맥으로 몰리면서 발이나 다리 또는 발목이 붓는 증상 즉, 부종이 나타난다. 부종은 심부전이 심해지면 폐나 간, 위장에도 발생할 수 있다.

심부전이 진행되면 심장이 더 약해지고 여러 증상이 나타난다. 숨쉬기가 곤란하고 숨이 차서 똑바로 누울 수가 없으며, 몸이 피곤하고 약해져서 운동이나 일상활동을 하기가 어렵게 된다. 또 몸무게가 증가하면서 가슴 통증이 발생하고 식욕이 없으며, 소화가 잘되지 않는다. 목의 혈관이 부어 오르며 피부가 차갑고, 땀이 많이 나면서 맥박이 빠르고 불규칙하며 초조하고 기억력이 현저히 떨어진다. 이런 증상이 나타나면 심부전을 의심한다.

심부전 위험인자

사람들이 더 오래 살게 되고, 심장마비가 발생하여도 응급 조치 후 생명을 유지하는 경우가 많아지면서 심부전을 앓는 사람들도 많아졌다. 특히 관상동맥질환 환자가 많아지면서 심부전 환자 역시 늘어나는 추세이다. 이전에 심장마비가 발생한 경우에는 협심증, 고혈압, 부정맥, 심장판막질환, 심장근육 병증, 선천성 심장질환, 그리고 술과 약물남용 등이 심부전의 위험인자가 될 수 있다.

심부전 치료 방법

심장이 하는 일을 덜어주는 것이 주된 치료 방향이며, 생활 습관 개선, 약물치료, 시술, 수술 등이 있다. 생활 습관 개선 방법으로는 심부전의 위험요인인 고혈압, 고지혈증, 당뇨병의 관리와 치료가 필요하고, 담배는 금연을 해야 한다. 식사는 칼로리를 줄이고, 포화 지방산과 소금 등을 피해야 한다. 술을 너무 과하게 마셔도 안 되고, 물을 많이 먹어도 안 되며, 몸무게가 늘지 않도록 주의해야 한다. 체중 조절에는 유산소 운동이 도움이 된다. 심부전의 원인이 관상동맥질환 등 교정이 가능한 것이라면 시술을 하거나 수술로 치료한다. 약물치료, 시술, 수술 등에 반응이 없는 심한 심부전의 경우에는 심장이식이 마지막 치료라고 볼 수 있다.

새로운 치료 개념 ⑥
심실재동기화 치료Cardiac Resynchronization Therapy, CRT란 무엇인가?

심장은 수축과 이완을 반복하는 과정에서 전신으로 혈액을 방출한다. 이 과정에서 심장은 전체가 조화롭게 수축, 이완을 반복해야 하는데 심장의 일부가 천천히 혹은 빨리 뜀으로 인해 충분히 혈액을 받지 못하고 이를 충분히 방출하지 못하는 경우가 발생하기도 한다. 이를 비동기성이 있다고 하는데 심부전에서는 수축과 이완 기능 자체가 떨어져 있어서 이런 비동기성이 동반되면 혈액의 충분한 방출이 더 제한된다. 심실재동기화 치료는 심장 내에 전극을 삽입하여 늦게 뛰는 심장 부위에 전기 충격을 주어서 심장을 조화롭게 뛰도록 하는 치료 방법으로 심부전 치료에 이미 효과가 확립된 방법이다.

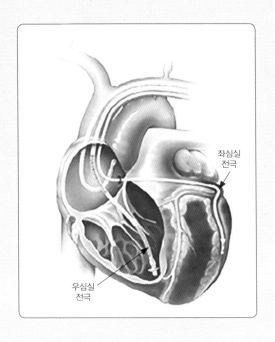

좌심실
전극

우심실
전극

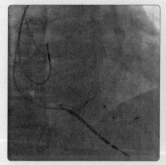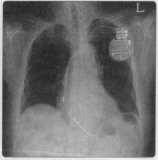

상대정맥을 통해 3개의 전극을 삽입한다. 우심방, 우심실과 좌심실에 전극을 삽입한 뒤 심방의 전기적 흥분을 감지하여 일정한 시간 간격을 두고 우심실과 좌심실을 동시에 조율할 수 있도록 하는 것이다. 비용은 시술비와 기계 값을 포함하여 약 250~300만 원 정도가 든다. 기계 값이 워낙 비싸서 보험 기준을 만족할 경우에 삽입하는 게 좋다. 심장초음파 검사를 통해 심장 수축 기능을 평가하고, 심전도 검사를 통해 심장이 불균형적으로 뛰는지를 확인하며 증상이 심한 정도 등을 보고 보험 기준을 충족하는지 판별하게 된다.

5. 심장이식, 마지막 희망이자 새로운 삶의 시작

전 세계적으로 심장이식 수술 환자의 10년 생존율은 50% 정도이다. 하지만 국내 심장이식의 60% 이상을 담당하는 서울아산병원에서 심장이식 환자의 10년 생존율은 75%에 달한다. 이는 세계적인 수준이다.

심장이식은 말기 심장질환의 궁극적인 치료 방법이다. 말기 심부전에서 이식 수술을 받지 않을 경우 국내에서는 2년 생존율이 약 75%이고, 서양의 경우 약 30~50%까지도 떨어진다는 보고가 있어서 약물치료나 다른 치료에 반응이 없는 말기 심부전에서는 적극적으로 이식 수술을 고려해야 한다.

심장이식 후에는 스테로이드 제제를 장기간 복용해야 하는데, 장기간 복용할 경우 부작용이 나타날 수 있다.

대표적인 부작용으로는 고혈압, 기분 저하, 백내장, 위궤양, 상처 치료 지연, 하지 위약 등이 있다. 미용적인 부작용도 있을 수 있는데, 다모증, 여드름, 멍, 만월형 얼굴moon face, 뒷목 부위 지방 침착buffalo hump, 체중 증가, 복부 비만 등이 생길 수 있다. 중요한 대사 부작용으로는 고지혈증, 염분 및 수분 저류, 당뇨병, 골다공증, 소아에서의 성장 지연 등이 있다. 스테로이드를 장기간 사용할 경우 스트레스에 대처하는 호르몬을 분비하는 부신의 기능을 억제하게 된다. 스테로이드를 갑자기 줄이거나 감염, 수술과 같은 스트레스 상황에서는 부신 호르몬 분비가 저하되어 금단 증상이 발생한다. 즉, 무기력, 구토나 설사, 복통, 저혈당, 저혈압 증세가 나타날 수 있고 심하면 생명이 위협 받을 수도 있다. 최근에는 심장 이식을 하는 경우 가급적 스테로이드를 줄여서 끊는 걸 목표로 하고는 있지만 거부 반응 등의 이유로 지속해서 쓰는 경우도 있다.

심장이식 후에는 다양한 면역 억제제를 복용하게 된다.

복용하는 약에 영향을 줄 수 있거나 약 부작용을 조장하는 음식은 가급적 피하는 게 좋다. 먼저 싸이클로스포린cyclosporine 계통의 약을 복용하는 경우에는 자몽이나 자몽이 들어간 주스 등은 피해야 한다. 체내의 약 용량을 높여 다른 부작용을 유발할 수 있기 때문이다. 또 이러한 계통의 약은 칼륨을 높일 수 있어서 만일 약 부작용으로 칼륨 억제제를 복용하고 있다면 바나나, 멜론, 오렌지 등의 과일과 토마토, 감자, 녹색 잎으로 된 채소는 피하는 게 좋다. 타크롤리무스tacrolimus나 에버롤리무스everolimus 같은 약은 콜레스테롤을 높일 수 있으니 복용 시 기름진 음식은 피하는 게 좋다. 스테로이드를 복용하는 경우에는 당뇨의 위험성이 있어서 싱겁게 먹고, 당분이 많은 과자나 단 음식을 줄이는 게 좋지만 그런 부작용이 없는 경우 이식 수술 전 심부전 상태일 때처럼 염분을 엄격히 제한할 필요는 없다. 면역 억제제를 복용하고 있으므로 가급적 날 음식은 피하고 먹더라도 늦가을, 겨울에 섭취하는 것이 비브리오 패혈증과 같은 합병증을 피하는 데 도움이 된다.

심장이식 후 거부 반응이 발생할 수 있다.

이전에는 대개 이식 후 3개월 이내에 거부 반응이 많이 생겼지만 최근 면역 억제제의 발전으로 급성 거부 반응은 빈도가 줄어들었다. 하지만 거부 반응은 수년이 지나서라도 생길 수 있다. 거부 반응은 비특이적인데 피곤함, 무기력감, 호흡곤란, 입맛 없음과 같은 증상들이다. 열이 나거나 온몸이 붓는 경우도 있고 혈압 상승, 부정맥으로 인해 가슴이 두근거릴 수도 있다. 지금까지 거부 반응을 미리 예측하기 위한 많은 연구가 있었지만 한계가 있었다. 현재까지는 심장초음파 검사에서 심장수축 기능이 감소된 것을 확인하는 심장내막 조직 검사가 거부 반응을 확인하는 가장 좋은 검사법이다.

거대세포 바이러스는 국내 성인의 95% 이상이 전염되어 있고 어릴 때 부모 또는 친구와의 신체 접촉을 통해 감염된다.

다만 일반인에서는 거의 문제가 되지 않는데, 심장이식을 받은 환자는 면역 기능이 떨어져 있어서 질병을 유발할 수 있다. 흔히 침범하는 장기는 위장관, 망막이며 설사, 복통, 소화장애가 주요 증상이다. 특히 망막염은 눈앞에 물체가 떠다니는 것 같은 증세를 호소하는데 이 경우 검사 시기를 놓치면 염증이 중심 시야로 진행하여 실명에 이를 수도 있으므로 세심한 주의가 필요하다. 망막염은 안저 검사로 진단하고 그 외에는 조직 생검을 통해 바이러스 균을 증명한다. 치료는 적어도 3~4주간 항바이러스제를 투여하고 조직에서 완전히 바이러스가 사멸된 걸 확인하면 치료가 중단되지만 이식 직후에는 예방적인 치료가 필요할 수도 있다.

이식 수술 후 심혈관조영술을 하는 이유는 대체로 이식 심장의 기증자 연령이 낮은 편이어서 관상동맥질환이 동반될 가능성은 적지만, 만성 거부 반응이 관상동맥질환의 형태로 나타나기 때문이다.

서양에서는 이식 후 5년에 약 40%에서, 서울아산병원에서는 18%로 국내에서의 발생률이 더 적다. 하지만 현재까지 예방법이 제한되어 있고 관상동맥 중재술이나 관상동맥 우회로 수술의 효과에 한계가 있으므로 임상적 중요성이 크다. 질병이 진행하면 숨이 차거나 어지러운 증상이 나타나지만, 정기적인 심혈관조영술을 통해 일찍 진단하면 면역 억제제를 변경하거나 재이식에 대한 준비를 미리 할 수 있기 때문에 검사가 도움이 될 수 있다.

심장 이식 후에도 규칙적인 운동이 환자에게 굉장히 중요하다.

심장 이식을 받은 환자들은 오랫동안 심부전을 앓아오면서 운동을 충분히 하지 못해 근위축이 온 경우가 많다. 또한 면역 억제제의 부작용으로 근육, 뼈 소실, 지방 축적이 생길 수 있고 조기에 심혈관질환이 발생할 수도 있다. 심장 이식을 받은 환자는 일반인에 비해 운동 능력이 40~50%가 떨어져 있고 운동 시 맥박, 혈압, 심박출량의 상승도 둔화되어 있다. 일주일에 3~4회 정기적인 운동을 하면 이러한 운동 능력의 감소를 20~50% 정도 향상시킬 수 있다. 또한 스테로이드 사용과 관련된 근육, 뼈 소실을 예방하고 회복시킬 수 있다. 규칙적인 운동은 신체 기능을 향상시킬 뿐 아니라 정신적으로도 건강해졌다는 느낌을 증가시켜 이식 환자의 전반적인 삶의 질 향상에 도움이 된다

새로운 치료 개념 ⑦
돌연사를 막아주는 이식형 제세동기

치명적인 심실빈맥이나 심실조동 및 심실세동이 원인인 경우에는 적절한 전기 충격이 시행되어야 효과적인 심폐소생이 가능하다. 이러한 전기 충격은 비정상적인 부정맥을 정상 맥박으로 전환하여 심장이 뛸 수 있도록 회복시키는 기능을 한다. 이식형 제세동기ICD, Implantable Cardioverter Defibrillator는 이런 상황에서 적절한 전기 충격을 빠른 시간 내에 전달하기 위한 장치이다.

요즈음은 기차역이나 공항 등 대형기관, 공공장소에 자동제세동기AED, Automated Electrical Defibrillator가 구비되어 있다. 언론 매체를 통해 갑자기 의식을 잃고 쓰러진 사람들에게 심폐소생술을 시행하는 것을 보게 되는데, 치명적인 심실빈맥이나 심실세동이 원인인 경우에는 적절한 전기 충격이 시행되어야 효과적인 심폐소생이 가능하다. 이러한 전기 충격은 비정상적인 부정맥을 정상 맥박으로 돌아오게 하여 심장이 정상 속도로 뛸 수 있도록 회복시키는 기능을 한다. 특히 심실빈맥이나 심실조동, 심실세동이 발생할 가능성이 높은 고위험군의 경우에는 적절한 전기 충격이 수 초에서 수 분 내에 가해지지 않는다면 사망하거나 소생하여도 영구적인 뇌나 심장 손상을 초래할 수 있을 정도로 치명적이다.

이식형 제세동기ICD, Implantable Cardioverter-Defibrillator는 이런 상황에서 적절한 전기 충격을 빠른 시간 내에 전달하기 위한 장치이다. 제세동기는 빠르고 비정상적인 심실빈맥과 심실조동, 심실세동 같은 부정맥을 치료할 뿐 아니라, 심장박동기처럼 박동수가 느린 부정맥에 최소한의 맥박을 유지하는 기능도 가지고 있다.

제세동기를 삽입하는 심실빈맥이나 심실조동 및 심실세동의 원인 질환은 허혈성 심질환이 가장 많고, 그 외에도 비후성 심근병증, 브루가다 증후군, 선천성 QT 연장 증후군, 우심실 이형증 등이 있으나, 정확한 원인이 밝혀지지 않은 특발성 심실세동도 있다. 이들 중 대부분은 평소 아무런 증상이나 이상 없이 살아왔던 경우가 많은데, 이런 부정맥 발생의 과거력이 있는 경우 1년 이내 다시 재발할 가능성이 높으며, 상기의 부정맥이 발생할 경우에는 치명적인 결과를 초래하므로 현재로서는 제세동기를 삽입하는 것이 가장 확실한 치료법이다.

제세동기의 삽입 방법은 심장박동기 시술과 동일하나, 몸체가 더 크고 전극선 또한 조금 더 굵은 차이점이 있다. 합병증 및 관리 방법도 심장박동기와 차이는 없지만, 배터리의 수명은 4~5년 정도로 심장박동기보다 짧으며, 전기 충격이 많이 들어갈수록 수명은 더 단축된다. 역시 교체 시에는 몸체만 교환하며 전극선에 문제가 없는 경우에는 전극선은 그대로 사용이 가능하다. 하지만 전극선의 기능이 좋지 않은 경우에는 추가 전극선의 삽입이 필요하다. 제세동기의 기능 확인은 보통 3개월 간격으로 이루어지며, 일상생활 중 전기 충격이 24시간 내에 2회 이상 발생하는 경우 담당 주치의나 병원에 연락이 이루어져야 한다. 이런 심장박동기나 이식형 제세동기는 현재 적응증을 충족시켜야 보험 적용이 가능하므로 이상이 있으면 적극적인 검사와 치료가 필요하다.

그 외 부정맥

부정맥이란 불규칙한 맥박 뿐만 아니라 빠른 빈맥과 느린 서맥을 총칭한 용어이다.

심장이 피를 뿜어 내는 심장의 박동을 사람의 맥박으로 느낄 수가 있는데, 정상 맥박 수는 안정 시 50~80회 내외이고 운동 시에는 최고 180여 회까지도 증가되어 우리 몸의 생리적인 변화에 적응하도록 설계되어 있다. 이는 심장에 근육 수축을 관장하는 자가 발전소(동방결절)가 있기 때문이다. 부정맥이란 맥박이 불규칙하게 뛰는 것으로만 해석할 수 있으나, 빠른 빈맥과 느린 서맥까지 총칭한 용어이다. 임상적으로 부정맥은 안정 시 정상보다 빠른 맥박을 나타내는 빈맥과 비정상적으로 느린 맥박을 나타내는 서맥으로 나누고 이에 따라 진단과 치료가 달라지게 된다.

발작성 상심실성 빈맥

빈맥은 발생하는 위치에 따라 심장의 위쪽, 심방을 중심으로 생기는 상심실성 빈맥과 심실을 중심으로 나타나는 심실성 빈맥이 있다. 빈맥은 부정맥이 대부분 갑자기 나타나는 경우가 많기 때문에 발작성이라고 한다. 빈맥이 있을 때는 맥박이 적어도 분당 130회 이상 뛰기 때문에, 환자가 느끼는 증상은 대부분 '가슴의 두근거림'이며(심계항진), 발작성 빈맥인 경우에는 두근거림 외에 호흡곤란, 흉통, 어지러움증 등을 느낄 수 있다. 특히 심실성 빈맥은 실신이나 심한 경우에는 심장마비까지도 나타날 수 있다. 발작성 상심실성 빈맥은 90% 이상이 심장의 전기 전달 시스템이 선천적으로 이중 구조를 갖는 경우로 선천성 심장병 중의 하나이다. 이는 인구 1,000명당 1~3명 정도에서 나타날 수 있다.

그 외의 발작성 상심실성 빈맥은 심장의 심방에서 기인하는 빈맥이 대부분으로 이는 대개 후천적으로 심방 내 병변이 생겨서 나타난다. 발작성 빈맥은 전기생리학적 검사를 통하여 심장 내 전기 시스템을 체크하고 전도계의 우회로나 이중 구조를 확인하면 심실빈맥을 감별할 수 있고, 최근에는 고주파 에너지를 이용한 비정상적인 전기줄 절단술로 90% 이상 완치가 가능하므로 심장 전문의의 진찰을 받는 것이 중요하다.

심실성 빈맥

심실에서 발생하는 심실성 빈맥은 심장에 기질적인 병이 있는 경우에 나타나는 것으로, 대부분 관상동맥질환인 협심증, 심근경색증이 원인이 될 수 있으며, 방치하면 대부분 치명적인 결과를 초래하기 때문에 적극적인 치료가 필요하다.

일부에서는 확장성 심근병증과 같은 심근질환이 그 주된 원인이 된다. 이러한 경우에 나타나는 심실성 빈맥은 방치하면 대부분 치명적인 결과를 초래하기 때문에 적극적인 치료가 필요하다. 심실성 빈맥의 일부는 기질적인 병변이 없는 정상 심장에서 나타나는데, 이를 원발성 심실빈맥이라고 하며 비교적 양호한 경과를 취하지만 적극적인 치료를 필요로 한다.

최근 들어서 이러한 심실빈맥에 의한 급사를 막을 수 있는 유일한 치료로 심실빈맥이 생겼을 때 전기적인 충격을 주어 빈맥을 멈출 수 있게 하는 심장박동기(자동심실제동기)를 삽입하는 치료가 있다.

기외 수축

환자 중에는 가끔 맥박이 건너 뛰면서 '쿵'하고 불규칙하게 느껴지는 상태를 호소하는 경우가 의외로 많다. 이는 심장의 심방이나 심실에서 정상적으로 만들어지는 전기적인 발전 외에 특별한 원인 없이 단발적인 전기 충동이 만들어지는 경우로 조기 박동이라고도 한다. 대개 조기 박동이 생겼을 때는 맥박이 걸러지는 것 같이 느껴지고, 그 다음 정상 맥박은 심장의 보상 작용에 의해서 강하게 뛰기 때문에 많은 사람들이 '쿵'하고 맥박을 강하게 느끼게 된다. 그래서 조기 박동임에도 불구하고 환자는 맥박이 걸러지는 느낌을 갖게 되는 것이다. 이러한 기외 수축은 대부분의 경우 병적인 상태를 반영하지 않는다. 따라서 기외 수축은 몇 가지 전문적인 검사를 시행하여 심장 내 기질적인 병변이 없다는 것을 확인하고, 환자가 두근거림의 증상을 불편하게 느끼지만 않는다면 별다른 처치도 필요로 하지 않는다.

서맥과 인공 심장박동기

심장박동이 안정 시 분당 50회가 되지 않는 경우를 서맥이라고 하며, 서맥이 심한 경우에는 호흡곤란이나 어지러움증, 실신 등이 동반될 수 있다. 특히 실신이 일어날 정도의 서맥은 이차적으로 심장마비를 유발할 수 있기 때문에 적극적인 인공 심장박동기 시술 치료를 해야 한다. 심장에는 독립적인 전기 발전소가 있는데, 이러한 발전소가 어떤 원인이든 제 기능을 제대로 하지 못하여 기능이 떨어지면, 결국 전기 충동에 의한 심장의 박동이 줄어 들게 되면서 안정 시에도 분당 50회가 되지 않는 서맥이 발생하는 것이다.

빈맥과 달리 서맥은 맥박을 원상 복귀시킬 수 있는 약물요법은 없으며, 증상이 심한 환자는 인공 심장박동기를 달아야 한다. 이는 기능적으로 심장의 자가 발전소 대신에 인공적인 발전소를 만들어 주는 것이다. 인공 심장박동기 내에는 전기를 발전할 수 있는 전지와 1~2개의 전선으로 구성되어 있으며 무게는 20~30mg 정도로, 대부분은 전신 마취 없이 국소 마취로 오른쪽이나 왼쪽 쇄골(빗장뼈) 아래 부위의 피부 속에 장치한다.

6. 돌연사를 막아주는 심장박동기

심장박동기는 실신, 어지러움, 피곤함, 숨가쁨, 두근거림 등의 증상을 보이거나 혹은 증상이 심하지 않아도 검사를 통해 심장박동수가 비정상적으로 느리거나 전기 전도가 제대로 이루어지지 않는 경우에 삽입하게 되며, 심장이 적절하게 뛸 수 있도록 도와준다. 심장박동기는 심장의 리듬을 감지하여 규칙적으로 심장이 제시간에 뛰도록 자체의 전기 자극을 보내는 장치이다. 이 장치는 심장의 리듬을 감지하고 박동을 만드는 컴퓨터 칩과 오래 지속되는 배터리로 구성된 몸체와 전기 자극을 전달하는 전극선의 두 부분으로 이루어진다. 심장박동기의 전기 자극은 매우 강도가 약하여 대부분의 경우 인식을 하지 못한다. 이런 심장박동기는 그 기능에 따라 몇 가지 종류가 있고, 선택은 환자가 가지고 있는 부정맥의 종류에 따라 결정되는데, 환자에게 가장 적합한 심장박동기의 선택은 사전 검사를 통하여 심장 전문의가 결정한다.

심장박동기는 주로 왼쪽 가슴 상부에 삽입을 하며(왼손을 주로 쓰는 경우는 오른쪽) 보통 수면제 유도 하에 시술한다. 시술 시간은 2시간 정도 걸리고, 4~5일 정도의 입원을 필요로 하며, 시술 후 10일에서 2주 사이에 실밥 제거, 한 달 이후에는 일상적인 운동, 목욕 등 정상생활이 가능하다. 일부에서 출혈, 혈종, 기흉, 혈흉, 심장손상이 발생할 수 있으며, 시술 부위에 심한 감염이 생기거나 전극선이 빠지거나 기능이 나빠지는 경우에는 재시술이 필요할 수 있지만, 대부분 별 문제없이 퇴원이 가능하다. 배터리는 보통 6~8년 정도 사용이 가능하나 이는 개인 차이가 있으며 수명이 다 된 경우에는 재수술이 필요한데, 이 경우 전극선은 기능이 양호한 경우 그대로 두고, 몸체만 바꾸면 된다. 시술 후 일상생활에 지장은 없지만, MRI 촬영 시에는 담당의와 상의가 필요하며, 공항 검색대 통과 등 강한 자기장이 있는 곳에서는 주의가 필요하다. 보통 6개월 간격으로 병원을 방문하여 심장박동기가 정상적으로 작동하고 있는지 확인한다.

🫀 심장박동기의 적응증이 되는 동정지 · 동결절 이상 및 완전 방실결절 차단

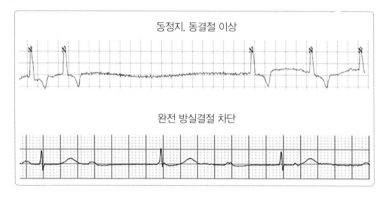

고령사회가 되면서 뇌졸중의 흔한 원인인 심방세동 부정맥도 늘고 있다

심방세동은 나이가 들면서 발생률이 점차 증가하므로 고령화 시대에는 더욱 흔한 부정맥이 되었다. 또한 심방세동은 색전성 혈전에 의한 뇌졸중과 연관되어 있기 때문에 발견되었을 때부터 적극적으로 치료해야 한다.

장○○ 씨(남자, 65세)는 평소 아침에 진한 에스프레소 한 잔의 여유를 즐기며 살았다. 그런데 며칠 전부터 가슴에 심한 두근거림을 느끼며, 현기증에 잦은 피로감으로 병원을 찾았다. 평소 지나친 카페인 섭취나 담배, 술 등으로 인해 가끔 가슴이 뛰는 정도는 느꼈으나 심한 두근거림과 현기증까지 느끼는 증상이 나타난 경우는 처음이었다. 병원에서 실행한 심전도에서 빠른 맥박이 불규칙한 심방세동으로 진단을 받았다.

심방세동은 최근 가장 주목을 받고 있는 부정맥으로, 정상적으로 규칙적인 맥을 만들어주지 못하고 심방 안에 불꽃놀이를 하듯이 매우 빠르고 불규칙적인 맥박이 만들어지며, 가슴이 두근거리고 왠지 모를 불안감이 느껴지며, 심한 경우에는 어지럽거나 쓰러질 듯한 증상이 나타나면서 뇌졸중의 위험이 높아지는 질환이다. 심방과 전도 시스템의 퇴행성 변화에 의해서 주로 발생하고 고령화 사회에서 유병률이 급격하게 증가하고 있으며, 주로 고령이거나 관상동맥질환, 류머티즘성 심장질환, 고혈압, 당뇨병, 갑상선중독증(갑상선 호르몬의 과다) 등으로 인해 유발된다. 평소에는 괜찮다가 한 번씩 가슴이 뛰었다가 특별한 조치를 취하지 않아도 자연스럽게 정상으로 돌아오는 경우를 발작성 심방세동이라고 하는데, 이 상태에서 아무런 조치를 취하지 않으면 하루 종일 부정맥이 유지되는 지속성 심방세동으로 바뀌게 된다.

심방세동은 심방 내에서 분당 400~600회의 비정상적인 박동이 유발되어 매우 빠르고 불규칙적인 전기가 심실로 전달되지만 전도 시스템 중간의 방실결절에서 전도가 차단되어 100~150회 정도의 빠른 심실수축을 야기할 수 있다. 따라서 심방세동이 생기면 맥박이 빠르고 불규칙적으로 뛰기 때문에 갑작스런 흉부 불쾌감과 호흡곤란을 느낄 수 있다.

심방세동은 그 자체가 심장급사를 일으키는 매우 위험한 부정맥이라 볼 수는 없지만, 장기적으로 뇌졸중의 위험성을 증가시켜 합병증을 유발시킨다는 것이 중요하다. 심방의 수축이 400~600회로 아주 빠르게 뛰기 때문에 효과적인 심방수축을 하지 못하는 상태로 심방 내 혈액순환이 거의 정체됨으로써, 혈류의 정체가 생기면서 혈전이 생겨 떨어져 나가게 되면 혈류를 타고 전신으로 이동할 수 있다. 혈전이 날아가 뇌혈류를 막으면 뇌졸중이 발생하게 된다. 증상이 가끔 한 번씩만 생기는 발작성 심방세동이나 하루 종일 지속되는 지속성 심방세동 상태 모두에서 색전성 뇌졸중의 위험성은 일반인에 비해 약 3~5배 정도 높다.

　따라서 혈전에 의한 뇌졸중을 예방하기 위한 항응고제 등의 복용이 반드시 필요할 수 있으므로 전문의와 상의가 꼭 필요하다. 심방세동이 발작적으로 갑자기 생기는 경우는 항부정맥 약제로 심방세동의 발현을 억제하거나 부정맥이 생겼을 때 맥박을 느리게 하는 약물을 사용할 수 있다. 최근에는 생활이 불편할 정도의 발작성 심방세동은 전극도자 절제술을 이용하여 완전히 치유할 수도 있다.

🌑 심방세동 심전도

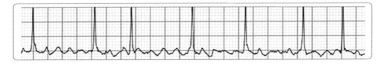

새로운 치료 개념 ⑧
심방세동의 약물치료, 새로운 항응고제 NOAC

심방세동이 발견되면 우선 약물치료를 하게 된다. 약물치료는 크게 심방세동의 재발을 막고 정상 맥박을 유지시켜주는 항부정맥제 치료와 심방세동이 생겼을 때 가슴이 심하게 빨리 뛰는 것을 조절해 주는 약물치료, 마지막으로 심장 내에 혈전이 생기지 않도록 피를 묽게 해주는(응고되지 않게 해주는) 항응고 치료로 구성된다.

심장질환에서 사용되는 약은 항응고제, 항고혈압제, 항협심증제, 항부정맥제 등으로 크게 나눌 수 있으나, 서로 겹치는 부분도 많아서 일반인들은 오해를 하는 경우가 많다. 항부정맥제라고 하여도, 항고혈압제에 속하는 베타 차단제나 칼슘 길항제도 들어가고, 심방세동 환자의 경우 일부에서는 항응고제인 아스피린이나 와파린만 쓰는 경우도 있다. 협심증 치료에 칼슘 길항제나 베타 차단제를 사용하는 경우도 많은데 같은 약이라도 치료 목적에 따라 달리 사용할 수 있다. 대표적인 부정맥인 심방세동의 경우 크게 항응고제와 항부정맥제를 사용한다.

항응고제에는 아스피린과 와파린(상품명 쿠마딘)이 대표적이다. 심방세동에는 위험도(뇌졸중 발생 여부, 심부전, 연령, 고혈압, 당뇨병 등)에 따라 저위험군은 아스피린을, 고위험군은 와파린을 선택한다. 일반인들은 아스피린 100mg 정도를 거의 건강보조식품처럼 생각하고 먹는 경우가 많은데, 저용량이라도 위장장애, 출혈 등의 합병증을 동반할 수 있으므로 전문의와 상의하여 꼭 필요한 경우에 한하여 투약 여부를 결정해야 한다.

와파린은 사람의 혈액 응고 능력을 감소시켜 혈관 속에 유해한 혈전이 생기는 것을 예방하는 작용을 한다. 항응고 효과는 아스피린보다 더 뛰어나지만, 적절한 용량을 유지하지 못할 경우, 효과가 떨어지거나 출혈의 위험을 높이게 된다. 따라서 와파린을 투약하는 경우, 매번 병원에 올 때마다 피 검사를 하게 된다. 이때 혈액의 응고 정도를 측정하는데, INR(International Normalized Ratio)이라는 단위를 사용한다. 이 범위는 질환에 따라 차이는 있지만, 보통 2~3 사이를 유지하는 것이 가장 이상적이다. 이에 따라서 환자가 병원에 올 때마다 검사를 통해 와파린의 용량을 조절하게 된다. 와파린의 부작용을 최소화하기 위해서는 병원 방문일, 정확한 약의 용량, 정확한 복용시간을 지키는 것이 중요하다.

와파린은 다른 약의 복용에 영향을 많이 받고, 또한 비타민 K가 반대작용을 하므로, 와파린 복용 중에는 다른 약이나 한약 등의 복용 시에는 꼭 의사와 상의를 하고 복용 여부를 결정해야 한다. 비타민 K가 많은 음식(양배추, 상추, 시금치, 케일, 청국장 등)은 피하는 것이 좋으며, 피할 수 없는 경우에는 비타민 K 음식을 먹으면서 계속 약의 농도를 맞추어야 한다.

또한 음주는 와파린의 효과에 영향을 미치므로 금주하는 것이 바람직하다. 복용 중에 잇몸 출혈이 생기거나 멍이 들거나 코피가 날 수 있으므로 부드러운 칫솔을 사용하고 주변 물건에 부딪히지 않도록 주의해야 한다. 그러나 심한 외상을 입었거나 머리에 충격을 받은 경우, 지혈이 되지 않는 경우, 갑작스런 하혈이 있는 경우, 암갈색의 소변이나 붉거나 검은 변이 나오는 경우, 두통, 호흡곤란, 복통이 갑자기 생기는 경우 등은 와파린으로 인한 부작용이 의심되므로 바로 응급실로 내원하여 혈액 검사 후 의사와 상의하여야 한다.

최근 들어서는 와파린과 구분되는 새로운 항응고제가 개발되어 대규모의 임상 연구를 통해서 판막질환이 없는 심방세동 환자에서는 그 효과가 매우 뛰어난 것으로 입증되었다. 와파린에 비해서 출혈의 위험을 줄이고, 동등한 항혈전 효과를 갖는 것으로 증명되어 최근에 임상에 많이 쓰이고 있다. 대표적인 약제들은 다비가트란(상품명 프라닥사), 리바록사반(상품명 자렐토), 에픽사반(상품명 엘리퀴스), 에독사반(상품명 릭시아나) 등이 대표적인 약물이다. 이러한 새로운 항응고제 약제들은 와파린과 달리 일정한 간격으로 피가 얼마나 묽은지 모니터링을 할 필요가 없고 여러 임상 연구에서 와파린에 비하여 유효성과 안정성이 더 뛰어난 것으로 판명이 되어 최근에는 대부분의 심방세동 환자에서 와파린 대신 항응고제가 사용되고 있다.

항부정맥제는 크게 심장박동수를 조절하는 약과 심장 리듬을 규칙적으로 유지하는 약으로 나눌 수 있다. 현재 새로 개발되거나 부작용을 개선한 약들이 계속 나오고 있어 약제의 선택과 투여는 변화가 예상된다. 상심실성 빈맥이나 심실성 빈맥, 심실 기외 수축 등 여러 부정맥에서 약제의 선택은 약물의 효과, 안정성, 부작용, 작용기간 등을 고려하여 결정하며, 부정맥 치료제는 여러 부작용이 있을 수 있고, 약제 중에는 오히려 부정맥을 유발하는 결과를 초래할 수도 있으므로, 반드시 전문의의 정확한 진단과 판단 하에 처방을 받아야 한다.

부정맥의 경우 카페인 음료(커피, 콜라 등)나 흡연, 음주, 다른 약물 등의 유발 요인들에 의하여 잘 발생하거나 지속되는 경향을 보이므로 생활습관의 개선이 꼭 선행되어야 한다. 일부 환자들은 자의로 검증되지 않은 약이나 민간 처방을 선호하여 오히려 질병을 악화시키거나 부정맥이 더 심해져서 응급실로 내원하는 경우도 적지 않다. 여러 병원을 다니면서 많은 종류의 약을 받아 그 중 환자가 골라서 복용하는 웃지 못할 사례도 종종 경험하게 된다. '밥도 독이 될 수 있다'는 말이 있듯이 의사의 정확한 진단과 판단 하에서 환자에게 꼭 필요한 약만 처방을 받아 복용하는 지혜가 필요하다. 약물치료로 증상이 잘 조절되지 않고 심방세동이 재발하거나 지속되면 고주파 전기도자 절제술 치료 시술을 고려할 수 있다.

심방세동의 고주파 전기도자 절제술

약물로서 충분한 치료가 가능한 경우도 있지만 약으로 치료되지 않을 경우 시술을 해야 한다. 또 약으로 조절이 어느 정도 되는 부정맥이라 하더라도, 약물치료는 평생 해야 하지만 시술을 하면 더 이상 약을 복용할 필요 없이 완치되는 경우도 많다. 최근 부정맥 시술은 그 기구나 기술에 있어서 많은 발전이 있었다. 심방세동 전기도자 절제술은 수술보다는 비교적 부담이 적은 시술이라는 점 때문에 환자들도 거부감을 덜 느낀다.

심방세동의 전기도자 절제술은 다리의 정맥을 통해 도자를 넣어서 심방세동의 원인이 되는 부위에 고주파 에너지를 가해 뜨겁게 지져서 치료하는 방법이다. 관상동맥 스텐트 시술이 동맥을 통해 좁아진 심장혈관을 열어 주는 시술이라면, 심방세동 시술은 정맥을 통해 심장 안에 비정상적인 전기회로를 절단하는 시술이다. 예전에는 약으로 치료되지 않는 심방세동에 대해서 수술을 시행했으나 근래에는 심방세동 단독 치료를 위해 수술을 하는 경우는 거의 없고 대부분 도자 절제술을 시행한다. 최근 3차원 입체 영상 시스템이 도입되고 시술도구가 많이 발전하여 예전에 비해 보다 간단하고 안전하게 시술을 하게 되었다. 시술은 보통 4~5시간 정도 소요되며 입원 기간은 약 4박 5일이다.

이 시술은 방사선 검사 기계로 지속적으로 도자의 위치를 관찰하고 움직이며 시행하는 것으로서, 특히 심방세동이나 심실빈맥과 같이 시술이 어려운 질환에서는 방사선 노출량이 많은 편이다. 또한 심장 내부의 구조를 엑스레이만으로 추정하여 시술하는 것은 어렵고 정확성이 다소 떨어질 가능성이 있다. 하지만 최근에는 심장 CT와 3차원 영상 시스템을 이용하여 심장을 들여다 보는 것과 같이 정확한 시술이 가능해졌고, 방사선 노출량도 많이 줄일 수 있게 되었다.

부정맥 시술이 보편화되기 전에는 약물치료로 조실되지 않는 부정맥은 수술을 했으며, 수술조차 불가능한 부정맥이 많았다. 하지만 최근 3차원 입체 영상 등 부정맥 시술에 필요한 기구들이 발전하였고 시술자들의 경험이 축적되면서 빠르게 도자 절제술이 보편화되고 있다. 예전에는 시도할 수 없었던 까다로운 시술도 3차원 입체 영상의 도움으로 대부분 가능해져 부정맥 치료에 있어 도자 절제술은 필수적인 치료 방법이 되었으며 많은 부정맥을 완치할 수 있게 되었다.

심방세동의 수술적 치료, 메이즈 수술

심방세동은 많은 환자들이 심장의 판막질환에 이차적으로 발생하기 때문에 판막 수술을 시행하면서 부정맥 수술을 같이 시행한다. 일반적으로 증상이 있는 환자에서 단독으로 수술의 적응증이 되는 부정맥은 심방세동이다. 최근 최소 침습적인 수술 방법의 발전으로 심방세동 환자에서 수술적 치료가 더 많이 시행되고 있다.

심방세동에 대한 수술적 치료는 정상 리듬으로 회복시키는 것을 목표로 하고 있으며, 메이즈Maze 수술이 가장 효과적인 심방세동의 치료법으로 여러 기술적인 변형을 통하여 표준이 되는 수술이 되었으며, 환자의 질환에 따라 조금씩 변형된 방법이 시행되고 있다. 과거에 비해서 비정상적인 전기 회로를 직접 절개하지 않고, 여러 가지 에너지를 이용하여 절개하는 방법이 보편화되면서 수술시간이나 출혈 등의 합병증은 현저히 감소하였다.

심방세동의 합병증 뇌졸중 예방법, 적극적인 항응고 약물치료

앞에서 언급하였듯이 심방세동이 발생하면 심방 내 혈액순환은 거의 정체되어 심장 내 혈전의 발생 위험을 높이게 되며, 이로 인하여 색전성 뇌졸중 위험성이 일반인에 비해 5배 이상 높아지게 된다. 따라서 심방세동 자체의 치료뿐 아니라 색전증 예방을 위해 피를 묽게 하는 약을 반드시 복용해야 한다. 아스피린, 클로피도그렐, 경구용 항응고제인 와파린(쿠마딘) 또는 최근 새로 나온 경구용 항응고제 등을 사용할 수 있다. 약제는 나이, 동반질환 및 뇌졸중의 병력 등을 고려하여 선택한다.

대표적인 것이 와파린(쿠마딘)이라는 약제인데, 혈액 응고에 관여하는 인자를 억제함으로써 피를 묽게 하여 혈전의 생성을 방지하거나 혈전을 용해시키는 작용을 한다. 환자마다 필요로 하는 용량이 달라 용량 결정이 쉽지 않고 콩이나 녹황색 야채 같은 음식에 의해서 영향을 많이 받을 수 있으며, 다른 약제와의 상호 작용도 심한 편이라서 매우 다루기 힘든 약제이다. 규칙적으로 혈액 내 농도를 확인하는 피 검사를 받아야 하며, 출혈의 위험성도 매우 높아 드물게 뇌출혈이나 위장출혈 등의 합병증으로 위험한 상황에 직면하기도 한다.

　최근 들어서는 와파린과 구분되는 새로운 항응고제들(Xa, IIa를 억제하는 new oral anticoagulant, NOAC)이 개발되어 대규모의 임상연구를 통해서 판막질환이 없는 심방세동 환자에서는 효과가 뛰어난 것으로 입증되었다. 최근에는 와파린에 비해서 출혈의 위험을 줄이고, 동등한 항혈전 효과를 갖는 것으로 증명되어 임상에 자주 쓰이고 있다. 대표적인 약제들은 다비가트란dabigatran, 리바록사반rivaroxaban, 에픽사반apixaban, 에독사반edoxaban이다.

새로운 치료 개념 ⑨
심방세동의 합병증 뇌졸중 예방법, 좌심방이를 막아주는
폐색술LAA, Left Atrial Appendage Occlusion

비판막성 심방세동을 가진 환자에서 혈전의 90% 이상이 좌심방의 귀 부분에서 만들어져 색전성 뇌졸중을 만드는 것으로 보고되어 있다. 좌심 방이를 막아주는 폐색술은 개흉하지 않고 경피적인 방법으로 좌심방이 를 기계적으로 막아버리는 시술이다.

심방세동의 일부 환자에서는 장기적 항응고제의 사용이 출혈 위험을 증가시키므로 적합하지 않은 경우가 있는데, 이런 경우 폐색술을 고려해 볼 수 있다. 시술 방법은 대퇴정맥을 통해 삽입하여 심방중격을 통과시 켜 심장 내 좌심방이에 이식시키는 것으로 비교적 간단하다.

👊 좌심방이 폐색술

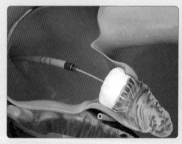 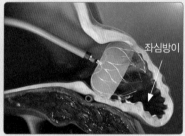

좌심방에서 만들어지는 혈전, 색전증을 예방하기 위해서 좌심방이 입구에 특수 고안된 기 구를 넣어 만들어 준다.

7. 고령사회, 대동맥판막 협착증이 늘고 있다

83살의 이○○ 씨는 멋진 인생을 살아온 만큼 건강에도 늘 자신이 있었다. 최근 2년 전부터 4~5차례 운동 중 실신하거나 호흡곤란이 나타나서 가까운 병원에서 부정맥 검사를 시행하였으나 실신과 관련된 특별한 부정맥은 없었다. 심상초음파 상에서 대동맥판막 협착증이 매우 심하여 심장에서 온몸으로 피가 잘 배출되지 않는다는 이야기를 들었다. 운동 시에 호흡곤란이나 실신, 이런 증상 모두가 대동맥판막 협착증의 전형적인 증상이었다. 이런 경우 사망률이 매우 높을 뿐 아니라 유일한 치료법은 가슴 한가운데를 절개하여 기존 판막 대신 인공판막을 끼우는 대동맥판막 스텐트 치환술 밖에 없다.

고령의 나이에 수술을 받기 위한 결정이 쉽지 않아 다른 병원을 찾아 다니면서 또 다른 치료 방법이 있을지에 대한 의견을 들었다. 그러던 중 서울아산병원에서의 대동맥판막 스텐트 치환술에 대한 소식을 접하고 내원하셨다. 다행히 시술은 성공적으로 잘 시행되었고, 그 이후로 실신이나 호흡곤란 없이 여생을 맘껏 즐기며 살고 계시다.

심장이 피를 펌프질하면 대동맥이라는 큰 혈관을 통해서 온몸으로 혈액을 공급한다. 좌심실과 대동맥 사이의 대문 역할을 하는 것이 바로 대동맥판막이다. 나이가 들면서 부드럽던 판막 조직이 딱딱하고 두꺼워지면서 석회화가 진행되어 대동맥판막이 좁아지고 잘 열리지 않아서 좌심실에 펌프해준 피가 전신으로 잘 나가지 못하게 되는 것이다. 대표적인 질환이 퇴행성 판막질환인 대동맥판막 협착증(그림)이다. 사회가 고령화되면서 '대동맥판막 협착증' 유병률이 점점 증가하여 전체 인구의 1~2%, 60세 이상에서는 10년이 경과할 때마다 2배씩 그 발생빈도가 높아지고 있다.

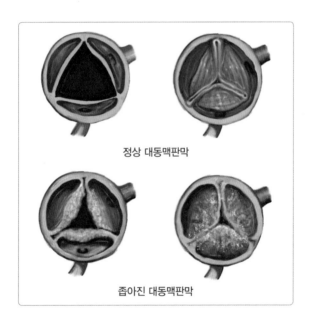

정상 대동맥판막

좁아진 대동맥판막

대동맥판막 협착증이 진행되면 흉통, 운동성 실신, 심부전 등의 증상이 나타나는데, 이러한 증상이 동반되는 경우에는 평균 생존기간이 2~3년 정도, 증상이 발현되면 1~2년 내 사망률이 50%에 이를 정도로 매우 치명적인 질환이다. 따라서 증상이 있는 대동맥판막 협착증은 반드시 인공판막으로 바꾸어 주는 판막 치환 수술이 필요하다. 이런 경우 약물치료는 거의 효과가 없으므로, 빠른 시간 내에 개흉을 통한 대동맥판막 스텐트 치환술을 받아야 한다. 하지만 환자의 대부분이 70~80대 이상의 고령인데다가, 고혈압, 당뇨병, 고지혈증, 폐질환 등 동반질환을 가지고 있는 경우가 많다. 그러다 보니 전신 마취 개흉술에 따른 위험성이 높아 실제로 약 40~50% 환자에서는 수술적인 판막 치환술을 받지 못한다.

최근 수술하지 않고 혈관을 통해 경피적으로 시술하는 '대동맥판막 스텐트 치환술'이 개발되어 이런 고위험군의 환자에서 수술적 방법을 대치할 수 있는 효과적인 치료 방법으로 보편화되고 있다.

새로운 치료 개념 ⑩
수술 없이 치료하는 '대동맥판막 스텐트 치환술'
대동맥판막 협착증 치료의 신기원을 열다

'대동맥판막 스텐트 치환술'은 가슴을 절개하고 인공판막으로 치환하는 대수술과 다르게, 스텐트 안에 미리 조직판막을 장치하여 대퇴부에 있는 혈관을 따라 대동맥판막까지 도달하게 한 다음, 좁아져 있는 판막 사이에 스텐트를 열어 줌으로써 새로운 인공 조직판막을 대동맥판막에 적절하게 고정시키는 방법이다.

대동맥이 석회화나 굴곡이 심하거나 대퇴부의 혈관의 크기가 작아서 다리로 시술이 불가능한 경우에는 흉벽에 조그만 구멍을 내고 이를 통해 심첨부를 천자하여 시술하는 방법도 있다. 최근에는 겨드랑이동맥, 경동맥, 쇄골하동맥 등 여러 경로를 통해서도 시술이 가능하다.

심초음파 검사, 컴퓨터 단층 촬영 등으로 환자 개개인의 해부학적 구조와 심장 기능 등의 정확한 상태를 분석하여 스텐트 판막 대치술이 적합한지를 평가한다.

'대동맥판막 스텐트 치환술'의 시술 시간은 약 30분 정도 소요되며, 개흉 수술에 비해 환자의 체력 소모가 덜하고, 가슴을 절개하지 않기 때문에 통증이나 운동장애 등의 부작용도 없다. 시술 후 입원 기간도 3일 가량으로 짧다. 이 시술은 2002년 프랑스의 알랭크리피어Alain Cribier라는 심장내과 의사가 대동맥판막 협착증 환자에서 처음 치료에 성공한 이후, 지난 10여 년의 임상 연구로 치료 효과가 입증되었으며, 현재 전 세계적으로 수십만 명의 환자들이 시술을 받았다. 선택된 환자에서는 치료 성적이 우수하고, 치료 효과에 있어서도 수술에 의한 인공 조직판막 치환술과 차이가 없으면서 훨씬 안전하게 시술을 할 수 있다는 것이 장점이다.

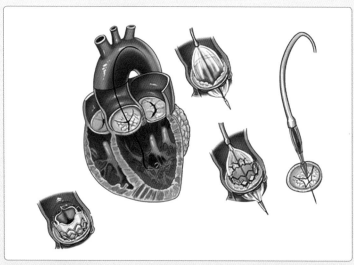

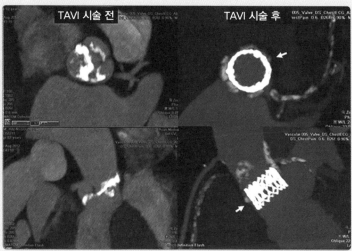

TAVI 시술 전   TAVI 시술 후

대동맥판막은 심장과 대동맥의 중간 부위에 있는 문의 역할을 하는 판막으로, 나이가 들면서 판막 조직이 딱딱하고 두꺼워지면서 석회화가 침착되어 대동맥판막이 잘 열리지 않음으로써, 전신에 피가 잘 나가지 못하게 되는 병이다. 경피적 대동맥판막 스텐트 치환술TAVI 이후(위쪽 그림), 삽입된 스텐트 조직판막이 좁아진 판막을 크게 열어 준 것을 관찰할 수 있다.

75세 이상 고령의 환자에서는 '대동맥판막 스텐트 치환술'의 성적이 개흉 수술보다 더 좋으며, 수술이 불가능하거나 수술이 아주 위험한 고위험군 환자들에서도 '대동맥판막 스텐트 치환술'이 표준치료로 자리 잡았다고 볼 수 있다. 최근 미국심장학회에서 발표한 임상 연구에서도 수술의 위험도가 중등도인 환자와 저위험군 환자에서도 '대동맥판막 스텐트 치환술'이 수술에 버금가거나 오히려 더 좋은 효과를 보여주고 있어서, 앞으로 이 시술의 적용 범위는 대폭 넓어질 것이라고 하였다.

　국내에서는 2010년, 서울아산병원에서 처음으로 '대동맥판막 스텐트 치환술'을 도입한 후, 많은 경험을 바탕으로 세계적인 수준의 치료 성적을 보이고 있다. 시술은 환자의 개별적인 정밀 검증을 통해서, 환자에게 가장 도움이 되는 치료 방법을 선택하는 내과, 외과의 완벽한 협진체계에 의해서 이루어진다. 실제로 첨단 영상 장비와 수술 장비가 모두 겸비된 하이브리드수술실hybrid operating room에서 심장내과와 흉부외과 의료진이 함께 '대동맥판막 스텐트 치환술'을 시행한다. 대동맥 협착증 환자의 평균 연령이 78세 이상의 고령임에도 불구하고, 의료진의 숙련도와 스텐트 기구의 발전으로 최근 들어서는 거의 98%의 시술 성공률을 보이고 있다.

　본 시술의 특징은 막혔던 판막으로의 혈류 흐름이 정상화되면서 시술 후 대부분의 환자들 증상이 좋아지고 운동량도 늘어 삶의 질이 완전히 달라진다는 점이다. 특히 우리나라의 경우 고령 환자가 수술을 꺼리는 경향이 강한데 '대동맥판막 스텐트 치환술'을 통해서 보다 많은 환자들이 적극적으로 치료 받을 수 있는 길이 열리게 된 것이다. 우리가 치료한 최고령 환자는 93세였다. 대동맥 협착증 환자의 치료에 획기적인 신기원을 열었다고 볼 수 있다.

　현재 경피적 대동맥판막 스텐트 치환술에 사용되고 있는 인공판막으로는 풍선에 입혀서 장치하는 에드워드 사피엔Edwards Sapien 판막과 저절로 펴져서 판막에 위치시키는 에볼류트 R 판막 2가지가 가장 많이 사용되고 있다.

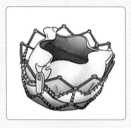 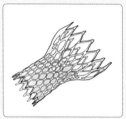

에드워드 사피엔 판막   에볼류트 R 판막

수술적인 인공 판막치환술
기계판막이냐? 조직판막이냐?

판막치환술을 받게 되는 경우에는 기계판막으로 바꿀 것인가 조직판막으로 바꿀 것인가를 결정하는 것이 중요하다. 환자의 생활 패턴과 상황에 따라서 달라질 수 있기 때문에 주치의와의 전문적인 의견 교환이 필요하다.

기계판막의 장점은 오래간다는 것이다. 관리만 잘 이루어지면 논리적으로는 평생 간다고 되어 있다. 오래 사는 것도 중요하지만 어떻게 사느냐 하는 삶의 질이 더 중요한 시대가 되었다. 기계판막은 평생 항응고 치료를 받아야 하는 결정적인 단점이 있다. 쿠마딘이라는 약을 적정량 먹고, 2~3달에 한 번씩 피 검사를 하면서 혈액의 응고 정도를 체크해야 한다. 넘치면 치명적인 출혈이 많아지고 모자라면 치명적인 혈전이 많아진다. 그야말로 출혈과 혈전 사이에서 평생 줄타기를 해야 한다.

또 어디든 세게 부딪혀도 안 되고, 먹는 음식도 종류와 일정량을 늘 생각하면서 먹어야 한다. 환자의 삶이 늘 쿠마딘에 의해 조절되어지는 느낌을 떨칠 수 없다. 열 명 중에 4명은 심장에서 판막이 움직이는 쇳소리에 잠을 이룰 수 없는 경우도 생긴다. 반면에 조직판막은 판막의 수명 때문에 재수술의 부담이 있는 단점이 있으나 수술 후에 항응고 치료가 필요 없으며, 수술만 잘되면 기능적으로는 완전히 정상적인 생활을 할 수 있다는 장점이 있다.

영화 터미네이터로 유명한 아놀드 슈워제네거가 50세에 대동맥판막 스텐트 치환술을 받고 20년 후인 2018년에 다시 재수술을 받았다. 아놀드는 선천성으로 이첨판 대동맥판막에 일찍 퇴행성 변화가 생겨 50세의 젊은 나이에 대동맥판막 스텐트 치환술을 받았다. 수술 당시 의사가 권고한 인공판막은 기계판막이었으나, 아놀드 슈워제네거가 조직판막을 선택함으로써 그는 삶의 전성기 20년을 왕성하게 살았다고 본다. 그는 수술 후에 캘리포니아 주지사에 당선되어 많은 일을 했으며, 평소에 스키, 오토바이 등을 즐겨서 대퇴부 골절 등의 큰 사고도 여러 번 겪었다. 아마 기계판막으로 바꿔 넣었다면, 잦은 사고에 의한 출혈로 일찍 생을 마감했을지도 모른다.

2030년, 대동맥판막 스텐트 치환술의 미래

2020년 미국심장학회에서 제시한 새로운 치료 지침에서는 65세 이상의 대동맥판막 협착증 환자에서는 언제든지 경피대동맥 스텐트 조직판막 치환술Transcatheter Aortic Valve Implantation, TAVI이 수술을 대치할 수 있는 효과적인 치료 방법임을 확인하였다.

10년 후 미래의 대동맥판막 협착증 환자의 치료 변화에 대해서 알아보자. 이미 고령의 환자를 대상으로 하는 경우, '대동맥판막 스텐트 시술'의 성적이 개흉 수술보다 더 좋은 것으로 알려져 있으며, 수술이 불가능하거나 수술이 아주 위험한 고위험군 환자들은 '대동맥판막 스텐트 치료 시술'이 표준치료로 자리 잡았다고 볼 수 있다. 최근 미국심장학회에서 발표한 임상 연구에서는 수술의 위험도가 중등도인 환자와 저위험군 환자에서도 '대동맥판막 스텐트 치료 시술'이 수술에 버금가거나 오히려 더 좋은 효과를 보여주고 있어서, 앞으로 '대동맥판막 스텐트 치료 시술'의 적응 범위는 대폭 넓어질 것이라고 하였다.

유럽과 미국에서는 비교적 수술의 위험이 적은 환자군에서도 경피적 대동맥판막 스텐트 치환술을 시행하여, 그 임상 경과에 대한 연구가 활발히 진행되고 있다. 머지않아 의학기술의 발달과 시술의 숙련도, 경험이 증가하면서 본 시술의 적응증은 점점 넓어지리라 믿는다. '경피적 대동맥판막 스텐트 치환술'의 판막 수명이 수술적인 방법과 비슷하게 유지될 수만 있다면, 10년 후에 대동맥판막 협착증 환자의 치료에 가슴을 여는 개흉 수술이 꼭 필요할지 궁금해지는 시점이다.

그외 심장판막에 생기는 판막질환

심장에 방이 4개 있듯이 판막도 4가지가 있는데 흔히 임상적으로 문제가 되는 부위는 대부분 왼쪽 심장의 좌심실과 좌심방 사이의 승모판막과 좌심실과 대동맥 사이의 대동맥판막 두 곳이다. 특히 여성들은 임신 및 출산 전후로 심한 호흡곤란을 겪으면서 판막증이 있다는 것을 아는 경우도 있다.

심장은 서로 경계가 분명한 4개의 방으로 구성되어 있다. 방과 방 사이의 혈액 소통을 위하여 적절한 개폐 작용을 해주는 문짝이 필요한데 바로 이 구조물을 판막이라고 한다. 결국 우리가 흔히 말하는 심장판막질환이란 판막의 열고 닫히는 개폐 작용이 원활하지 않는 경우를 말한다.

판막질환의 원인

판막질환의 원인으로 젊은 환자는 선천성인 경우가 많고, 대부분의 고령 환자는 후천적으로 장기간에 걸쳐 퇴행성 변화에 의해 서서히 발생하는 경우가 많다. 항생제가 없었던 시절 류머티스성 열이 가장 큰 원인 중 하나였으나, 세균, 바이러스 또는 염증 반응으로 판막질환이 발생하기도 한다. 우리나라에서 흔한 판막질환의 원인으로는 소아기에 류마틱열rheumatic fever이라는 질환을 앓고 난 뒤 심장판막이 망가지는 경우가 있다. 그 외에도 매독에 의한 대동맥 폐쇄부전증, 세균에 의한 심내막염에 의해서 이차적으로 판막이 새거나 좁아지는 경우, 그리고 선천성 이상에 빠르게 진행되는 퇴행성 변화 등이 심장판막증의 원인이 될 수 있다. 최근에는 항생제의 보급으로 우리나라에서 류마틱열에 의한 후천적 판막질환은 많이 감소하였다. 심장판막에 이상이 없는 경우도 심장판막질환이 발생할 수 있다. 예를 들면, 협심증이나 심근경색증과 같은 관상동맥질환이 있으면 심장이 커지면서 상대적으로 판막의 폐쇄부전이 생기는 경우이다.

정상인의 심장판막은 매우 얇고 유연한 구조를 가지는데 반해, 판막질환 환자의 판막은 두껍고 딱딱하여 완전히 닫히지 않게 되거나 열리지 않게 된다. 심장판막증은 판막이 잘 열리지 않는 협착증과 잘 닫히지 않는 폐쇄부전증 두 가지 형태가 있다. 판막폐쇄부전증이란 판막이 적절한 때에 닫히지 않아 피가 정해진 방향으로 흐르지 않고 역류하는 것을 말한다. 역류하는 피의 양이 많아지면 우리 몸의 중요한 기관으로 가야 할 피의 양이 줄어든다. 그러면 심장은 더 많은 피를 보내기 위해 더 열심히 일하게 된다. 그러다가 결국 시간이 흐르면 커지게 되고 기능은 더 감소하는 것이다.

판막 협착증은 폐쇄부전증과 반대로 판막이 열려야 할 만큼 충분히 열리지 않는 경우를 말한다. 판막이 제대로 열리지 않으면 판막을 통해 전신으로 흘러야 할 피의 양이 적어진다.

판막질환의 증상

심장판막질환의 증상은 환자와 질환의 종류 그리고 질환의 심한 정도에 따라 다양하게 나타난다. 어떤 환자는 판막질환이 심해도 증상이 없는 경우도 있다. 이 질환으로 인해 곧바로 일상생활에 지장을 초래하는 경우는 드물다. 판막 협착증 혹은 폐쇄부전증이 생긴 경우 심장은 병적인 상황에 적응하여 증상 발현을 억제하려는 보상 기전이 있다. 판막증의 정도가 심해지면 일상생활에 지장이 있는데 가장 흔한 증상은 호흡곤란이다. 처음에는 심하게 운동을 하거나 움직일 때만 숨이 찬 것을 느끼다가 점차 악화되면 안정 시에도 호흡이 가빠지고 똑바로 누워서 잠을 못자게 되고, 기침 가래가 심해져 흉통을 느끼는 경우도 있다. 그 외에도 피곤함, 운동능력 저하, 어지러움증, 실신, 부정맥, 심부전, 폐동맥 고혈압, 전신부종, 폐부종, 혈전증 등이 있는 경우에도 심장판막질환을 의심하여야 한다.

판막질환의 진단

심장판막질환이 의심되어 병원을 방문하면 의사는 먼저 청진기로 심장 소리를 확인한다. 판막질환은 질환마다 특징적인 심장 잡음이 들리는데, 이러한 경우 추가적인 검사들을 시행할 수 있다. 심전도는 심장의 심방, 심실 등이 커져 있는지를 예측할 수 있고, 비정상적인 심장박동이 있는 부정맥 여부를 알 수 있다. 흉부 엑스레이 검사에서 심장 비대를 보이는 경우가 많으며 판막질환마다 특징적인 소견을 보인다. 심장초음파 검사는 심장 벽의 두께, 심장판막의 모양, 기능, 크기 등을 알 수 있고, 판막 협착증과 폐쇄부전증 등이 얼마나 심한지도 알아낼 수 있다. 이 외에도 관상동맥조영술, 심장 MRI 검사 등을 할 수 있다.

판막질환의 치료

증상이 없거나 심하지 않은 경우 반드시 치료가 필요한 것은 아니다. 증상이 있는 경우에는 약물치료가 가능하다. 그러나 약물치료로 증상이 좋아질 수 있고, 질환의 악화를 더디게 할 수는 있으나, 질환 자체를 완치시킬 수는 없다. 판막질환이 심하여 약물치료로 조절이 되지 않는 경우에는 판막을 대치하거나 수선해주는 수술이 필요하다. 개폐 작용이 원활치 않은 병든 판막을 고쳐서 쓰거나 인공판막으로 대체하는 판막 치환술이 보편적으로 알려져 있다. 수술적인 판막 치환술의 경우 환자의 나이나 성별, 상태에 따라 다양한 종류의 인공판막을 선택하는데, 수술 후에도 정기적인 검진이나 항응고제 등의 투약이 필요하기 때문에 세심한 주의를 요하는 치료라고 볼 수 있다.

최근에는 판막을 대치하지 않고 병든 자기판막을 수선하여 계속 사용하는 성형 수술이 도입되어 좋은 임상 성적을 보고하고 있다. 이 치료는 인공판막 치환술보다는 수술 후 관리가 훨씬 용이하다는 장점이 있다. 이 판막 성형술은 심장을 절개하여 시행하는 경우도 있지만 일부 판막 협착증 환자에서는 전신마취나 심장 절개의 부담 없이 풍선 시술로 원하는 효과를 얻을 수 있다. 특히 승모판 협착증의 일부 선택된 환자에서는 풍선 확장 시술이 수술적인 방법에 비해서 비용적이 면이나 효과적인 면에서 우수한 치료 방법으로 인정되고 있다. 대동맥판막 협착증의 경우는 최근 '대동맥판막 스텐트 치환술'이라는 비수술적이며 경피적인 시술 방법이 개발되어 매우 효과적인 치료 방법으로 보편화되고 있다.

판막질환의 치료에 있어 가장 중요한 점은 적절한 시기 선택이다. 즉, 단순히 판막 기능이 이상하다고 하여 수술을 서두르는 것은 옳지 않으며, 인체의 적절한 보상 기전을 염두에 두고 내과적인 약물치료로 충분히 안정시킬 수 있는 경우도 있으므로 수술 시기의 선택이나 그 치료 방법 선정에 있어서는 반드시 심장내과 전문의와 상담을 필요로 한다.

심장판막질환을 가진 환자 중에 나타나는 말판증후군

말판증후군은 신체 결제 조직 이상에 의한 유전질환이다. 결체 조직은 세포와 조직의 접착제 역할을 하며, 신체 전반의 구조와 형태를 유지한다. 말판증후군은 결체 조직 구성 요소 중 하나인 피브릴린 유전자 돌연변이에 의하여 피브릴린 단백질이 결핍되어 결체 조직이 약해지면서 일어나는 병이다.

심장에서 가장 중요한 문제는 대동맥이 늘어나는 것인데, 대동맥은 심장으로부터 나오는 가장 큰 혈관이다. 이 혈관이 늘어나 심장이 박동할 때마다 압력을 받으면 혈관 안쪽이 찢어지기 쉽다. 대동맥이 파열되면 응급 조치가 필요한데 즉각 조치를 받지 못하면 생명이 위험할 수 있다. 대동맥이 늘어나 대동맥 폐쇄부전증과 같은 심장판막질환이 발생하면 통증이 없더라도 운동 시 호흡곤란과 같은 증상이 나타난다. 또한 결체 조직의 이상으로 다른 심장판막질환인 승모판막의 일탈증도 발생할 수 있다. 심장이 수축하는 동안 승모판막은 정상적으로 열리고 닫히는데, 이 판막이 일탈되면 증상은 없지만 때로 심장이 불규칙적으로 뛸 수 있고, 승모판막 폐쇄부전증에 의한 심부전이 발생할 수 있다.

8. 심장근육에서 생길 수 있는 근육질환

심장에 생길 수 있는 근육질환은 심장근육이 두꺼워지는 비후성 심근병증과 심장근육이 늘어나는 확장성 심근병증이 해당된다.

비후성 심근병증

몇 년 전에 유명한 젊은 여자 마라톤 선수가 장거리 경주 중에 갑자기 급사한 경우가 있었다. 부검 결과 그 선수는 비후성 심근병증을 갖고 있었다고 밝혀졌다. 비후성 심근병증은 과도하게 심장근육이 두꺼워지는 병으로 약 50%에서는 유전적으로 발생한다. 비후성 심근병증의 유병률은 1,000명당 1~2명 꼴로, 이 질환으로 인한 연간 사망률은 일반 인구의 1~2%에 달하는 것으로 되어 있다. 임상 증상은 증상이 전혀 없는 경우부터 심부전증, 급사에 이르기까지 매우 다양하게 나타난다. 때로는 심장근육이 비대해져 있어 오히려 젊었을 때는 운동선수로 활동하는 경우도 많다.

비후성 심근병증의 치료는 증상이 없는 경우에는 특별한 치료가 필요하지 않다. 하지만 운동 시 호흡곤란이나 협심증 등이 생기는 경우에는 심근빈혈을 감소시킬 수 있는 약물치료를 시행하게 된다. 악성 심실부정맥이 동반되어 있는 경우에는 급사의 위험이 있기 때문에 심실 제동기 등의 적극적인 치료 시술이 필요하다. 증상이 심한 경우 수술적인 방법으로는 좌심실의 유출로를 확장하거나 비수술적인 방법으로 유출로를 넓혀 주는 치료를 고려해야 한다. 최근 들어 알코올을 이용하여 비후된 심근의 일부를 제거하는 시술을 많이 하는데 수술에 비해서 비교적 간단하고 합병증이 적어서 비후성 심근병증의 새로운 치료 방법으로 연구되고 있다.

확장성 심근병증

확장성 심근병증은 여러 가지 원인으로 좌심실이 점점 커지면서 심장의 수축 능력이 떨어져, 피를 효과적으로 펌프질해 줄 수 없기 때문에 폐에 울혈이 생기는 경우를 일컬으며, 이를 심장의 수축 기능 부전이란 의미에서 심부전증이라 한다. 병의 정도에 따라 전혀 증상이 없는 예도 있지만 호흡곤란이나 전신 부종 등을 만들 수 있다. 미국에서는 대부분의 경우 협심증이나 심근경색증과 관련되어 생기지만 우리나라에서는 특별한 원인 없이 심장근육이 늘어나는 특발성인 경우가 대부분으로 반복되는 심부전, 심실 부정맥 등으로 급사하는 경우도 많다.

확장성 심근병증의 치료는 우선적으로 원인을 정확히 규명하는 것이 중요하다. 협심증이나 심근경색증이 원인이 되는 경우에는 혈관조영술 등의 정밀 검사 후 관상동맥 우회로 수술 등의 수술적인 치료가 필요한 경우도 있으나, 그 원인이 뚜렷하지 않은 특발성의 경우에는 심장의 수축력을 증진시킬 수 있는 약물치료가 주된 치료가 된다. 잦은 심부전 등으로 정상 생활이 곤란한 경우에는 심장이식 수술이 유일한 치료법이다.

9. 심장을 싸고 있는 주머니에 생기는 심낭질환

심장을 싸고 있는 주머니, 심낭에 만성적인 염증이 진행되면 나중에는 심낭주머니가 딱딱하게 굳어져 심장의 정상적인 수축, 이완 작용을 방해하는 교착성 심낭염이 생길 수 있다.

심낭질환에는 일시적으로 염증이 생겼다가 좋아지는 여러 종류의 급성 염증이 있을 수 있는데 이를 심낭염이라 하며, 심한 흉통을 호소하는 경우가 많아 협심증이나 심근경색증과 감별해야 되는 병 중에 하나이다. 심낭에 만성적인 염증이 진행되면 심장주머니가 굳어져 심장의 압력이 증가하며, 이로 인해서 간이 붓고 복수가 차서 복부 팽만감을 느낄 수 있고, 하지 부종 등이 생길 수 있다. 치료는 저염 식이, 이뇨제 등을 쓸 수 있으나 근본적인 치료는 두꺼워져 있는 심낭을 수술적인 방법으로 완전히 제거하는 것이다.

때로는 심낭 내에 용액이 축적되어 갑자기 심장을 압박함으로써 심장의 펌프 작용을 무력화하여 심장 쇼크에 빠지게 되는 경우도 있는데 이를 심낭 압전이라고 한다. 이러한 심낭 압전의 원인은 악성 종양, 바이러스성 심낭염, 콩팥 기능이 완전히 소실된 요독증 환자 등에서 잘 생기며, 이러한 경우는 우선 응급으로 심낭의 용액을 제거하며, 원인이 되는 질환을 적극적으로 치료해 주어야 한다.

10. 성인에서 볼 수 있는 선천성 심장병

어머니 뱃속에 태아로 있을 때는 매우 중요하고, 필수적인 순환 시스템의 일부가 세상에 태어난 후에도 그 중의 일부가 그대로 남아 있어서 병이 되는 경우라고 볼 수 있다.

선천성 심장질환은 순환 시스템의 일부가 발육이 충분하지 않거나 정지된 상태로 세상에 태어나게 되는 경우로 볼 수 있다. 태아의 심장은 임신 10주 정도에 만들어지기 때문에 임신 초기에 산모의 건강관리가 이러한 선천성 심장병 예방에 결정적으로 중요하다.

심장은 4개의 다른 방으로 이루어진 근육주머니이다. 전신을 순환하면서 노폐물을 받아 다시 심장으로 돌아온 정맥피는 오른쪽 심장에서 폐순환을 거쳐, 폐 속에서 산소를 교환하여 신선한 동맥피로 바꾼 다음 왼쪽 심장에서 좌심실의 강한 수축을 통해서 대동맥을 거쳐 온몸으로 보내지는 것이 정상 혈액의 흐름이다. 이렇게 좌우 심장 사이에는 기능적으로 전신 순환과 폐순환을 관장하기 때문에 연결이 없어야 하는데, 선천적으로 이러한 좌우 방들 사이에 구멍이 나 있는 경우를 볼 수 있다.

특히 어른이 될 때까지 증상이 없이 지낼 수 있는 선천성 심장질환에는 좌우 심방 사이에 구멍이 나 있는 심방 중격 결손증, 좌우 심실 사이에 구멍이 나 있는 심실 중격 결손증, 대동맥과 폐동맥 사이에 구멍이 나 있는 동맥관 개존증이다. 실제로 이러한 비정상적인 중격 사이의 구멍은 배 속에 태아로 있을 때는 필수적인 순환 시스템의 하나이지만 세상에 태어난 후에는 막힐 구멍은 막혀야 하는데 그 중의 일부가 그대로 남아 있어서 병이 되는 경우에 해당된다.

이렇게 좌우 심장 사이에 구멍이 나 있는 경우는 왼쪽 심장의 동맥피가 오른쪽 심장의 정맥피 속으로 섞여 들어가기 때문에 심장은 흘러 들어온 피의 양만큼 더 많은 일을 해야 되는 것이다. 병의 초기에는 보상 작용 등으로 이러한 과부하를 견딜 수 있으나 시간이 지나면서 수축력이나 폐동맥의 과다한 피의 흐름에 의해서 폐동맥 고혈압이 생길 수 있으며, 나중에는 폐동맥의 압력이 심하게 증가되어 열린 구멍을 통해 피의 흐름이 오른쪽에서 왼쪽으로 바뀔 수가 있는데 이때는 정맥피가 동맥피에 섞이기 때문에 청색증이 나타날 수 있다. 이러한 변화는 상당히 오랜 시간을 두고 나타나기 때문에 청색증이 나타나면 이미 수술적인 교정이 불가능하므로 일찍 손을 쓰는 것이 중요하다.

따라서 심장 중격 사이의 구멍의 크기에 따라서 왼쪽에서 오른쪽으로 흘러 들어가는 피의 양에 따라서 환자의 증상이나 병의 경과가 달라질 수 있다. 대부분의 경우는 어린 아이 때 병의 유무를 진단받게 되므로 완치가 가능한 심장병에 속한다.

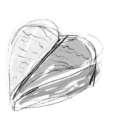

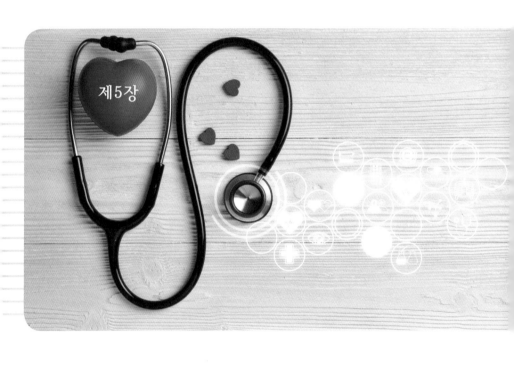

제5장

심장병에
좋은 습관

당신의 심장은 몇 살입니까? 위험인자를 관리하라

허혈성 심장병은 다른 어떤 질환군보다 위험요인이 많이 알려져 있다. 위험요인 중 연령, 성별 가족력은 조절이 불가능하지만 흡연, 고혈압, 당뇨병, 고지혈증, 비만, 운동 부족 등으로 인한 것은 충분히 조절이 가능하다. 심장질환의 위험요인에는 어떤 것이 있는지 알고 잘 조절한다면 심장병질환 예방에 큰 도움이 될 것이다.

내 심장은 몇 살일까? 사람의 나이를 가늠하는 방법으로는 일년씩 나이 들어가는 연도별 나이, 실제로 얼마나 기능적으로 늙었는지를 나타내는 생리적인 나이, 연도별 나이나 생리적인 나이와는 상관없이 마음으로 느끼는 심리적인 나이가 있다.

연도별 나이는 해가 지나면서 누구나 똑같이 들어가는 나이이기 때문에 모두에게 공평하다. 하지만 생리적인 나이와 심리적인 나이는 사람에 따라서 많은 차이가 있다. 사람에 따라 실제 태어난 나이보다 10년 더 늙어 보일 수도 있고, 반대로 10년 더 젊어 보일 수도 있는 것은 기능적인 생리 나이와 연도별 나이가 다르기 때문이다. 유전적으로 빨리 늙거나 또는 늙는 속도가 느린 사람들이 있다. 그러나 대부분의 사람들은 자신의 생활 습관에 따라서 노화의 속도가 달라지게 된다.

현재 인간이 살 수 있는 생리적인 나이는 125~150세까지로 추정한다. 다시 말해서 인간이 외부 환경으로부터의 위험이나 자연재해, 사고 그리고 스스로 만들어 가는 나쁜 습관들로부터 보호받을 수 있다면, 기능은 떨어지더라도 기대 수명이 최소한 125세는 된다. 우리가 살아가는 동안 나쁜 습관인 흡연, 음주, 비만 그리고 과도한 스트레스와 더불어 치열한 경쟁 속에서 어떻게 건강을 지켜낼 수 있을까?

최근 통계청에서 발표한 우리나라의 주요 사망 원인으로 심장질환이 뇌혈관질환을 제치고, 암 다음으로 두 번째로 높은 사망원인으로 밝혀졌다. 심장질환이 증가한 이유는 고령화와 서구식 식습관으로 인한 고혈압, 당뇨병 등의 만성질환 증가와 운동 부족, 비만, 스트레스, 흡연 등의 원인 때문이다. 뿐만 아니라, 전 세계적으로는 심장혈관질환이 전체 사망의 30%를 차지할 정도로 사망률 1위를 차지하고 있다. 사망 원인이 급성질환에서 만성질환으로 이행하면서 오랜 시간에 걸친 일상생활에서의 습관이 질병과 사망에 더 많은 영향을 미치게 된 것이다. 결국 주요 사망 원인이 '생활 습관병'으로 변화한 것을 알 수 있다.

지금까지는 이러한 성인병 질환들이 노화와 함께 나타나는 노인병의 개념으로 알고 있었으나, 최근에 와서 이러한 질환들의 발병 원인과 여러 위험인자들이 밝혀지면서 오히려 일상생활의 여러 가지 나쁜 습관들과 연관되어 있다는 것을 알게 되었다. 따라서 이러한 심장질환은 적극적인 습관 교정을 통한 건강한 생활 습관을 가짐으로써 어느 정도 예방이 가능하다. 대표적인 '생활 습관질환'들은 고혈압, 당뇨병, 비만, 심장혈관질환을 포함한 다양한 혈관질환, 그리고 암까지 포함하고 있다.

일본은 장수 국가 중 한 곳이다. 최근 일본 후생성 발표에 의하면 장수하는 고령자의 대부분이 매일 건강한 습관을 지속적으로 유지하고 있었다. 특히 장수와 관련된 좋은 습관들은 규칙적인 식사, 소식, 충분한 수면 순이었다. 결국 건강한 일상생활이 생활화된 사람일수록 오래 산다는 것을 알 수 있었다.

동맥경화로 인한 관상동맥질환이나 뇌혈관질환 발생의 주요 연령층은 중년과 노년층이지만 최근 생활 패턴의 변화로 심혈관질환의 발병 연령층이 점차 낮아지고 있다. 하지만 허혈성 심질환은 다른 어떤 질환군보다도 그 위험요인에 대하여 많은 것이 알려져 있으며, 그 위험요인들 중 적지 않은 부분에 대해서 효과적인 조절 수단을 가지고 있다는 점에서 예방 가능성이 높은 질환이다. 그러므로 심장병 고위험군에 속하는 대상들을 찾아내어 생활 습관을 개선하고, 예방적인 약물치료를 병행하여 위험인자들을 관리하는 것이 무엇보다 중요하다. 위험인자는 크게 연령, 성별, 가족력 등 조절이 불가능한 경우와 흡연, 고혈압, 당뇨병, 고지혈증, 비만, 운동 부족 등의 충분히 조절이 가능한 요인으로 구분해 볼 수 있다.

🖐 심장병 위험인자

교정이 가능한 위험인자	교정이 불가능한 인자
당뇨병 비만 흡연 고혈압 고지혈증 스트레스 술 성격 좌식 생활	가족력 나이 성별

 나이가 들면서 심장혈관질환의 발생률은 급격히 상승하게 된다. 연령 증가는 혈관 동맥경화의 진행을 동반하며, 축적된 동맥경화반은 그 자체가 하나의 위험요인이 된다.

 남성은 같은 연령대의 여성보다 허혈성 심질환의 위험이 높다. 여성의 발병 시기는 남성보다 10~15년 정도 늦게 나타나는데, 여성이 폐경이 되면서 호르몬 균형이 바뀌고 그때부터 심장혈관질환의 위험에 노출되기 때문에 발병 시기가 다소 늦은 것으로 알려져 있으나, 그것만으로 설명되지 않는 부분도 있다. 대체로 남자 45세 이상, 여자 55세 이상부터 위험요인에 해당한다.

 심장혈관질환이 직계 가족 중 남자 55세 미만, 여자 65세 미만에서 발병한 경우는 하나의 독립적인 위험요인이 된다. 가족은 같은 사회문화적 환경과 그에 따른 환경적인 위험요인에 노출 조건이 비슷하며, 유전적으로 연관이 있는데, 이 두 가지 측면이 통상적인 위험요인과 알려지지 않은 위험요인 모두에 영향을 줄 수 있다. 고지혈증이나 고혈압 등의 위험요인이 가족 내에 뭉쳐서 발생하는 경향이 있는 것은 분명한 사실이지만 가족력으로 인한 위험의 증가를 모두 설명할 수는 없다.

고혈압, 침묵의 저승사자

우리나라에서 발표한 국민건강 영양조사 결과 30세 이상에서 30%, 60세 이상에서 50%가 고혈압을 가지고 있는 것으로 나타났다. 단일 질환으로 이보다 높은 유병률을 보이는 질환은 아직까지 없다. 이와 같은 고혈압의 높은 발생빈도는 많은 인구에서 다양한 심혈관계 합병증이 발병함으로써 중풍의 위험도는 약 35%, 허혈성 심질환에 대한 위험도는 약 21% 증가하는 것으로 되어 있다. 고혈압을 치료하면 심근경색증은 20~25%, 뇌졸중은 약 40% 정도로 감소한다. 따라서 고혈압을 진단받으면 적극적으로 약물 치료를 하는 것이 좋다.

고혈압은 대개 30대 이후에 시작되어 그 자체로는 증상이 없으나 장기간 조절되지 않을 경우 심뇌혈관계를 손상시킨다. 특히 30~40대에 발병한 환자일수록 뇌졸중, 심근경색증과 같은 치명적인 합병증의 조기발생과 이로 인한 조기사망의 위험이 높아지게 된다. 질병관리본부는 국민건강 영양조사 자료 분석 결과, 30~40대 고혈압 환자 10명 중 7명 이상이 자신이 고혈압임을 모르고 있으며, 10명 중 2명만이 치료를 받고 있다고 밝혔다. 이처럼 30~40대 고혈압 환자군의 인지율과 치료율은 타 연령군, 60세 이상 환자 치료 수준의 20% 정도에 불과하다. 유병기간에 비례하여 발병위험이 커지는 심뇌혈관질환의 특성에 비추어볼 때, 30~40대가 심뇌혈관질환 예방관리에 있어 사각지대인 것으로 드러났다. 그러나 30~40대 고혈압 환자는 대개 발병 초기이고, 약물 치료를 통한 조절효과가 높아 건강한 생활 습관, 위험인자의 조절을 통해 나이들면서 생길 수 있는 치명적인 합병증에 대한 예방효과는 매우 높다.

특히 고혈압 자체만으로는 특별한 증상이 없으므로 자신이 고혈압인 줄을 모르고 있는 사람이 많으며, 치료를 하고 있는 경우라도 혈압이 충분히 조절되지 않고 있는 경우가 많다. 우리나라 성인에서 정상 혈압(120/80mmHg 이하)인 사람은 약 30~40%에 불과하고, 고혈압 환자 중에 140/90mmHg 이하로 혈압을 적절하게 유지하는 치료 조절률이 약 10% 정도에 머물고 있다고 한다.

혈압은 언제, 어떻게 측정해야 하는가?

집에서 측정하는 혈압은 그 자체가 일상생활 속에서의 혈압을 어느 정도 반영해주므로 의료진에게는 매우 중요한 정보가 된다. 하루 중 다른 시간대에 2회 반복 측정하고, 2일 연속으로 측정한 혈압의 평균치가 생활 혈압을 잘 반영하는 것으로 알려져 있다. 5분간 안정을 취한 후 혈압을 측정하되, 양팔 중 높은 쪽의 혈압을 측정하고 5분 후 한 번 더 측정해서 평균값을 기록한다. 이때 팔 위쪽이 완전히 드러나도록 옷을 걷어 올려야 하는데, 만약 꼭 끼는 옷을 입고 와서 옷을 위로 걷어 올렸을 때 팔이 조인다면 옷을 벗고 혈압을 재야 한다. 팔이 조이는 상태에서 혈압을 재면 혈압이 낮게 나온다.

가정에서의 평상시 혈압은 진료실에서 측정하는 혈압보다 환자의 예후를 예측하는 기능이 더 좋다. 따라서 가정 혈압이 135/85mmHg 이상일 때는 고혈압으로 진단하고 치료하는 것이 좋으며, 특히 고령자에서는 고혈압 진단에 가정 혈압 측정이 더 중요하다.

이외에도 최근에는 24시간 동안 10~15분 간격으로 측정하는 24시간 활동 혈압 측정 역시 고혈압의 진단과 치료에 많이 이용되는데, 주간 혈압 135/85mmHg, 야간 혈압 130/80mmHg 및 24시간 평균 125/80mmHg 이상일 경우 고혈압으로 진단이 가능하다. 자동혈압계는 국제적으로 공인된 것을 사용하는 것이 좋으므로 담당 주치의에게 문의하는 것이 좋다. 손목혈압계는 정확성이 입증되지 않았기 때문에 팔의 위쪽을 감는 방식의 혈압계를 사용한다. 그리고 자동혈압계는 정기적으로 손으로 측정한 혈압과의 차이를 보정해 주도록 한다.

당신의 혈압은 정상인가? 고혈압의 진단 기준
혈압은 혈액형이나 신장과 같이 평생 변하지 않는 수치가 아니다. 육체적 활동, 감정의 변화뿐만 아니라, 하루 시간대의 차이에 따라 달라질 수 있다. 그러므로 한 번 측정한 혈압으로 그 사람의 혈압을 대표할 수는 없다. 따라서 가정에서 24시간 활동 혈압을 측정하면 혈압에 대해 더 많은 정보를 얻을 수 있는데, 가정 혈압 측정은 치료 약물에 대한 평가와 표적장기 손상의 예후를 예측하는데 진료실에서의 혈압 측정보다 더 좋다. 아침에는 기상 후 1시간 이후 또는 배뇨 이후에, 저녁에는 취침 전 안정 후에 측정하는데, 집에서 측정한 혈압이 진료실에서 측정한 것보다 평균적으로 12/7mmHg 정도 낮게 나온다.

진료실 혈압과 평상시 혈압의 차이가 큰 경우가 있을 수 있으며, 이런 경우 백의white coat 고혈압 또는 잠복 고혈압일 가능성이 높다. 백의 고혈압은 진료실 밖의 혈압이 135/85mmHg 미만이면서 진료실 혈압이 140/90mmHg 이상인 경우를 말한다. 의사를 대면하는 환자들이 긴장하면서 혈압이 상승하는데, 첫 방문 시에는 고혈압을 보였던 환자가 세 번째 방문 시에는 수축기 혈압이 평균 15mmHg, 이완기 혈압은 평균 7mmHg 정도로 하강하기도 한다. 그러므로 첫 방문 시에 혈압이 중등도로 상승한 경우에는 말초 장기의 손상이 없는 한 3~6회 정도 방문할 때까지 고혈압의 소견을 보여야 고혈압으로 진단하고 있다.

잠복 고혈압은 진료실 혈압은 정상이지만 활동 혈압의 측정에서 고혈압인 경우를 말하며, 진료실 혈압이 정상인 경우의 10%에서 이러한 소견을 보인다. 이러한 환자들도 지속적인 고혈압으로 진행되고, 나쁜 심혈관계 예후를 가진다고 알려져 있으므로 지속적인 관찰이 필요하며 24시간 활동 혈압 측정이 도움이 될 수 있다.

24시간 활동 혈압 측정은 자동혈압계를 이용하여 낮 시간 활동할 때와 수면 중의 혈압에 대한 정보를 알 수 있는데, 압박대, 소형 모터 및 기록장치가 들어있는 본체 그리고 이들을 연결하는 튜브로 구성된다. 활동 혈압 측정이 도움이 되는 경우는 ① 백의성 고혈압(진료실 고혈압)이 의심되는 경우, ② 항고혈압제에 반응하지 않는 경우, ③ 간헐적인 고혈압이 있는 경우, ④ 자율신경장애가 있을 경우 시행해 볼 수 있다. 특히 24시간 활동 혈압이 진료실 혈압에 비해 좌심실 비대, 단백뇨, 망막병증 등 표적 장기 손상을 예측하는데 더 효율적이다.

가장 최근에 발표된 고혈압 진단 및 치료의 가이드라인은 2017년 미국심장학회 가이드라인2017 ACC/AHA Hypertension Guideline이며 이를 바탕으로 국내에서 2018년 고혈압학회 가이드라인이 발표되었다. 국내 고혈압학회 가이드라인에 따르면 정상 혈압의 기준을 수축기 혈압 120mmHg 미만, 이완기 혈압 80mmHg 미만으로 정의하고 있다. 이전에는 고혈압 전 단계 1기(120~129 or 80~84mmHg), 고혈압 전 단계 2기(130~139 or 85~89mmHg)라는 분류가 있었는데, 2018년 가이드라인은 특이하게 이완기 혈압에는 정상이지만 수축기 혈압이 120대인 경우를 주의 혈압으로 따로 분류를 함과 동시에 고혈압 전 단계를 수축기 혈압 130대부터로 바꾸고 전1기, 전2기로 분류하지 않았다. 특히 수축기 혈압 130~139mmHg 또는 이완기 혈압 80~90mmHg을 고혈압 전 단계로 정의하였으며, 이들은 정상 혈압군에 비해 고혈압 발생의 위험이 2배 높으므로 심혈관질환의 예방을 위해 생활 습관 개선을 권장하고 있다. 또한 50세 이상의 연령층에서는 심혈관질환의 위험인자로서 수축기 혈압이 이완기 혈압보다 더욱 중요하다고 하였다. 심혈관질환 발생의 위험은 혈압이 115/75mmHg부터 시작되며, 혈압이 20/10mmHg씩 증가할 때마다 위험도가 2배씩 증가한다.

👐 2018년 한국고혈압학회 혈압의 분류 기준

혈압 분류		수축기 혈압 (mmHg)	이완기 혈압 (mmHg)	
정상 혈압		〈 120	그리고	〈 80
주의 혈압		120~129	그리고	〈 80
고혈압 전 단계		130~139	또는	80~90
고혈압	1기	140~159	또는	90~99
	2기	160 이상	또는	100 이상
수축기 단독 고혈압		140 이상	그리고	〈 90

고혈압은 왜 생길까?

고혈압 환자의 대부분은 명확한 원인 없이 발생하는 소위 본태 고혈압essential hypertension 환자이다. 반면에 고혈압을 일으키는 명확한 원인 질환을 가지고 있는 경우도 있는데 이를 이차 고혈압

secondary hypertension이라고 한다. 이차 고혈압은 전체 고혈압 환자의 5~10% 정도이지만 발견만 되면 상당수에서 수술이나 특별한 약물치료로 치유할 수 있다는 점에서 진단이 매우 중요하다. 이차성 고혈압을 의심하는 경우는 다음과 같다.

🩺 이차성 고혈압을 의심하여야 할 경우

1. 30세 이전, 혹은 55세 이후에 발생한 고혈압
2. 180/110mmHg 이상의 고혈압
3. 장기손상
   − 안저 검사 : 망막출혈, 유두부종
   − 신장 : 혈중 크레아티닌 수치 〉1.5mg/dL
   − 심장 : 심비대, 심실비대
4. 이차 고혈압을 의심하게 하는 신체 검사 소견
   − 복부에서 수축기성 또는 확장기성 잡음이 들릴 때
   − 기립성 저혈압일 때
   − 심한 혈압 변동이 있을 때
   − 비정상적인 체지방 분포(체간성 비만)를 나타낼 때
   − 심계항진, 발한, 두통이 있을 때
5. 일반적 고혈압 치료에 대한 반응이 없거나 좋지 않을 때

고혈압의 원인으로 먼저 유전적 요인을 들 수 있다. 가령 부모 중 한 사람에게 고혈압이 있다면 자녀 4명 중 1명은 고혈압이 발생하고, 부모가 모두 고혈압이라면 자녀 2명 중 1명은 고혈압이 발생한다. 일반적으로 고혈압 환자의 1/3 가량이 유전적인 영향을 받

은 것으로 추측하고 있다. 그러나 가족 중에 고혈압 환자가 있다고 해서 모두 고혈압이 생기는 것도 아니며, 가족 중에 고혈압 환자가 없다고 해서 반드시 고혈압이 안 생기는 것도 아니다.

나이가 들어감에 따라 혈압이 증가하는데, 이러한 현상은 나이가 들수록 동맥의 탄력이 감소하고 동맥의 확장이 여의치 않기 때문이다. 60세 이상 인구의 60~70%가 고혈압 환자일 것으로 추정되고 있다. 나이가 들어 혈압이 오르는 것을 생리적인 현상으로 생각하고 그냥 지나쳐서는 안 된다. 나이가 들어서 혈압이 140/90mmHg 이상이면 반드시 치료를 받아야 한다.

소금을 많이 섭취하면 고혈압이 더 발생하는 것으로 알려져 있다. 소금을 많이 섭취할 경우 나트륨이 혈관을 수축시키고 말초혈관의 저항을 높여 혈압 상승이 일어난다. 우리나라 사람들은 유독 짜게 먹는 것을 즐긴다. 세계보건기구 권장치인 2,000mg보다 2.5배나 많은 양의 소금을 섭취하고 있을 정도이다. 칼칼한 맛이 일품인 칼국수는 가장 소금이 많이 들어간 음식 중 하나이다. 이외에도 얼큰한 김치찌개, 구수한 된장찌개에도 나트륨 함량은 다른 음식들에 비해 훨씬 높다. 밥도둑으로 불리는 간장 게장과 명란젓 등 저장성 식품에도 소금이 많이 함유되어 있다. 우리가 좋아하는 라면에도 나트륨이 많이 들어 있다.

체중이 증가하면 혈압이 올라간다. 통계에 의하면 비만인에게 정상인보다 3배 이상 고혈압이 잘 생기고 당뇨병과 고지혈증의 발생 위험도 증가한다. 비만증 환자에게 고혈압이 더 발생하는 이유에 대해서는 아직 확실히 규명되지 않았다. 하지만 살이 찌고 체중이 늘면 몸 구석구석에 더 많은 피가 배달되어야 하는데, 말초 저항이 증가함으로써 심장과 혈관은 더 큰 압력, 더 높은 혈압으로 피를 뿜어 주어야 하는 상황이 생긴다. 또한 비만 환자는 혈액에 인슐린 농도가 높아 인슐린의 이용도가 떨어지고 인슐린 저항성이 증가되는 것과 관련이 있을 것으로 추측하고 있다. 인슐린은 신장에서 염분의 재흡수를 촉진하고 교감신경의 흥분도를 증가시켜 결국 혈압을 상승시키도록 유도한다. 이외에도 인슐린은 혈관 벽의 평활근 세포증식을 촉진하고, 세포막의 기능을 변화시켜 세포 내부에 칼슘 농도를 증가시켜 혈관 수축이 더 예민하게 일어나게 함으로써 고혈압을 발생시킨다. 아무튼 비만은 질병의 한 형태임이 분명하다.

미국 하버드 대학의 연구에 따르면, 매일 맥주나 포도주를 3잔 이상 마시는 여성은 그렇지 않은 여성보다 40% 이상 고혈압이 일어날 확률이 증가한다고 한다. 과음이 어떻게 혈압을 올리는가는 아직 정확히 밝혀지지 않았지만 알코올이 심장을 흥분시키고 혈관을 수축시키는 호르몬인 아드레날린의 분비를 촉진시키기 때문으로 추측한다.

그 외 피임약을 복용하면 대부분 6개월 이내에 혈압이 상승한다. 일반적으로 경증이나 중증 정도의 고혈압이 나타나다가 약을 끊으면 대부분 6개월 이내에 정상화된다. 피임약 복용자의 약 7%가 고혈압이 되므로 평소에 고혈압이 있다든지, 신장에 이상이 있다든지, 임신 중에 고혈압이 있었다든지, 비만증이 있는 사람들은 피임약 복용에 신중을 기하여야 한다.

고혈압이 무서운 이유

2차 세계대전이 막바지로 치닫던 1945년 2월, 소련 크림 반도 남쪽 끝의 아름다운 휴양 도시 얄타에 세 나라 정상들이 한 자리에 모였다. 2차 세계대전을 연합국의 승리로 이끈 미국의 32대 대통령 프랭클린 루스벨트, 전쟁에서 영국과 유럽을 구하며 영국 역사상 가장 위대한 영국인으로 추앙받는 윈스턴 처칠 총리, 소련의 독재자 이오시프 스탈린은 패전국과 해방국의 처리 방향을 논의하기 위해 한자리에 모였다. 회담에 모인 이 세 사람의 공통점은 무엇일까? 시대적 영웅이고 나라의 통치자이며 역사를 장식한 인물들이라는 점이다. 하지만 이 세 사람에게는 또 다른 공통점이 있었다. 이들 모두 고혈압 환자였으며, 회담이 휴양 도시인 얄타에서 열렸던 이유도 세 사람의 공통 지병인 고혈압 때문이었다는 사실을 아는 사람은 많지 않을 것 같다.

프랭클린 루스벨트 대통령은 얄타 회담이 얼마 지나지 않은 4월 갑작스런 뇌출혈로 사망한다. 전쟁 종식을 누구보다 바랬던 루스벨트는 안타깝게도 세계대전의 종결을 보지 못하고 사망했다. 그로부터 8년 뒤인 1953년, 항간에는 스탈린의 사망 원인이 독살이라는 설이 있기도 하지만, 독재사 이오시프 스탈린도 뇌출혈로 쓰러져 역사의 뒤안길로 사라졌다. 얄타 회담에 참석한 세계 주역 중 가장 오래 살았던 윈스턴 처칠은 잦은 흡연과 음주에도 불구하고 91세까지 살았을 만큼 타고난 건강 체질이었지만, 평소에 혈압이 높았던 그는 세 번의 뇌졸중을 겪으며 세상을 떠났다.

고혈압이 무서운 이유는 혈압이 높을수록 동맥경화증이 빨리 진행하며, 고혈압 그 자체 때문에 심혈관계 합병증이 생길 가능성이 높은 점이다. 혈압 상승에 의해 생기는 합병증으로는 진행성 악성 고혈압, 출혈성 뇌졸중, 심부전, 신부전, 대동맥 박리증 등이 있고, 동맥경화증의 진행에 의해서 관상동맥질환, 급사, 부정맥, 혈전성 뇌경색, 말초혈관질환 등이 생긴다. 나이가 들면서 혈압의 변동성이 증가하여 기립 시에 저혈압을 일으키기 쉽고, 식후에 저혈압 증상이 많아지며, 취침 중에도 혈압이 낮아지지 않는다.

평균 혈압은 연령이 증가함에 따라 함께 변화하며, 수축기 혈압은 연령이 증가함에 따라 계속 상승하지만, 이완기 혈압은 나이가 들면서 반대로 낮아지기 때문에 수축기와 이완기 혈압의 차이인 맥압은 나이와 함께 커진다. 이 맥압의 증대는 심혈관질환 발현의 한 예측인자이기도 하다.

미국에서는 심장혈관질환이 사망률 1위인 경우가 더 많지만,

우리나라에서는 지금까지 뇌혈관질환으로 사망하는 경우가 더 많았다. 그러나 최근 들어 심장혈관질환 사망률이 높아지고 있는데, 잘 조절되지 않은 고혈압과 관련이 있다고 볼 수 있다. 우리나라 성인 3명 중 1명이 고혈압 환자인데, 연령이 증가할수록 증가하여 65세 이상의 성인은 2명 중 1명이 고혈압 환자이다. 고혈압 환자는 혈압이 높을수록 심혈관질환 발생 확률이 증가하며, 일반인보다는 대체로 2배 정도 더 높다. 고혈압을 치료하면 뇌졸중은 35~40%, 심근경색증은 20~25%, 심부전은 50% 이상 감소한다. 그러나 가장 큰 문제는 진단과 치료가 제대로 되고 있지 않다는 점이다.

최근 미국에서는 고혈압 환자이면서 이를 모르고 있는 사람이 30%나 되고 고혈압을 치료하여 목표 혈압 이하로 도달한 사람은 겨우 34%에 지나지 않는다고 한다. 이러한 결과는 우리나라도 크게 다르지 않다고 여겨지므로 고혈압을 적극적으로 진단하고 치료하는 일이 뇌졸중과 심장질환으로 인한 사망률을 줄이는 중요한 전제 조건이라고 할 수 있다.

고혈압의 치료

고혈압 치료의 목표는 단순히 혈압을 떨어뜨리는 것이 아니라 고혈압에 동반하여 생기는 심혈관질환의 예방이다. 고혈압을 치료하면 혈압 자체의 상승에 의한 합병증인 뇌졸중은 약 40% 감소하고, 고혈압의 동맥경화성 합병증인 관상동맥질환은 약 8~16%

감소한다. 고혈압 치료제를 복용하는 주목적은 뇌졸중, 심부전, 관상동맥질환, 만성신부전증, 망막증 등의 합병증을 예방하기 위함이다.

항고혈압 약물치료의 목표는 혈압을 140/90mmHg 이하로 떨어뜨리는 것이다. 혈압은 낮을수록 좋지만 치료 경비와 약물 부작용을 고려하여 목표 혈압을 정한다. 당뇨가 있는 경우 140/85mmHg 이하로, 심뇌혈관질환이 동반되어 있거나 하루 1~2mg 이상의 단백뇨를 동반한 신질환이 있는 경우에는 130/80mmHg 이하로 더 낮게 유지하도록 하고 있다. 하지만 약물복용으로 모든 것을 해결하려 해서는 안 된다. 비약물요법인 생활 습관 개선 또한 혈압을 떨어뜨리는데 중요한 역할을 한다. 특히 고혈압에 지질이상, 당불내성 등이 동반된 경우 더욱 중요하다. 생활 습관은 갑자기 개선하기보다는 환자 스스로 잘 적응할 수 있도록 천천히 바꾸어 나가는 것이 좋다. 소금 섭취 감량, 체중 감소, 규칙적인 운동, 적당량의 음주 등을 함께 시행하면 뚜렷한 혈압강하 효과를 기대할 수 있다.

얼마 전 건강검진차 필자를 찾아온 환자 중에 혈압이 높다는 진단이 나와 약물치료와 운동 및 식이 개선으로 고혈압을 치유해 나갈 것을 권했었다. 하지만 그는 고혈압 진단을 받았다는 사실보다 평생 약을 먹어야 한다는 생각에 '나쁜 생활 습관을 고치도록 노력할테니 다음에 약을 처방하면 안 되나요?' 하고 거부감을 나타내면서 약 먹는 것을 꺼려했다. 물론 약은 되도록이면 먹지 않을수록 좋다. 하지만 고혈압은 조기에 치유할수록 혈관 벽에 미치는 영향이 적어 동맥경화증이나 심장질환 등이 생기는 것을 막을 수 있기 때문에 혈압약 복용은 일종의 종신보험이나 자동차보험을 든 것과 같다고 생각하면 된다.

　60세 이상의 고령자는 혈압의 상한을 140/90mmHg 이하로 유지하도록 하면서, 동시에 이완기 혈압은 70mmHg 이상으로 조금 높게 설정하여 보다 신중한 혈압 조절이 필요하다. 이는 고령자 고혈압을 대상으로 하는 대규모 임상 연구 결과, 실제로도 과도한 혈압강하에 의해 뇌경색이 발생하거나 어지럼증, 현기증 등을 자주 경험하는 경우가 많이 나타나 조금 높은 혈압 유지가 유리할 것으로 판단되었다. 대부분의 사람들이 혈압약을 한 번 복용하기 시작하면 평생 먹어야 하는데 약을 끊으면 혈압이 다시 올라가기 때문이다. 아쉽게도 현재까지 개발된 고혈압 치료제는 고혈압이란 병을 없애지는 못하고, 단지 혈압을 낮추기만 한다. 따라서 약효가 사라지면 혈압이 다시 상승할 수밖에 없다. 눈이 나쁜 사람이 안경을 쓰면 시야가 훨씬 잘 보이지만, 그렇다고 해서 한 번 나빠진 시력이 좋아지는 것이 아닌 것과 같은 이치다. 고혈압이 생긴 원인을 제거한다면 당연히 고혈압이 없어지고, 고혈압 치료제도 필요 없게 되지만, 이러한 경우는 그다지 흔치 않다.

　많은 환자들이 평생 약을 먹어야 한다는 사실을 쉽게 받아들이려 하지 않지만, 노년에 중풍이나 협심증과 같은 무서운 심장질환을 예방할 수 있다면 하루에 한 번 정도 약을 먹는 것은 아주 작은 수고에 지나지 않는다는 것을 명심하자.

고혈압을 물리치는 건강한 생활 습관

고혈압은 생활 습관병 중의 하나이다. 생활 습관의 개선에는 식사요법, 특히 저염식, 운동요법, 체중 관리가 중요하다. 염분 섭취를 제한하고, 음주를 자제하며, 운동을 규칙적으로 하는 것이 혈압 조절에 효과적이다. 특히 비만인 사람은 혈압을 낮출 수 있도록 반드시 체중 조절을 해야 한다. 평상시 생활 습관만 잘 조절해도 복용하는 약제의 용량과 종류를 줄일 수 있다.

첫째, DASH의 건강 식사법을 지켜라.

DASH는 Dietary Approaches to Stop Hypertension의 약자로 미국 심폐혈관연구소에서 혈압을 낮추기 위해 제시한 식사요법이다. DASH는 포화 지방과 콜레스테롤, 총지방 섭취를 줄이고 과일과 채소, 저지방 섭취를 강조한 식사법이다. DASH가 강조하는 채소와 과일에는 칼륨이 많이 함유되어 있는데 칼륨은 혈압을 높이는 이유가 되는 소금을 몸 밖으로 배출하여 혈압을 낮추는 기능을 한다. 칼륨이 많은 대표적인 채소와 과일은 아욱, 부추, 시금치, 토마토, 키위 등이다. 점심에 과일과 채소를 많이 먹는다면 고혈압을 낮추는 데 도움이 될 것이다.

둘째, 소금은 1일 6g 이하로만 섭취하자.

DASH 건강법에는 소금을 줄이는 방법도 권하고 있다. 혈압을 낮추기 위해 가장 먼저 소금 섭취량을 줄이도록 한다. 하지만 우리는 하루 동안 소금을 얼마나 먹는지 인지하지 못하고 산다. 잠자는 시간 10분도 아쉬운데 언제 소금량을 측정해 정해진 양만큼만 먹고 있겠는가? 거기다 항상 바쁜 생활 때문에 사먹는 음식에 의존할 수밖에 없는데 사먹는 음식에 얼만큼의 소금이 들어가 있는지는 더더욱 알기 어렵다. 그렇더라도 소금은 적게, 싱겁게 먹도록 노력할 필요가 있다.

셋째, 과식하지 말고 정해진 양만큼 먹자.

비만은 모든 질병의 근원이 된다. 몸무게가 늘어나면 더 많은 산소와 영양공급을 필요로 하기 때문에 혈관의 압력이 증가할 수 있다. 식사량을 한꺼번에 줄이려 노력하다가는 오히려 스트레스를 받아 폭식을 할 수 있으므로 조금씩 양을 줄이되 항상 정해진 양을 소식하는 습관이 필요하다. 또한 식사법 못지않게 중요한 것은 운동이다. 규칙적인 운동은 심장뿐만 아니라 다른 모든 질병을 예방하고 극복하는데 효과적이다. 주 5일 이상, 하루에 30~50분의 운동이 건강한 30년을 좌우한다.

좋은 습관이 만드는 혈압강하 효과는 체중 감소로 정상 체중을 유지하면, 혈압을 5~10mmHg/10kg 감소하는 효과를 가져올 수 있다. 건강 식사법을 다음과 같이 지키면 혈압을 구체적으로 내릴 수 있다. ① 포화 지방산을 제한하고 야채, 채소, 저지방 유제품 섭취를 늘린다, ② 소금은 하루 섭취량을 6g 이하로 줄인다, ③ 운동량을 증가시켜 하루에 30분 이상 매일 속보와 유산소 운동을 꾸준히 한다, ④ 음주를 하루 30mg 이하로 하되, 특히 여자와 마른 남자는 15mg 이하로 한다.

악성 고혈압을 위한 새로운 치료 시술, 신동맥 교감신경 절제술

고혈압 환자 중 혈압 조절을 위해서 항고혈압 약제를 충분히 투여함에도 불구하고, 혈압이 목표치에 도달하지 못한 경우를 불응성 혹은 저항성 고혈압이라고 한다. 특히 3가지 이상의 항고혈압 약제를 투여함에도 수축기 혈압이 160mmHg 이상이면서 혈압이 잘 조절되지 않는 경우가 해당되는데, 이런 환자는 고혈압 합병증의 위험성이 급격하게 증가한다.

이런 경우에는 반드시 이차성 고혈압 유무, 약제 복용의 부족, 혈압 측정의 문제점 등을 감별하고 그럼에도 혈압이 지속적으로 관리가 잘 되지 않을 경우에는 신장동맥의 교감신경을 절단하는 신동맥 전극도자 절제술을 받도록 한다. 최근에 개발되어 현재 활발하게 연구가 진행 중으로 시술 후 혈압이 의미 있게 감소하여 상당한 기대감을 갖게 한다.

인체의 혈압은 여러 장기 중, 특히 신장에서 조절되며 신장 내 교감신경이 중요한 역할을 한다. 시술은 마취 하에 사타구니 대퇴동맥을 천자하여 도관을 이용한 전극도자를 신동맥에 삽입한다. 전극도자를 통한 전기적 소작술이 양쪽 신동맥에 시행되며 시술 시간은 통상 30~60분이 소요된다. 시술 전 신동맥의 협착이나 신기능의 수준을 평가하여 적합한 환자를 선택하는 것이 필수적이다. 시술 후 혈압 감소는 즉시 일어나지 않고 수 주일에서 수개월이 소요된다. 항고혈압 효과는 1년 뒤 평균 27~30mmHg 정도 감소하여 매우 효과적인 것으로 밝혀졌다.

시술 후 혈압강하에 시간이 걸리는 이유는 명확하진 않지만, 교감신경, 말초 저항, 레닌, 수분 및 염분 조절에 몸이 적응하는데 시간이 걸리기 때문인 것으로 알려졌다. 아직 장기간의 효과에 대한 연구가 진행 중이지만 상당한 기대를 갖기에는 충분한 것으로 생각된다.

당뇨병이란?

한글 창제를 둘러싼 경복궁 집현전 학사 연쇄살인사건을 다루었던 드라마 〈뿌리 깊은 나무〉를 보면 세종대왕은 우리가 상상하는 것처럼 온화하고 어진 인물만은 아니었던 것 같다.

조선 역사상 가장 위대한 왕으로 손꼽히는 세종대왕은 역사적으로는 위대한 인물이지만 의사의 입장에서 봤을 때는 참으로 골치 아픈 환자가 아닐 수 없다. 세종은 어려서부터 고기 먹는 것을 좋아해 끼니마다 고기가 올라오지 않으면 수저를 들지 않았고 식성이 좋아 하루 4끼의 식사를 했다. 오죽 고기를 좋아했으면 아버지 태종이 자기가 죽은 뒤, 삼년상을 치르는 예에 따라 상중에 고기를 먹지 못하면 행여 몸이 약해질까봐 자신의 상중이라도 세종은 고기를 먹도록 허락하는 웃지 못할 유언을 남겼을까. 하루 4끼 식사에 육체적인 운동을 필요로 하지 않았던 궁중 생활을 상상해 보면 세종의 비대한 몸이 건강했을 리가 없다. 세종은 30세를 전후로 해서 소갈증에 시달려 허리띠가 흘러내릴 정도로 체중이 급격히 감소하고 안질을 앓아 눈이 급격히 나빠졌다. 세종을 평생 괴롭히던 이 병은 오늘날 현대 의학에서 일컫는 당뇨병과 증상이 아주 비슷하다. 이러한 증상은 동의보감에 실린 허준의 당뇨 시에서도 잘 나타나 있다.

물만 쉴 새 없이 찾고 오줌 또한 멎지 않네/그 원인 찾아보니 한두 가지 아니로세/술을 즐겨 마시고 고기 굽고 볶았으며/술 취한 뒤 방사하고 노력 또한 지나쳤네/물 마시고 밥 먹는 것 날을 따라 늘어나나/살은 점점 빠져가고 정액과 골수 마른다네/꿀과 같은 단 오줌은 기름과 같이 미끄럽고…….

당뇨병은 심혈관질환의 위험요인으로 잘 알려져 있으며 생활습관의 변화로 인해 그 발생률이 점차 증가할 것으로 추측한다. 역학 연구에 의하면 당뇨병이 없는 사람에 비해 당뇨병 환자에서 심혈관질환 발생률이 2~6배 높고, 당뇨병 환자에서 심장병이 발생하면 그 예후도 더 나쁘다. 전체 당뇨병 환자의 90~95%는 제2형 당뇨병이며, 주로 중년과 노년에 발생한다. 주원인은 우리 몸에서 혈당을 조절하는 호르몬인 인슐린에 대해 말초조직의 내성이 생기는 인슐린 저항성과 인슐린 생산의 부족으로 설명되는데 복부 비만과 유전 때문이다. 많은 사람들이 설탕이나 과자처럼 단 음식을 많이 먹으면 당뇨병이 생기는 것으로 알고 있지만 음식의 종류보다는 영양과다 즉, 복부 비만이 가장 중요한 위험인자이다.

당뇨병은 인슐린의 분비량이 부족하거나 정상적인 기능이 이루어지지 않는 등 대사질환의 일종으로, 갈증 때문에 물을 많이 마시거나 아무런 이유 없이 음식을 많이 먹는데도 살이 빠지면 당뇨를 의심해 봐야 한다. 당뇨병의 진단은 만성적인 고혈당을 확인하고 더불어 환자의 증상, 임상 소견, 가족력, 체중 변화 등의 여러 가지 요소를 종합해서 판단한다. 당뇨병은 보통 비만과 고혈압 및 고지혈증이 동반되는 경우가 많아 기본적으로 동맥경화의 발병률이 높고 진행 속도도 빠른 편이다. 또한 심근경색이나 협심증 또는 뇌졸중 같은 동맥경화에 의한 질병의 발현 빈도가 높으며, 치료 예후도 좋지 않아 동맥경화의 주요 위험인자로 분류된다. 그러므로 당뇨병 역시 적극적으로 치료해야 한다. 특히 고지혈증 치료 가이드라인을 제시한 NCEP-ATP III에 따르면 당뇨병은 관상동맥혈관질환을 가지고 있는 환자의 위험도와 같은 수준의 위험인자로 간주된다.

현실적으로 경구당부하 검사는 시행이 불편하므로 대부분 진단을 위해서는 공복 상태의 혈장 포도당 농도 검사로 재검을 하게 된다. 무증상이지만 당뇨병 진단을 위한 검사가 필요한 대상군으로는 과체중이거나 비만이며, 당뇨병 위험인자를 하나 이상 가진 성인으로, 제2형 당뇨병을 발견하기 위해서나 향후 당뇨병 발병을 예측하기 위해 HbA1c 또는 공복 혈장, 경구당부하 검사 2시간 후 혈장 혈당 검사를 시행해야 한다. 당뇨병 위험인자가 없을 경우에는 45세부터 진단 검사를 실시한다. 만약 검사 결과가 정상일 경우, 최소한 3년 간격으로 재검사를 실시한다. 당뇨병 발병 위험이 높은 사람은 심혈관 위험인자 동반 유무를 조사하고 발견된 위험인자에 대한 치료를 한다.

당뇨병의 진단

2019년 미국당뇨병학회[ADA] 진단 기준에 따르면 당뇨병을 진단하는 기준은 총 4가지로 한 가지 증상만 나타나도 당뇨병으로 진단한다.

① 8시간 이상 금식한 후 혈장 포도당 농도가 126mg/dL 이상인 경우, ② 75g 경구당부하 검사에서 2시간 후 혈장 포도당 농도가 200mg/dL 이상인 경우, ③ 당화혈색소[HbA1c]가 6.5% 이상인 경우, ④ 당뇨병의 전형적인 증상(다음, 다뇨, 원인을 알 수 없는 체중 감소)이 있고, 음식 섭취와 무관하게 측정한 혈장 포도당 농도가 200mg/dL 이상인 경우

당뇨병 치료

당뇨병 환자에서 엄격한 혈당 조절이 필요한 이유는 만성 합병

증을 예방하고 그 진행을 늦추는데 있다. 특히 심혈관질환은 당뇨병 환자의 사망과 직결되며, 생활 습관이 서구화됨에 따라 당뇨병 유병률의 증가와 함께 급속도로 증가하는 추세에 있다.

당뇨병 환자들은 비당뇨병 환자보다 고혈압의 유병률이 더 높으며, 고혈압과 당뇨병은 심혈관계질환의 이환율과 사망률에 상승적으로 작용한다. 따라서 당뇨병 환자에서 혈압 조절은 보다 적극적으로 해야 하며, 수축기 혈압 130mmHg 미만, 이완기 혈압 80mmHg 미만으로 조절할 것을 추천하고 있다. 또한 당뇨병 환자들에서는 이상지혈증이 자주 동반되는데, LDL 콜레스테롤과 중성 지방의 상승, HDL 콜레스테롤의 감소이다. 당뇨병 환자에서 LDL 콜레스테롤의 목표치는 100mg/dL 이하로 제시하고 있으며, 130mg/dL 이상인 경우는 식이요법과 함께 약물치료를 병행해야 한다.

현재 추천되는 혈당 조절 지침은 공복 혈당을 정상으로 유지하면서 당화 혈색소는 7.0% 미만이며, 급성 심혈관계질환 발생 시 또는 관상동맥 중재시술 시에는 보다 적극적인 혈당 조절이 필요하다.

당뇨병 치료, 건강한 습관이 중요하다

최근 대한당뇨병학회 조사 결과에 의하면 30세 이상 성인의 약 10.1%가 당뇨병 환자이며 19.9%가 당뇨병 전 단계 환자로, 1970년대 0.5~1%에 불과했던 환자가 증가한 데에는 변화된 생활 습관이 한 몫을 했다고 본다.

당뇨병의 치료 목표는 양호한 혈당을 유지하고, 체중과 혈청 지질 및 혈압을 조절·유지하고 가능한 한 건강한 사람과 같이 일상생활을 즐길 수 있는 여건을 만들어 관리해 주는 것이다. 동시에 당뇨병으로 인한 만성 합병증의 발생을 예방하여 그 진행을 저지하는 것이 중요하다. 당뇨병은 식사요법, 운동요법, 약물요법으로 치료한다. 당뇨병 치료제로는 경구 혈당강하제와 인슐린이 있다. 어느 것을 시작해도 약물을 투여할 때에는 소량으로 시작하여 서서히 늘리는 것이 안전하다.

당뇨병 환자의 식사요법은 총섭취량을 줄이는 것이 좋다. 정상 체중에 이상적인 체중 1kg당 25~30kcal를 권장한다. 하지만 대부분의 환자들은 운동량이 충분하지 못하기 때문에 보통 30kcal 이상을 필요로 하는 경우는 드물다. 탄수화물, 단백질, 지방의 비율은 60 : 15~20 : 20~25로 한다. 대부분의 환자에게서 비타민이나 미네랄을 따로 보충할 필요는 없다. 단번에 이상적인 식사를 목표로 하는 것보다는 혈당치, 체중, 혈당 지질, 혈압 조절 추이 등을 종합적으로 평가하여 식사요법 프로그램을 장기적으로 개인에 맞게 변경해 나가는 것이 중요하다.

당뇨병을 다스리는 결정적인 열쇠는 좋은 생활 습관에 있다. 구체적인 실천사항으로 당뇨병을 관리하는 지혜를 알아보자.

우선 정해진 양만 먹는다. 당뇨병에 걸린 사람 중에는 대식가가 많다. 한 숟가락만 더, 남은 밥을 싹 비우다 보면 혈당은 높아지고 비만을 불러 일으키게 된다. 내가 먹던 양에서 조금만 줄여 정해진 양만큼만 먹는 습관을 들인다면 과식을 예방할 수 있을 것이다. 허리둘레를 항상 체크해 두자. 당뇨의 주원인이 복부 비만에 있는 만큼 당뇨병 환자들에게 허리둘레는 민감한 사항이 아닐 수 없다. 귀찮더라도 규칙적으로 자신의 허리둘레를 측정하는 습관을 들여 몸에 긴장을 주도록 한다.

운동요법은 혈당과 혈압을 조절할 뿐만 아니라, 삶의 질을 결정하는 아주 중요한 치료 부분이다. 지속적인 운동만큼 습관성질환 예방에 좋은 것은 없다. 더욱이 운동을 지속적으로 하게 되면 적게 생산되던 인슐린 양이 증가하고 생산된 인슐린의 효율이 높아져 당뇨병 발현 예방에도 효과적이다. 퇴근길 두 정거장 전에 미리 내려 집까지 걸어간다면 헬스장보다 더 나은 운동 효과를 기대할 수 있을 것이다.

당뇨병 환자에서의 심장병

당뇨병 환자에게서 위험인자들에 대한 관리를 통해 심혈관질환의 위험을 감소시키는 것이 잘 증명되어 있지만 심혈관질환을 완벽히 예방할 수 있는 방법은 없다. 따라서 당뇨병 환자에서는 심혈관질환을 조기에 진단하는 것이 무엇보다 중요하다.

당뇨병 환자의 관상동맥질환은 전형적인 협심증으로 나타나는 경우가 많다. 그러나 당뇨병성 신경병증을 가진 당뇨병 환자들의 경우 협심증의 비전형적인 증상을 호소하는 경우가 있고, 무증상

심근경색증의 분포가 비당뇨병 환자보다 높아 당뇨병 환자에서 관상동맥질환을 진단하는 어려움과 치료의 지연을 가져오는 경우가 있다.

비협심증의 증상들은 호흡곤란, 구역, 구토, 발한, 혈당 조절 부전, 피로감 등으로 이러한 증상을 설명할 수 있는 뚜렷한 다른 원인을 찾지 못하는 경우에는 의심해야 한다. 미국, 유럽 등 여러 국가마다 심장 검사가 필요한 당뇨병 환자의 범위에 대한 해석을 달리 하고 있으나, 공통적으로 흉통 등의 심장 증상이 있거나, 안정 시 심전도의 이상 소견을 보이거나, 다수의 심혈관계 위험인자들을 가진 환자의 경우에는 심장 검사를 해야 한다.

최근 미국의 NCEP-ATP III에서 제시한 고지혈증 치료 지침에 따르면 당뇨병은 관상동맥질환을 갖는 것과 동일한 위험인자로 평가하고 있어 당뇨병 환자에 대한 선별 검사의 필요성에 대한 관심이 증가하고 있다.

일반적으로 당뇨병 환자가 ①말초동맥질환, ②뇌혈관질환, ③허혈성 심질환의 심전도 소견, ④ 다섯 가지 위험인자 중 2가지 이상의 위험인자를 갖는 경우(총콜레스테롤 240mg/dL 이상, LDL 콜레스테롤 160mg/dL 이상 또는 HDL 콜레스테롤 35mg/dL 미만, 고혈압, 흡연, 조기 심장병의 가족력, 미세단백뇨/단백뇨 양성 소견)에 비침습적 심장 검사를 시행할 것을 권하고 있다.

비침습적 심장 검사로는 운동부하 검사, 심근관류 스캔, 심근부하 심초음파 검사, 최근에는 관상동맥 CT를 이용하기도 한다. 그러나 이러한 검사들은 대규모 연구 등의 자료에 근거한 것이 아니라 전문가들의 의견을 종합한 견해라는 약점이 있다.

당뇨병 환자는 결국 심장병으로 사망한다

낭뇨병 환자는 흔히 망막, 신장, 신경 등의 미세혈관에 나타나는 합병증으로 인해 고생하는 경우가 많은 것으로 알려져 있지만, 실제로는 동맥경화로 인한 큰 혈관의 합병증 때문에 더 많이 사망하게 된다. 이처럼 당뇨병 환자의 가장 흔한 사망원인은 심혈관질환으로 당뇨병이 없는 사람에 비해 남자의 경우에는 2~3배, 여자의 경우에는 3~5배 위험도가 높다.

당뇨병 환자들은 인슐린 저항성, 고지혈증 그리고 복부 비만 등의 심혈관질환 발현에 나쁜 영향을 줄 수 있는 인자들을 동반하는 경우가 흔하다. 이런 경우에는 심혈관질환이 발병하면 병이 심각하고 진행이 빠른 편이이서 치명적인 합병증의 빈도가 높아 예후가 매우 나쁜 것으로 알려져 있다. 따라서 당뇨병 환자들은 혈당의 조절뿐만 아니라, 인슐린 저항성과 밀접한 연관이 있는 고혈압, 고지혈증, 비만, 과다응고, 당뇨병성 신증 등 동맥경화증을 촉진시키는 여러 가지 위험인자를 같이 조절해 주는 것이 무엇보다도 중요하다.

심장병 환자들은 자신의 건강을 너무 과신하거나 바쁘다는 핑계로 검사를 미루다가 병이 상당히 진행되고 나서야 찾아와서 매우 안타깝다. 자신을 위해 잠깐의 시간을 할애하는 것이 앞으로 남은 건강수명을 좌우할 수 있다는 것을 잊지 말자.

고지혈증 치료가 생명을 연장한다

고지혈증이란?

고지혈증은 피 속에 기름이 비정상적으로 많아진 상태를 말한다. 콜레스테롤과 중성 지방의 수치가 비정상적으로 높아지면 고지혈증으로 진단한다. 콜레스테롤은 우리 몸에 없어서는 안 될 중요한 성분 중 하나이지만 과다한 혈중 콜레스테롤은 동맥경화를 유발하는 원인으로 심근경색이나 협심증 등 심혈관질환이 생기게 하는 일등 공신이다. 물론 HDL 콜레스테롤은 많을수록 동맥경화증의 발현을 억제하므로, 단순히 고지혈증이 병이라기보다는 이상지혈증이라고 정의하는 것이 더 적합한 표현이기는 하지만 독자들의 이해를 쉽게 하기 위해 고지혈증으로 한다.

기름진 음식의 과다 섭취는 콜레스테롤을 높여 고지혈증에 걸리기 쉽게 한다. 30년 전과 비교했을 때 한국인의 총음식 섭취량에는 큰 변화가 없으나 지방 섭취는 확연히 늘었다. 혈중 콜레스테롤 농도는 20세를 전후하여 증가하기 시작한다. 고지혈증이 주로 남성에게 더 많다고 생각하는데, 여성은 폐경 이후에 콜레스테롤 농도가 급격하게 증가하므로 더 주의를 기울여야 한다. 또한 고혈압이나 당뇨병 등 다른 위험인자를 가지고 있는 환자들의 경우에는 심근경색증의 빈도가 더 커지므로 1~2년에 한 번씩은 콜레스테롤 검사를 해보는 것이 좋다.

고지혈증은 '침묵의 병'이라 불릴 만큼 별다른 증상이 없다. 하지만 고지혈증이 어느 정도 진행된 상태에서는 몇 가지 증상이 나타난다. 눈꺼풀 가장 자리에 피부가 노랗게 튀어 나오거나 각막 가장 자리에 흰테가 나타나면 고지혈증을 의심해야 한다. 또한 손바닥에 노랗게 줄무늬가 생기거나 손등이나 무릎에 노란 두드러기 증상이 나타날 때도 병원을 찾아가 정확한 진단을 받도록 한다.

고지혈증의 진단

일반적으로 고지혈증은 총콜레스테롤 수치가 240mg/dL 이상, 중성 지방 수치가 200mg/dL 이상인 경우를 말한다. 권장되는 혈중 지질의 적정 수준은 총콜레스테롤 200mg/dL 미만, 중성 지방 150mg/dL 미만, LDL 콜레스테롤은 130mg/dL 미만, HDL 콜레스테롤은 40mg/dL 이상으로 유지하는 것이 바람직하다.

이러한 고지혈증에 대한 기준은 인종 간 차이가 존재하며, 우리나라 사람을 대상으로 한 연구 결과에 따르면 총콜레스테롤이 190mg/dL일 때부터 통계적으로 심혈관질환의 위험도가 증가하는 것으로 나타났다.

고지혈증의 원인은 지방

콜레스테롤은 중성 지방과 함께 우리 몸의 대표적인 '지방'이다. 그러나 중성 지방과는 역할이 조금 다른데, 중성 지방은 포도당과 더불어 인체에서 중요한 에너지원으로 사용된다. 그러나 콜레스테롤은 에너지원으로 쓰이지는 않는다. 콜레스테롤은 세포막의 중요한 구성 성분으로 손상된 세포를 복구하는데 이용되고, 성호르몬과 부신피질호르몬의 중요한 원료가 된다.

혈중 콜레스테롤 농도가 높아지면 동맥경화가 발생할 위험이 높아진다. 혈중 총콜레스테롤 수치가 1% 상승하면 심혈관질환에 의한 사망률이 2~3% 상승한다는 역학 연구 결과가 있다. 높은 콜레스테롤이 허혈성 심질환의 빈도를 높여 수명에 나쁜 영향을 미친다는 것은 부정할 수 없는 사실이다.

일반적으로 콜레스테롤의 좋지 않은 점만을 강조하다 보니 병원을 찾아오는 많은 환자들이 콜레스테롤은 무조건 나쁘다고 오해하고 있는 경우를 종종 보게 된다. 하지만 콜레스테롤이 무조건 몸에 나쁘다는 것은 잘못된 생각이다. 콜레스테롤은 몸에 없어서는 안 될 중요한 성분 중 하나로 몸이 생명을 유지하는데 필요한 모든 세포막을 구성하고 여러 가지 호르몬을 합성하는 역할을 한다.

콜레스테롤의 종류에는 동맥혈관에 나쁜 지방들을 쌓아 놓는 나쁜 저밀도 지단백 콜레스테롤LDL, low density lipoprotein과 이를 부지런히 청소하는 좋은 고밀도 지단백 콜레스테롤HDL, high density lipoprotein 두 가지가 있다. 용어가 길기 때문에 LDL 콜레스테롤과 HDL 콜레스테롤로 표기하였다.

그렇다면 HDL 콜레스테롤은 왜 좋은 콜레스테롤일까? 사람의 혈청 안에는 5가지 지방질 즉 콜레스테롤, 콜레스테롤 에스터, 중성 지방, 인지질, 지방산이 있다. 지방질은 물에 녹지 않기 때문에 단백질로 둘러싸인 채로 혈중에 퍼져서 우리 몸속을 돌아다니는데 이런 지방과 단백질의 결합체를 지단백이라고 부른다. 이 지단백 중에서 HDL 콜레스테롤은 조직이나 동맥혈관 벽의 과잉 콜레스테롤을 간으로 운반하여 혈중에서 제거하는 역할을 한다. 쉽게 말하면 혈관 벽에 쌓인 찌꺼기들을 청소해 주는 청소부인 셈이다. 그렇기 때문에 HDL 콜레스테롤은 오히려 수치가 낮으면 관상동맥질환에 걸릴 위험이 높게 된다.

고지혈증을 이상지혈증이라고 정의하는 이유도 HDL 콜레스테롤 때문이다. HDL 콜레스테롤이 열심히 혈관을 청소해 두면 콜레스테롤을 다시 옮겨오는 나쁜 콜레스테롤이 있다. 이 콜레스테롤이 저밀도 지단백 콜레스테롤인 LDL 콜레스테롤이다. LDL 콜레스테롤은 전신의 혈관에 콜레스테롤을 운반하여 혈관의 동맥경화증에 관여한다. 최근에는 총콜레스테롤보다 오히려 LDL 콜레스테롤의 수치가 더욱 중요하게 간주되고 있다.

고지혈증에 영향을 미치는 요인이 하나 더 있다. 최근에서야 그 위험성이 강조되고 있는 중성 지방이다. 아무래도 콜레스테롤의 위험성만 익숙하게 들어온 독자들로서는 중성 지방이 생소하게 느껴질 수도 있을 것이다. 중성 지방은 콜레스테롤과 마찬가지로 혈액 속에 있는 지방의 일종이다. 우리가 음식을 먹은 칼로리 중 지금 당장 필요치 않은 칼로리는 중성 지방 형태로 주로 피하 지방에 축적되어 열량을 한번에 많이 필요로 할 때나 전체 열량이 부족할 때 쓰인다. 쉽게 말해 중성 지방은 은행에 꾸준히 저축해 둔 적금과 같은 것이다. 물론 적금은 쌓이면 쌓일수록 밝은 미래를 열어 주지만 중성 지방은 쌓이면 쌓일수록 어두운 미래와 함께 돌연사의 위험을 가져올 뿐이다.

중성 지방과 콜레스테롤은 비슷하지만 다르다. 중성 지방은 에너지 생산에 원료가 되고 콜레스테롤은 세포의 외벽 보호와 호르몬 생산에 관여한다. 하지만 두 지방이 동맥경화를 유발하는 원인은 비슷하다. 중성 지방과 콜레스테롤이 높은 원인은 과식, 과음, 운동 부족 때문이다.

HDL 콜레스테롤

HDL 콜레스테롤은 지단백 중 크기가 가장 작고 밀도가 가장 높은 콜레스테롤이다. HDL 콜레스테롤은 죽상경화증에 있는 산화된 LDL 콜레스테롤을 간으로 운반하여 제거하는 좋은 기능을 가지고 있다. 많은 임상 역학 연구 결과에서 HDL 콜레스테롤의 저하는 관상동맥질환의 중요한 독립적인 위험인자라는 사실을 뒷받침한다.

낮은 HDL 콜레스테롤을 개선시킬 수 있는 방법으로는 규칙적인 운동과 금연 그리고 체중 조절이다. 규칙적인 유산소운동은 HDL 콜레스테롤을 3~9% 정도 증가시킬 수 있다고 한다. 추천되는 운동은 1주일에 최소 5회, 1회당 30분의 활발한 유산소운동이며, 최소한 8주 이상의 기간이 필요하다. 또한 금연을 하면 HDL

콜레스테롤을 약 4mg/dL 정도 증가시킬 수 있으며, 남성보다는 여성에서 효과가 크고, 특히 기저치 HDL 콜레스테롤이 높았던 경우에 효과가 크다.

비만은 HDL 콜레스테롤을 떨어뜨리고, 중성 지방을 높이는 것과 관계가 있다. 체중 감소와 HDL 콜레스테롤 간의 관계를 본 연구에서 1kg의 체중 감량당 HDL 콜레스테롤이 0.35mg/dL 정도의 증가를 보였다. 비만이거나 과체중인 경우 1주일에 0.45kg 정도의 체중 감량이 추천된다.

고지혈증 치료의 일반적 개념

고지혈증의 치료는 관상동맥질환을 예방하기 위한 1차 예방법과 이미 관상동맥질환을 가지고 있는 환자에게서 합병증 발생을 방지하기 위한 2차적인 예방 치료의 2가지 측면으로 나누어 생각할 수 있다.

고지혈증이란 앞에서도 언급했던 것처럼 대사성질환이다. 따라서 당뇨병처럼 일생을 두고 치료를 요하는 질환이다. 그러나 고지혈증이란 병은 그 자체가 증상이 없다. 동맥경화증에 기인한 관상동맥질환이나 뇌혈관질환이 발병해야만 그때 비로소 고지혈증을 뒤늦게 발견하는 수가 종종 있다. 가능하다면 모든 사람이 정기적으로 혈청 지방질과 HDL 콜레스테롤을 검사해 보는 것이 좋으며, 특히 동맥경화증으로 인한 관상동맥질환의 가족력이 있거나 위험인자가 많은 경우에는 반드시 검사를 하도록 한다.

고지혈증의 진단 및 치료 기준

미국에서 제시한 이상지혈증의 치료 지침인 NCEP-ATP III에 따르면 적정 LDL 콜레스테롤을 100mg/dL 미만으로 제시하였으며, HDL 콜레스테롤이 40mg/dL 미만인 경우 관리가 필요하다고 하였다. LDL 콜레스테롤의 상승은 관상동맥질환의 발생빈도를 증가시키는 주요한 원인인자로서 이상지혈증 치료의 1차 목표이다. 그러나 같은 콜레스테롤 수치를 가지고 있다고 하더라도 향후 위험인자를 얼마나 가지고 있는가에 따라 큰 차이가 있으므로, 위험도가 높은 환자에서 이상지혈증을 가지고 있을 경우에는 목표 콜레스테롤 수치를 보다 낮게 설정하여 적극적으로 치료해야 한다.

LDL 콜레스테롤을 낮추는 중요한 두 가지 방법은 생활 습관 개선의 생활요법과 약물요법이다. 생활요법은 포화 지방과 탄수화물 섭취의 제한, 체중 감량, 신체적 활동을 늘리는 것이 중요하다. 실제 생활요법은 총콜레스테롤이나 LDL 콜레스테롤 수치에 미치는 영향이 크지 않고, 약물요법과 비교하여 효과적이지 않지만 생활요법은 단순히 지질 수치를 개선시키는 효과 이외에 여러 기전을 통하여 심혈관계질환을 예방하는 효과가 있다.

중성 지방의 상승은 독립적인 관상동맥질환의 위험인자로 간주된다. 중성 지방을 상승시키는 원인들로는 과체중, 비만, 신체적 비활동, 흡연, 과도한 음주, 고탄수화물 식사(총섭취 열량의 60% 이상), 질환(제2형 당뇨병, 신부전, 신증후군 등), 약물(스테로이드, 에스트로겐, 레티노이드, 고용량의 베타 차단제)과 유전질환이 있으며,

실제로 임상에서는 대사증후군 환자들에게서 가장 흔하다. 이와 같이 중성 지방이 높은(≥200mg/dL) 환자에서는 비고밀도 콜레스테롤(Non-HDL cholesterol ; 총콜레스테롤-HDL 콜레스테롤) 수치를 이상지혈증의 2차적 치료 목표로 한다. 그러나 이미 언급했듯이 고중성지방혈증은 생활요법에 잘 반응하므로 약물치료에 앞서 2차적인 원인 제거와 생활요법을 충분히 시행하는 것이 맞다. 하지만 매우 높은 중성 지방 수치(≥500 mg/dL)를 보이는 경우에는 급성 췌장염을 예방하기 위해 약물요법을 병행해야 한다.

고지혈증의 약물치료

혈중 콜레스테롤의 대부분은 우리 몸에서 만들어지며, 20% 정도만 음식물 섭취에 의해서 얻을 수 있기 때문에 식이요법에 한계가 있다고 볼 수 있다. 따라서 기존에 심근경색증이나 협심증의 기존 질환이 있거나 발병 위험이 높은 환자의 경우에는 주저 없이 약물치료를 받아야 한다. 반면, 1차 예방을 위한 대부분의 고지혈증 환자는 우선 비약물요법을 3~6개월간 시행한다. 이 기간의 비약물요법에도 혈청 지질 수치가 정상화되지 않는다면 약물요법을 사용하게 된다. 일반적으로 혈중 콜레스테롤을 낮추기 위해서 사용하는 약제로는 부작용이 적고 효과가 뛰어난 스타틴이라는 효소 억제제를 가장 많이 사용하고 있다. 시중에 판매되고 있는 대부분의 약제가 이에 속한다고 볼 수 있다.

고지혈증에 대한 약물치료 시 치료에 대한 반응은 6~8주 후에 다시 평가하는데, 3개월 정도 단일 약제치료에 반응이 없으면 복합적인 약물치료를 고려해야 한다. 치료 중에 약간의 간 효소치가 증가하는 경우가 있을 수 있으나 임상적으로는 큰 의미가 없는 것으로 되어 있으며, 정기적으로 혈중 콜레스테롤 수치와 간 효소 수치를 체크하면서 약물을 복용하는 것이 좋다. 최근에는 강력한 지질 저하제들이 개발되어 대부분의 고지혈증 환자의 혈중지질 수치를 정상화시킬 수 있게 되었으므로 약물요법을 필요로 하는 경우에는 꾸준하고 적극적인 치료를 함으로써 가장 무서운 생활 습관병인 관상동맥질환이나 뇌혈관질환을 예방하는 것이 중요하다.

고지혈증 환자에서 약물치료, 특히 스타틴의 효과는 이미 표준 치료 중의 하나로 입증되어 임상에서 많이 사용되어지고 있다. 다만, 치료의 목표나 약제의 용량 및 대상 환자 선정에서는 논란이 있으므로 명백하게 결론을 내리기는 어렵다.

가장 최근에 발표된 안에 따르면, 고지혈증이 있는 환자에게 효과 대비 위험성을 따져서 효과가 더 높다고 판단될 경우, 즉시 스타틴 처방을 권하고 있다. 특히 심뇌혈관계질환이 이미 진단된 경우, 저밀도 지단백질이 190mg/dL 이상일 경우(40~75세 사이의 당뇨병 환자), 10년 내 심뇌혈관질환 발생 위험율이 7.5% 이상의 고위험 환자의 경우에는 아주 강력한 용량의 스타틴 사용을 해야 한다. 나머지 환자의 경우에는 임상적 효과가 입증된 것이 부족하므로 현재로선 효과 대비 위험에 근거하여 환자와 의료진이 결정하도록 한다.

다만, 위의 네 경우를 제외하고도 LDL 콜레스테롤이 160mg/dL 이상이거나 유전적인 고지혈증, 심뇌혈관질환의 가족력, 염증 수치와 관상동맥 석회화 수치가 높거나, 상완발목지수가 0.9 미만이거나 생활 습관이 위험하다고 판단될 경우에는 약물치료에 대한 적극적인 고려가 필요하다.

고지혈증의 식이요법

고지혈증은 일단 진단되면 평생을 두고 치료를 해야 하는 질병이다. 따라서 비약물요법이 매우 중요한 위치를 차지한다. 비약물요법으로는 식이요법, 운동요법, 2차적인 원인의 제거를 들 수 있다.

식이요법으로는 하루 콜레스테롤 섭취를 300mg 이하로 줄이며, 중성 지방이 증가되어 있는 경우에는 동물성 지방 섭취의 감소와 하루 섭취 칼로리를 제한하는 식이요법이 권장되고 있다. 식이요법은 처음에는 영양사나 전문가의 도움을 받는 것이 필요한데, 상당수에서 식이요법으로 조절이 가능하기 때문에 운동요법으로는 1주일에 3회 이상, 한 번에 30분 이상씩 조깅 정도의 운동이 권장되고 있으며, 중성 지방의 감소와 HDL 콜레스테롤의 증가에 도움이 된다.

이외에 2차적인 원인인 당뇨병을 갖고 있는 경우에는 혈당의 적당한 조절이 필요하며, 지나친 음주를 삼가야 한다. 우선 식사요법을 약 3개월간 실시한 후에 효과가 없을 때는 약물치료를 고려한다.

식사요법의 기본 원칙은 다음과 같다.

우선 정상 체중을 유지한다. 에너지 섭취량은 정상 체중을 유지하기에 적당한 정도로 조절하고, 과체중인 경우에는 평소보다 식사량을 줄인다.

포화 지방산의 섭취를 줄인다. 육류의 기름기, 닭껍질, 버터, 소세지, 베이컨, 치즈, 크림 등은 포화 지방산이 많기 때문에 참기름, 들기름, 콩기름, 낙화생유, 카놀라유 등을 사용한다. 그리고 팜유나 코코넛 기름, 쇼트닝, 캐슈넛 등은 피한다.

지방 섭취량을 줄인다. 지방은 총열량의 20% 미만으로 줄이며 그러기 위해서는 콩기름, 참기름, 들기름 등을 사용하되 하루에 3~4찻술 정도로 제한한다. 콜레스테롤 섭취량은 하루 300mg 미만으로 줄인다. 특히 달걀, 메추리알, 생선알, 육류나 생선의 내장, 오징어, 새우, 장어 등 콜레스테롤 함량이 매우 높은 식품은 1주일에 2~3회로 제한한다.

섬유소가 풍부한 식사를 한다. 신선한 채소나 과일, 잡곡, 현미, 콩류, 해조류 등을 충분히 섭취한다. 과다한 염분 섭취는 고혈압의 원인이 될 수 있으므로 염장 식품, 장아찌, 젓갈류, 자반 고등어, 포테이토칩, 인스턴트 식품 등을 피하며 소금, 간장, 된장 등은 평소 사용량의 절반 정도만 사용한다. 사탕, 꿀, 엿, 케이크, 과자, 아이스크림, 콜라, 사이다 등의 단당류 섭취는 되도록 줄이는 것이 바람직하다.

혈중 콜레스테롤을 낮추는 음식들 중 첫째, 양파는 피 속에 지질을 낮추고 심근경색증과 동맥경화를 예방하기 때문에 고지혈증은 물론 고혈압에도 좋은 음식이다. 둘째, 버섯은 콜레스테롤의 흡착을 방해해 혈관에 중성 지방이 쌓이는 것을 예방한다. 셋째, 가지는 모세혈관을 튼튼하게 해주고 콜레스테롤 수치가 높아지는 것을 막아주기 때문에 고지혈증에 좋은 음식이다.

고지혈증 치료의 1차 예방 효과

1차 예방 치료에 관한 연구는 심근경색증, 협심증, 중풍 등의 동맥경화증으로 인한 혈관질환의 과거력이 없는 사람들을 대상으로 고콜레스테롤혈증을 치료하였을 때 심장사와 심근경색증의 빈도를 줄일 수 있을 것인가에 관한 연구이다. 최근 대규모 임상연구에서 밝혀진 바로는 혈중 총콜레스테롤이 250mg/dL 이상인 45~65세의 남자를 대상으로 5년 동안 고콜레스테롤에 대한 약물치료를 해온 결과 약물치료를 받아온 환자군에서 심장사와 심근경색증의 빈도를 치료하지 않은 환자군보다 31%까지 낮출 수 있었다.

그 후에 또 다른 대규모 임상 연구에서는 치료 범위를 혈중 총콜레스테롤치를 184~264mg/dL까지로 확대해서, 남자 45~73세, 여자 55~73세 환자군을 대상으로 5년간 장기 약물치료를 해온 결과 역시 심장사와 심근경색증, 협심증의 발병률을 37%까지 낮출 수 있었다.

따라서 남자 45세, 여자 55세 이상에서 혈중 콜레스테롤이 비정상적으로 높은 경우에는 적극적인 약물치료를 받는 것이 장기적인 예방 치료 효과를 얻을 수 있다. 물론 아무 증상 없이 평생 동안 약을 먹는다는 것이 쉬운 일은 아니지만, 콜레스테롤이 다량 함유된 여러 가지 보신 음식을 선호하거나 보약을 먹는 것보다 오래 사는데 훨씬 도움이 된다는 점을 강조하고 싶다.

고지혈증 치료의 2차 예방 효과

2차 예방 치료는 이미 동맥경화증에 의한 혈관질환을 앓고 있는 환자의 경우에는 혈중 콜레스테롤 수치를 적극적으로 낮춤으로써 2차적으로 발생할 수 있는 여러 가지 합병증을 줄이자는 데 목적이 있다. 심근경색증이나 협심증이 있는 환자에서 콜레스테롤 치료 효과는 이미 여러 임상 연구에서 증명되었다. 총콜레스테롤 수치의 경우 200mg/dL 이하로, LDL 콜레스테롤의 경우는 70mg/dL 이하로 낮게 조절하는 것이 사망, 심근경색증, 뇌경색의 재발을 줄일 수 있다고 하였다.

최근에는 심장질환이 있거나 심혈관질환의 위험성이 매우 높은 사람에게는 LDL 콜레스테롤을 70mg/dL 이하로 낮추라고 권하고 있어 더욱더 강력한 조절을 요구하고 있다. 실제로 혈중 콜레스테롤이 낮다고 해서 우리 몸에 해롭다는 증거는 현재까지는 없다. 따라서 기존의 동맥경화성 혈관질환이 있는 환자의 경우에는 콜레스테롤 치료가 가장 중요한 치료 중 하나라는 것을 명심하여야 한다.

Q & A

고기를 잘 먹지 않는데도 콜레스테롤이 높다?

'선생님, 전 정말 고기를 잘 먹지 않아요' 그는 억울함을 호소했다. 진료를 하다 보면 가끔 고기를 좋아하지 않는 환자들에게서도 높은 콜레스테롤이 진단되는 경우가 있다. 고지혈증 환자 중 한 분은 지난 20년간 한 번도 고기를 먹지 않았다며 황당해 하는 환자가 찾아온 적이 있다. 이 환자의 경우처럼 꼭 육류를 많이 먹어야만 콜레스테롤 수치가 높은 것은 아니다.

우리 체내에 있는 콜레스테롤의 약 75%는 간에서 생산되며 나머지는 장에서 흡수된다. 이런 이유로 콜레스테롤을 거의 먹지 않아도 혈중 콜레스테롤이 높을 수 있다. 간에는 혈중 콜레스테롤을 흡수하는 수용체가 있다. 이 수용체의 수는 유전적으로 결정되는데 수용체를 많이 가진 사람은 콜레스테롤을 다량 섭취해도 혈중 콜레스테롤이 증가하지 않지만 수용체가 적은 사람은 조금만 섭취해도 혈중 콜레스테롤이 증가한다.

고중성 지방혈증과 저 HDL 콜레스테롤 혈증도 치료해야 하는가?

고중성 지방혈증을 갖고 있는 환자에서 동맥경화증에 의한 혈관질환의 위험도가 증가할 것인가에 관해서는 상반되는 보고가 있었으나, 최근에는 고중성 지방혈증 단독으로도 독립적인 위험인자로 인정되고 있다. 대체적으로 혈중의 중성 지방이 500mg/dL 이상인 경우에는 조절해 주는 것이 바람직하다.

HDL 콜레스테롤은 농도가 40mg/dL 이하로 낮아졌을 때 협심증, 심근경색증 등의 관상동맥질환 발병 위험도가 증가하는 것으로 알려져 있다. 따라서 고콜레스테롤혈증의 조절과 더불어 HDL 콜레스테롤의 혈중 농도를 높이기 위한 노력이 병행되어야 한다. HDL 콜레스테롤은 약물치료로 조절하는 것이 어려울 뿐 아니라, 인위적으로 올리기 위한 약물치료에 의한 임상 연구에서 모두 효과를 보지 못했다. 따라서 운동과 금연, 건강한 생활 습관을 통한 관리가 중요하다. 알코올이 HDL 콜레스테롤 농도를 증가시키지만 이러한 목적으로 권하지는 않는다. 적은 양의 술을 즐기는 사람을 군이 말리지 않는 정도라고 이해하면 된다.

금연, 더 이상 미룰 수 없다

사랑하는 연인을 잃은 슬픔으로 상실감에 빠져 사는 외과 의사 엘리엇은 하루에도 두세 갑씩 담배를 피웠다. 그러던 어느날 60살의 나이에 폐암 말기를 선고 받는다. 살아갈 수 있는 날을 얼마 남겨두지 않고, 그는 30년 전 갑자기 죽음을 맞은 사랑하는 연인 일리나를 생각한다. '죽기 전에 사랑했던 일리나를 한번만 다시 만나 볼 수 있다면.'

그러던 어느 날 엘리엇에게 소원을 이룰 기회가 찾아온다. 엘리엇은 얼마 남지 않은 삶을 구호활동을 다니며, 언청이로 태어난 아이들을 수술해 주었다. 마을의 촌장은 아이를 구해 준 보답으로 그에게 소원이 무엇이냐고 묻는다. 그는 죽기 전에 한번만이라도 일리나를 다시 만나 보고 싶다고 말한다.

촌장은 그에게 짧은 시간 동안 원하는 시간으로 돌아갈 수 있는 알약 열 개를 건넨다. 그는 30년 진으로 돌아가 사랑하던 연인 일리나를 만났고, 9개의 알약을 쓰며 우여 곡절 끝에 그녀를 다시 살려내는데 성공한다. 하지만 엘리엇은 연인 일리나는 살렸지만, 본인은 현재로 다시 돌아와 예정대로 쓸쓸한 죽음을 맞게 된다.

엘리엇의 장례식에 오래 전에 헤어진 친구 매트가 찾아온다. 엘리엇이 남긴 유언장을 읽은 매트는 마지막 알약이 하나 남아 있다는 사실을 알게 되고, 그 약을 먹은 매트가 과거로 돌아가 엘리엇을 살리는데 성공한다.

매트는 과거로 돌아가 단 한마디의 말로 엘리엇을 살렸다. 매트가 30년 전의 젊은 엘리엇에게 '이런 건 피우면 안 돼!'라고 말하면서 담배를 빼앗았는데, 자신이 평소 습관처럼 피우던 담배 때문에 훗날 폐암에 걸려 죽게 된다는 사실을 알게 된 젊은 엘리엇은 그때부터 담배를 끊었고, 매트의 이러한 노력 덕분에 엘리엇은 훗날 생기는 폐암을 피할 수 있게 되었다. 이렇게 해서 다시 살아난 엘리엇은 그토록 사랑했던 일리나와 행복한 결말을 맞는다.

우리나라에서도 수많은 팬층을 확보한 프랑스 작가 기욤 뮈소의 소설 ≪당신 거기 있어줄래요≫의 내용이다. 조금 과장된 얘기이긴 하지만 결국 엘리엇과 일리나를 다시 엮어준 건 엘리엇의 금연이었다.

흡연의 역사

음주 습관은 인간의 문명이 시작함과 동시에 시작되었으나, 담배의 역사는 콜럼버스가 아메리카 대륙 원주민의 흡연 문화를 스페인으로 가져간 때부터이다. 1500년대 중반에 유럽 전역에 흡연 습관이 전해져서 세계적으로도 흡연 문화는 500여 년이 채 되지 않는다. 18세기에 코담배와 시가, 20세기 들어 현재의 궐련이 일반화되면서 1차세계대전 이후 폭발적으로 소비가 증가하여 현재는 인류의 1/3 정도가 흡연을 하는 것으로 되어 있다.

한국에는 조선시대 광해군 10년에 일본에서 전래되어진 것으로 알려졌다. 담배에 대한 건강 위해성에 관해서는 1950년 쯤부터 영국 의사들에 의해 보고되기 시작하여, 일본에서는 1600년 당시 금연령이 내려진 적이 있었으나, 21세기에 들어서야 세계적인 금연 운동이 활성화되었다. 한국 성인의 흡연율은 2017년 현재 22.3%이며 남자 38.1%, 여자 6.0%로 성별 차이가 크다. 흡연율이 1980년 79.3%, 2004년 57.9%, 2011년 47%로 많이 감소했다고 볼 수 있으나, 선진국의 12%대에 비하면 아직도 세계적으로 1, 2등을 다투는 흡연 국가이다.

흡연은 중독이다

흡연에 의해 흡입되는 유해 물질 중 하나인 니코틴은 구강점막, 기도, 피부를 통해서 빠르게 흡수되며 교감, 부교감 신경계와 중추 신경계에 작용하여 긴장을 풀어주고 안정 효과를 갖게 한다. 이러한 효과 때문에 흡연은 정신적·육체적인 중독을 만들게

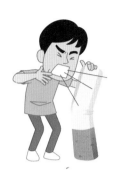

되는데, 그래서 유럽과 미국에서는 흡연을 마약 중독과 같은 중독으로 분류한다. 불안해지면 담배를 찾게 되는 이유이기도 하다. 우리 몸과 마음이 한꺼번에 중독되어 있다고 생각하면 무서운 일이 아닐 수 없다. 심지어 취업 면접 시 인터뷰 때 담배를 피운다고 하면 여러 가지 면에서 불리하게 작용할 정도이다. 담배를 끊지 못하는 사람은 그만큼 자기통제 능력이 떨어진다고 인정되어지기 때문이다.

흡연은 자살 행위다

전 세계적으로 매년 600만 명이 흡연으로 인해 사망하고 있으며, 비흡연자가 간접 흡연에 노출된 경우에도 60만 명 이상이 사망하는 것으로 알려져 있다. 또한 현재 흡연자의 절반은 흡연과 관련된 질병으로 사망하였으며, 이러한 추세로 2030년이 되면 한 해당 800만 명 이상이 흡연으로 인한 질병으로 사망할 것으로 예

상된다. 담배에 불을 붙이는 것만으로도 우리는 죽음의 고속도로로 진입하는 것이다. 담배의 해로운 점은 한 권의 책을 써도 될 만큼 수없이 많다.

담배에는 4,700개 이상의 화학 물질이 포함되어 있고 그 중 600여 개 이상의 물질이 독성 물질로 밝혀졌다. 발암성이 확인된 물질로는 니트로사민류, 벤조피렌 등 200여 종류가 넘는 것으로 알려져 있다. 여기에 니코틴과 타르 등 인체에 영향을 끼치는 A급 유해 물질만 해도 20여 가지나 된다. 담배에 포함되어 있는 주요한 유해 물질은 니코틴, 타르, 일산화탄소 등이다.

담배 연기가 통과하는 폐는 그 피해가 심각하다. 담배 연기 속에 있는 타르가 기관지점막에 영향을 주어 폐가 탄력성이 없어지는 만성기관지염으로 발전한다. 타르는 직접 우리 몸에 침착되어 여러 가지 암을 만드는 발암 물질이다. 실제로 10년 이상 된 흡연자들의 폐를 수술에 들어가서 보면 아주 새까맣게 색상이 침착되어 있는데, 이것이 대부분 타르 성분의 침착이라고 보면 된다. 실제로 20여 가지가 넘는 많은 암이 흡연과 직접 관련되어 있으며, 대표적인 경우가 폐암, 후두암, 식도암, 방광암, 췌장암 그리고 직장암, 대장암 등을 들 수 있다. 하루 20개비 이상을 피우는 사람은 피우지 않은 사람보다 폐암 발생률이 6배, 40개비 이상 피우는 사람은 12.6배나 된다고 하니, 흡연은 곧 자살 행위라 봐도 될 듯 싶다. 실제로 담배를 피우는 사람의 평균 수명이 피우지 않은 사람에 비해 7년 정도 짧다.

흡연은 고혈압, 당뇨병 등과 함께 중풍의 중요한 위험요인 중의 하나이다. 단일 사망 원인으로 국내 2위인 중풍은 금연으로 그 발생을 현저히 줄일 수 있다. 담배 연기에 포함되어 있는 일산화탄소는 혈중의 헤모글로빈과 결합하여 산소 운반 기능을 방해하기 때문에 적혈구 증가증을 유발하는데, 이는 혈류의 점도와 혈전 성향을 증가시켜 뇌경색이나 심근경색의 직접적인 원인이 되기도 한다.

담배는 위산분비를 촉진시켜 위산과다를 초래하고 그 결과 위, 십이지장궤양이 발생하거나 악화시킨다. 자꾸 재발하는 소화성 궤양은 대부분 흡연 때문이라고 보아도 과언이 아닐 것이다. 임신 초기에 산모가 흡연할 경우에는 기형아 출생 확률이 2배, 유산의 빈도도 2배나 된다. 또 신생아의 체중이 평균 300g 정도 작은 것으로 되어 있다. 또한 만성폐쇄성폐질환인 만성기관지염, 폐기종, 기관지 확장증 등 호흡하기가 힘들어지는 심각한 질환들은 담배를 끊음으로써 50% 정도의 발생률을 줄일 수 있다.

흡연이 만드는 죽음의 병, 암

모든 암의 30% 이상은 흡연이 원인이라고 알려져 있다. 타르성분은 한 번 폐로 들어가면 대부분 그대로 폐에 축적된다. 수술장에서 흡연자의 폐를 보면, 말 그대로 폐가 새까맣게 변해 있는 것을 흔히 볼 수 있다. 이는 대부분이 발암 물질로 수십 가지 암 발생의 직접적인 원인이 되며, 그 중 폐암의 경우는 정상인에 비해서 25배 정도로 위험율이 많은 것으로 되어 있다.

흡연은 흡연자 자신뿐만 아니라, 간접 흡연에 따른 주위 사람들의 건강을 해친다는 것을 잊어서는 안 된다. 흡연하는 남편과 일생을 살아온 배우자는 폐암에 걸릴 확률이 정상인에 비해서 3배 이상 높으며, 그 자녀들이 호흡기질환을 앓을 확률은 6배 이상 증가하는 것으로 되어 있다.

후두암의 93.2%, 구강 인후암의 71.8%, 폐암의 96.0%는 담배 때문에 일어난다. 특히 국내 담배 소비량이 증가함에 따라 폐암 환자는 10년 동안에 3배 이상 늘어났다. 식도암의 43.4%, 방광암의 31.3%, 췌장암의 25.8%, 위암의 25.1%, 직장암의 13.5%, 대장암의 11.9%는 모두 담배 때문에 일어난다. 암에 의한 사망의 다른 원인인 가족력, 나이 등이 어쩔 수 없는 것임을 감안하면 실제로 흡연이 기여하는 위험은 매우 크다고 할 수 있다.

흡연은 동맥경화증과 노화를 촉진시킨다

흡연은 활성화탄소를 증가시키는데, 이는 노화를 촉진시키는 중요한 원인 물질이다. 흡연으로 피부노화가 진행되면 얼굴 전체의 굵고 작은 주름이 늘어 나면서 흡연하는 사람들의 특유한 스모커 페이스를 갖게 된다. 외견상의 노화가 진행된다는 확실한 증거일 수 있다. 흡연은 노화와 함께 뇌 위축을 촉진시킨다. 실제로 흡연자는 비흡연자에 비해서 생물학적 연령이 3세 정도 높은 것으로 나타났다.

40대의 이른 나이에 협심증이 생기고 심근경색증이 생길 수 있는 이유는 담배를 피우는 경우로, 실제 연령에 비해서 혈관의 나이는 50~60대로 늙어 있다고 볼 수 있다. 실제로 협심증과 심근경색증 등의 관상동맥질환은 50~60대에 제일 많이 발생한다.

흡연은 첫째, 몸 속의 여러 가지 지방 성분에 나쁜 영향을 주고 있다. 특히 동맥경화증의 원인이 되는 LDL 콜레스테롤 및 중성지방을 증가시키고, 동맥경화증을 억제하는 HDL 콜레스테롤치를 현저히 감소시키는 것으로 되어 있다.

둘째, 흡연 시 혈압 상승을 일으켜 고혈압이 있는 환자의 경우에는 약물치료의 효과를 감소시키며, 실제로 담배를 피우는 고혈압 환자에서는 장기 사망률이 2배 이상 높은 것으로 되어 있다.

셋째, 흡연은 혈관 확장 물질의 분비를 억제하고 강한 혈관 수축 물질을 분비시킴으로써 혈관 경련을 초래하게 되는데, 이는 협심증이 있는 환자에게는 협심 흉통 및 심근경색증 등을 유도할 수 있는 아주 위험한 작용을 한다. 실제로 흡연자에서 협심증이나 심근경색증의 빈도가 3배 이상 높은 것으로 되어 있으며, 이는 담배를 끊고도 최소한 1년은 지나야 담배에 의한 위험에서 벗어나는 것으로 되어 있다. 특히 니코틴이 적은 담배의 흡연이 이론적으로는 위험을 줄일 수 있다고 볼 수 있으나 실제 임상 연구에서는 위험 정도에 차이가 없는 것으로 되어 있다.

간접 흡연의 경우도 관상동맥질환의 발현에 위험인자로 되어

있다. 특히 우리나라와 일본에서는 변이형 협심증이라 하여 관상
동맥 경련과 관련된 협심증이 많은 것으로 되어 있는데, 이는 많
은 흡연 인구와 뚜렷한 관련이 있다.

흡연은 협심증, 심근경색증의 직접적인 원인이다

흡연은 단독으로도 동맥경화증을 유발할 수 있을 뿐만 아니라,
다른 종류의 위험인자가 있는 경우 동맥경화증의 진행은 기하급
수적으로 빨라진다. 예를 들어 혈중 콜레스테롤이 250mg/dL 고
혈압이 있는 뚱뚱한 남자가 담배를 피우게 되면 4가지의 위험인
자를 한꺼번에 갖게 되는데, 이런 사람의 경우 협심증이나 심근경
색증 등의 관상동맥질환이 생길 수 있는 확률은 정상적인 사람에
비해서 10배 이상 증가한다. 흡연에 의해서 우리 몸 속에 흡입되
는 화학 물질은 4,000여 가지가 넘는데 특히 문제가 되는 성분이
니코틴, 타르, 일산화탄소 등이다.

흡연으로 인한 일반적인 순환기의 영향은 심박수가 증가하고,
부정맥이 유발될 수 있고, 관상동맥과 말초혈관의 수축 등이 동반
되어 결국엔 말초저항이 증가하기 때문에 심장근육의 산소 요구
량이 늘어나게 된다. 혈관의 벽을 구성하는 혈관 내피에서 혈관
을 확장시키는 여러 가지 물질이 분비되어 혈관 벽의 혈전 침착
도 막아주고, 피의 흐름을 원활하게 해준다. 흡연에 의한 심한 저
산소증은 관상동맥의 혈관 내막에 손상을 주어 이러한 원활한 피
의 흐름도 방해하고 더 나아가서는 혈관 확장 물질의 상대 결핍으

로 심한 혈관 경련을 일으킬 수도 있다. 또한 니코틴은 몸에 좋은 HDL 콜레스테롤을 감소시키고, 혈소판 응집을 촉진하거나 적혈구들을 서로 달라붙게 하여 혈전에 의한 사고와 심장마비 등의 위험을 증가시킨다.

흡연은 심혈관 사망자 중 40%의 직접적인 원인이 되는 것은 물론 흡연자는 비흡연자보다 관상동맥질환이 2배 이상 많이 발생한다. 이로 인해 돌연사의 위험성도 비흡연자에 비해 2~4배 정도 높다. 특히 심장혈관계에 미치는 독성은 매우 다양한 기전으로 설명하고 있다. 우선 혈관 내막을 파괴하고, 피의 응고 기능을 관장하는 혈소판을 활성화시킴으로써 혈전 성향을 조장하고, 혈중 콜레스테롤을 증가시켜서, 혈관의 동맥경화증을 촉발시키는 것으로 되어 있다. 그 외에도 혈관의 갑작스런 수축에 관여하여 협심증이 있는 환자에서는 급성 심근경색증으로 이행하면서 급사에 이르는 수가 있다. 그리고 임산부의 경우는 기형아 및 유산의 빈도가 2배 이상 많은 것으로 되어 있다. 우리나라에 40대의 돌연사가 많은 이유는 흡연 인구가 유럽과 미국에서의 20%에 비해서 50%에 달한다는 사실과 무관하지 않을 것이다.

흡연과 연관되어 있는 질병들

흡연과 관련된 말초혈관의 협착질환은 폐쇄성 동맥경화증과 버거씨병을 들 수 있다. 만성기관지염, 폐기종 등 만성폐쇄성폐질환은 고령자에서 많으며, 오래된 흡연과 관련되어 있다. 만성

폐쇄성폐질환으로 인한 폐기능 저하는 금연을 해도 정상으로 회복되지는 않지만 금연을 하면 더 이상 악화하지는 않는다. 흡연자에게는 니코틴이 위산 분비를 직접 증가시켜 소화성 궤양이 증가한다. 흡연자의 소화성 궤양의 유병률은 비흡연자에 비해서 2배 정도 증가한다.

또한 흡연자에게는 하부 식도 괄약근의 긴장이 저하되어 위식도 역류질환이 일어나기 쉽다. 흡연으로 인하여 구강 내 위생 상태가 악화되면서 잇몸의 혈액순환이 나빠져서 치주질환이 증가한다. 구내염이나 백반증 등이 일어나며, 흡연자에게서 치아 탈락이 많다는 보고도 있다. 남성에게도 폐경 후의 여성에 있어서도 흡연자에서 골량이 절대적으로 감소하며, 골다공증의 빈도가 높아진다.

흡연에 의한 에스트로젠의 억제 작용도 골밀도를 저하시켜 골다공증을 더 악화시킬 수 있다. 흡연과 알츠하이머 병과의 관련에 대해서는 논란의 여지가 많으나, 최근 역학 연구에서는 흡연자에서 알츠하이머 병의 빈도가 2.2~2.4배 정도 증가하는 것으로 되어 있다. 파킨스씨병은 대표적인 노인병 중 하나이지만 흡연이 발병 위험성을 저하시킨다고 알려져 있는 소수의 질환 중 하나이다.

노화에 동반되는 청력장애가 흡연으로 인해서 더 악화된다. 흡연은 또 치료 불가능한 시력장애의 큰 원인 중 하나이며, 백내장의 유발인자이기도 하다. 흡연에 의한 백내장의 이환 위험도는

1.7배 정도 증가한다. 또 소화 능력이 저하되고 구강위생이 나빠지며 치아가 빠지고 나중에는 입맛이 없거나 미각장애 등으로 인해 식욕이 저하된다. 흡연 자체로 에너지 소모가 이루어지며, 지방 축적 조절에 관련되는 생리 활성 물질인 랩틴이 혈중에 올라가서 식욕을 억제하고 에너지 대사를 항진시키는 작용을 가지고 있다. 금연으로 인해서 체중이 증가하는 이유이기도 하다.

흡연은 바로 우리 아이들의 건강을 해친다

언젠가 TV에서 '흡연자도 할말 있다'라는 주제로 한 인터뷰를 본 적이 있다. 아무리 민주주의적인 자유 개념으로 해석을 하더라도 적어도 남에게 해를 끼치지 않는 범위에서 방송이 고려되어져야 한다고 생각한다. 흡연 문화는 우리나라의 사회적·문화적 배경과도 무관하지 않다. 건강에 대한 흡연의 여러 가지 해로움을 알면서도 아직도 50%가 넘는 흡연 인구를 갖고 있다.

우리나라는 흡연 공화국이다. 2016년 경제협력개발기구 자료에 따르면 터키에 이어 두 번째로 높은 흡연율이라는 불명에 타이틀을 얻었다. 대부분의 연구에서 흡연가의 60~70%가 금연을 원하고 금연을 시도하고 있지만, 성공률은 35%에 불과하다.

이에 정부에서는 금연 환경 조성을 위해 '담배 연기 없는 세상 Smoke Free' 캠페인을 전개하였다. 2012년 12월 8일부터는 정부 청사, 국회 청사, 병원, 도서관의 옥내 및 옥외정원 등에서 흡연을 금하고, 150m² 이상의 음식점에서는 실내 전체에서 금연을 실시하도록 정책을 강화하였다. 그리고 '금연 상담전화'와 '보건소 금연 클리닉'을 운영하며 적극적으로 금연을 지원하고 있다.

담배 연기로 곤혹을 치렀던 비흡연자들은 상쾌해진 공기에 적극 환영하는 분위기다. 하지만 흡연자들은 식당 안이 금연 구역이 돼 불만이 높아졌다. 담배는 기호식품인데, 왜 흡연자들의 권리를 보장해 주지 않느냐는 것이다. 하지만 담배는 피우는 사람만큼이나 그 연기를 마시는 사람의 건강도 위협한다. 다른 사람이 피우는 담배연기(부류연)를 마시는 '2차 간접 흡연'의 경우 동맥경화 발병 위험율을 50~60% 증가시킬 뿐만 아니라 고령자나 관상동맥질환자에게는 돌연사의 가능성을 높인다. 또한 '2차 간접 흡연'의 경우 흡연자가 들이마시는 연기보다 종류에 따라서는 5~20배 많은 독성 물질과 발암 물질이 함유되어 있다. 이뿐 아니라 흡연자의 신체나 옷 주변에 묻은 담뱃재나 담배분진의 중금속, 발암 물질 등을 호흡기나 입을 통해 마시는 경우에도 동맥경화 발생률을 증가시킨다. 또한 아이들이 담배 연기를 마셨을 경우 호흡기질환과 돌연사의 중요한 원인이 된다.

흡연은 더 이상 자신만의 문제가 아니다. 사랑하는 나의 아이가 누군가의 흡연으로 인체에 해로운 독극 물질들을 들이 마신다고 생각한다면, 더 이상 누구도 흡연자만의 즐길 권리를 주장할 수는 없을 것이다. 자신의 건강을 위해서 뿐 아니라 내 식구, 내 아이, 주위의 모든 이들의 건강을 위해서도 금연은 선택이 아닌 필수라고 할 수 있다.

8년, 5년, 3년 더 오래 사는 금연 효과

왜 담배는 쉽게 끊을 수 없을까? 흡연에 의한 중독은 다른 약물 중독과 다르지 않다. 니코틴은 흡입 후 몇 초만에 뇌에 도달해 안도감과 행복감을 느끼게 한다. 니코틴의 농도가 낮아지면 심한 금단 증상으로 흡연 욕구를 느끼게 되는데 이는 공복 시 허기를 느끼는 것과 같다. 금연 진 흡연량이 많을수록, 기상 후 이른 시간에 흡연을 할수록, 니코틴 중독이 심할수록 금단 증상이 심하다.

금연 시작 후 60~70%에 이르는 많은 사람이 불안과 초조, 짜증, 우울 등의 감정변화를 느끼며, 짧게는 집중력이 감퇴하고 길게는 흡연 충동을 경험한다. 금연을 3개월간 달성했다면, 니코틴의 신체적 금단 시기는 어느 정도 지나갔다고 볼 수 있다. 하지만 정신적·습관적 중독은 아직 남아 있으므로, 흡연의 유혹이 많이 생기는 술자리 등은 피하는 것이 좋다. 담배를 끊고 나서 기초 대사율 감소나 미각 세포의 회복, 허전한 손과 입에 의한 군것질의 증가로 체중이 증가할 수 있으므로 식이조절과 규칙적인 운동을 반드시 병행한다.

니코틴 중독이 심해서 금단 증상이 계속되는 환자는 금연 보조제의 도움을 받는 것도 도움이 될 수 있다. 금연 보조제는 유해 성분이 없고 인체가 요구하는 소량의 니코틴을 공급하여 니코틴 금단 증상을 완화시키고 흡연 욕구를 줄여서 금연 성공률을 높여준다. 금연 보조제는 니코틴 패치, 껌이나 사탕 등이 있는데 금연 클리닉이나 금연 상담전화 등을 통해서 자신에게 맞는 보조제를 선택하여 효과적으로 이용하는데 보통 3개월 정도 사용한다. 잘못 알고 있는 상식 중 하나가 순한 담배는 일반 담배보다 괜찮을 것이라는 생각이다. 하지만 니코틴 함량이 낮은 담배를 피우면 더 많은 니코틴을 흡수하기 위해서 담배를 더 깊이, 더 자주 빨아들이게 되어 결국 들이마시는 니코틴 함량이 증가하게 된다.

금연은 시작하는 그 순간부터 건강해진다. 금연을 시작하고 20분이면 혈압과 맥박이 감소하고 손발의 체온이 정상으로 돌아온다. 24시간이 지나면 심장마비의 위험이 감소하기 시작한다. 이후 혈액순환 및 폐 기능이 좋아져서 기침, 호흡곤란이 좋아지고 감염의 위험이 줄어든다. 1년이면 심장병에 걸릴 위험이 흡연자의 절반 수준으로 감소하고, 금연 후 5년이 지나면 흡연자의 폐암 위험성이 50%까지 저하된다. 15년이 지나서야 심장혈관질환에 걸릴 위험이 비흡연자와 같아질 정도로 그 중독 효과는 무섭고 오래 지속된다. 젊었을 때부터 흡연을 하던 고령자가 금연을 해도, 젊은 사람들과 같이 암의 위험도를 감소시킬 수 있는지에 대해서는 아직 확실하지 않은 부분이 있다.

최근 50여년 간 금연 효과를 관찰한 역학 연구에서는 연령과 상관 없이 금연에 의한 수명 연장이 확인되었다. 35세에 금연을 시작하면 8년, 55세에 시작하면 5년, 65세면 3년의 평균 수명이 연장된다. 아직도 담배를 피우는 즐거움이 아쉽다고 느껴진다면 8, 5, 3 금연 효과를 명심하자. 건강하고 즐거운 삶을 누리기 위해 하루라도 젊을 때, 내일이 아닌 바로 오늘부터 금연을 시작해야 한다.

금연 방법, 제일 중요한 것은 담배를 끊겠다는 의지다

첫째, 내가 금연하는 이유는? 흡연자 중 71%가 금연을 시도했지만 이들 중 1년간 금연에 성공한 이는 5% 내외다. 담배를 끊기 위해선 네 가지의 구체적인 계획이 필요하다. 담배의 유혹을 견디기 위해선 왜 내가 금연을 해야 하는지 절실한 이유가 필요하다. '용돈은 부족하고 담뱃값은 오르니까'라는 사소한 이유라도 괜찮다. 금연의 이유를 적은 쪽지를 지갑에 넣고 다니면서 흡연의 유혹을 느낄 때마다 꺼내 보도록 한다.

둘째, 금연을 어떻게 할 것인가? 금연을 할 방법을 정하는 것이 좋다. 혼자서 할 자신이 없으면 함께 금연을 실천할 동료를 구하거나 금연 클리닉에 등록하는 것도 방법이다. 필요할 경우 의사의 도움을 받는다.

셋째, 담배 끊는 날을 지정한다. 담배 끊는 날을 확실히 정하자. 오늘 결심하고 내일로 계속 미루다 보면 어영부영 다시 흡연을 하기 쉽다. 자식의 출산일, 여자 친구와의 결혼 약속 등 중요한 기념일을 금연일로 정한다면 동기 부여에 많은 도움이 될 것이다. 또한 목요일을 금연일로 정하면 가장 금단 증상이 심한 3일째 되는 날을 집에서 보낼 수 있어 좋다.

넷째, '나 금연해요'라고 소문을 낸다. 만나는 사람마다 자신이 금연하고 있음을 알린다. 회식 자리에서도 양해를 구할 수 있고 아는 사람들이 좋은 감시자가 되어 줄 것이다. 흡연하는 분위기를 피하고(술자리, 기원 등 사람이 모이는 곳), 담배 생각이 나면 껌이나 은단을 씹거나 찬물을 마신다.

　다섯째, 규칙적인 운동을 통해 심폐 지구력의 향상을 꾀한다. 금연에 실패하더라도 다시 금연을 결심한다.

약물치료가 금연에 도움이 되는 경우도 있나요?

니코틴 대체요법

　① 니코틴 패치　패치 하나를 16~24시간 내내 붙인다. 고농도 패치를 우선 사용한 후 점차 용량을 줄인다. 단, 하루 반 갑 미만을 흡연하거나 체중이 45kg 미만, 심혈관계질환이 있는 경우에는 처음부터 중간 농도의 패치를 붙인다. 사용 기간은 약 6~8주 시도한다. 부작용은 피부 이상(가려움증), 불면증, 두통, 기분 나쁘게 생생한 꿈 등이 있을 수 있다.

　② 니코틴 껌　하루 1갑 이상 흡연자는 4mg 제품을 사용하고, 하루 1갑 미만 흡연자는 2mg 제품을 사용한다. 한 시간당 1~2개를 사용한다(필요에 따라 증감 가능). 3~4회 씹고 난 후 잇몸 안쪽에 두고 구강 점막으로 흡수되도록 한다. 사용 기간은 약 6~8주로 부작용은 위장장애, 속쓰림, 메스꺼움, 턱 관절 통증 등이 있다.

　③ 니코틴 로렌즈　하루 1갑 이상 흡연자는 4mg 제품을 사용하고, 하루 1갑 미만 흡연자는 2mg 제품을 사용한다. 한 시간당 1~2개 사용한다(필요에 따라 증감 가능). 딸꾹질, 위장장애 등의 부작

용이 있을 수 있다.

④ 부프로피온bupropion 서방정의 처방   상품명은 웰부트린Wellbutrin
이며, 원래 항우울제로 개발되었으나 우울증 여부와 관계없이 금
연에 효과가 있어 금연을 목적으로 사용되는 약제로 승인받았다.

처음 6일간은 150mg(1정), 이후에는 150mg씩 하루에 2번 복용
하며, 8~14일 사이에 금연을 시작한다. 복용기간은 8주로 부작
용은 불면증, 두통, 입마름증, 메스꺼움, 어지러움증, 불안감이 있
고, 금기증으로는 과거 경련을 앓은 적이 있거나 현재 경련을 앓는
경우, 중추신경계 종양, 폭식증이나 거식증, 항정신병약제, 우울
증 치료제, 말라리아 치료제, 트라마돌, 테오필린, 전신 스테로이
드, 퀴놀론, 진정 작용이 있는 항히스타민제 등을 동시에 사용하
는 경우, 머리 외상의 과거력, 혈당 강하제나 인슐린으로 치료받
는 당뇨병이 있는 경우 주의가 필요하다.

제일 중요한 것은 다시 시도하더라도 담배를 끊겠다는 강한
의지를 갖는 것이다.

Q&A

담배를 줄이는 것은 어떻습니까?

담배를 줄이면 줄인 만큼 이익이 된다. 담배 5개비를 줄이면 5개비 만큼 이익이 되고 10개비를 줄이면 10개비 만큼 건강에 좋다. 그러나 이런 방법은 여러 사람들의 흡연 경험으로 보아 담배를 끊는데는 큰 도움을 주지 못한다. 어렵게 줄인 흡연량은 매우 쉽게 원래대로 되돌아가기 때문이다. 따라서 담배는 '딱' 끊어야 한다.

지금 끊어봐야 너무 늦은 것은 아닐까요?

절대로 그렇지 않다. 담배는 지속적으로 건강에 안 좋은 영향을 미치기도 하지만 단기적으로도 매우 좋지 않다. 특히 심혈관 계통에 대한 담배의 효과는 단기간에 급속히 좋아질 수 있다. 담배를 끊은 지 2시간 후면 혈관 속의 니코틴이 없어지고 하루가 지나면 혈액 내 일산화탄소가 완전히 체외로 배출된다. 2개월이 지나면 사지로 전달되는 피의 흐름이 좋아져 피곤함이 사라지며 운동 능력은 눈에 띄게 향상될 수 있다. 3개월이 지나면 기관지의 기능이 완전히 정상화되고 성생활 능력이 현저히 향상된다.

어떤 할아버지는 담배를 피워도 80세까지 멀쩡 하시던데요?

하루에 1갑 이상 담배를 피우는 데도 80세 넘어서까지 건강한 환자분이 있다. 타고난 체질, 유전자가 좋은 셈이며, 어떤 경우에나 개인차가 존재한다. 그러나 보통 사람의 경우 하루 1갑씩 20년을 피우면 기관지 세포가 암 세포로 변하기 시작하는 것이 여러 실험을 통해 이미 밝혀졌다. 또 이 할아버지의 경우에는 담배를 피우지 않았다면 100살을 넘게 살 수도 있을 것이다. 암과 심장병을 피하고 오래 사셨다 하더라도 흡연자들의 끝은 늘 같다. 결국엔 만성폐쇄성폐질환이 생긴다. 타르와 유독 물질들이 모세 기관지에 쌓여 만성염증이 생긴다. 모세 기관지가 막히고 결국엔 폐실질이 망가져서 기흉이 생기고 나중에는 흉곽이 앞뒤로 물통 같이 길게 변형을 일으키며, 정상적인 폐의 산소 정화 작용을 할 수 없기 때문에, 늘 산소가 모자라는 상태에 이르게 된다. 앉아만 있어도 숨이 차고, 누워서 잠을 잘 수도 없게 된다. 몇 사람의 예외를 보고 내 인생 모두를 실험 대상으로 삼아야 할 이유는 없을 것이다.

술은 독인가 약인가? '술'이 갖는 두 개의 얼굴

술은 고대부터 정신적인 활력제로 널리 이용되어져 왔으나, 20세기에 들어서 의학적·사회적으로 큰 문제가 되어 왔다. 음주는 여러 가지 생활 습관성 병들과 밀접한 관계가 있으며, 그 위험성과 함께 유용한 면도 있어서 음주의 장기 효과를 평가하는 것은 복잡하다.

'불타는 물', 술이 언제부터 있었는지는 분명하지 않으나 인류의 기원과 함께 자연적으로 생겨 지금까지 다양하게 발전해온 것으로 보고 있다. 신화 속의 술의 신, 그리스의 디오니소스, 로마의 박카스가 사람에게 술 빚는 법을 가르친다. 하지만 술은 인류가 지구상에 나타나기 훨씬 이전부터 자연발생적으로 존재했으리라는 설이 유력하다.

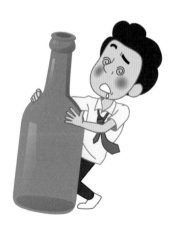

각 나라마다 다른 음주 문화는 인류 역사의 문화 발전에 적지 않은 영향을 주었다. 예로부터 잘 마신 술은 약이 되고, 식욕을 돋우고, 기분을 돋우어 줌으로써 인간관계 형성을 위한 필수요소가 되어 왔다고 볼 수 있다.

술은 독약일까, 보약일까?

'적당량의 술은 보약이고, 많은 양의 술은 독약이다.' 따라서 술은 마시는 습관에 따라서 몸을 보호할 수도 있고 해칠 수도 있다. 술이 관상동맥 심장질환을 예방한다는 근거는 프렌치 패러독스 현상에서 찾아볼 수 있다. '프렌치 패러독스'란 프랑스인들이 미국인 못지않게 고지방 음식을 많이 먹지만 심장병에 덜 걸리는 현상을 말한다.

55세부터 64세의 미국과 프랑스 사람들을 대상으로 한 역학 조사에서 심장질환 사망률과 술 소비량의 상관관계를 비교해 보았더니, 와인 소비량이 많은 나라일수록 사망률이 낮다는 연구 결과가 있다. 심장병 사망률이 미국의 경우 인구 10만 명당 182명인데 비하여 프랑스인들은 102~105명 수준이었다. 세르쥐 르노 교수의 말에 의하면, 하루 2~3잔의 와인이 프랑스인들의 심장병 사망 위험을 40% 정도 감소시켰다고 하였다.

건강에 좋은 '적정량의 술'이란? 술의 종류에 따른 알코올 함량은 1ℓ당 맥주는 40g, 와인은 120g, 소주는 250g이다. 일반적으로 맥주 1컵, 포도주 1잔, 소주 1잔이 대략 알코올 10g을 포함하고 있으니 적당한 음주란 알코올 함량이 20g 이하라고 보면 된다. 이 정도의 적정량만 섭취할 경우 혈중의 좋은 콜레스테롤을 증가시키고, 성별에 관계없이 40~70% 정도의 관상동맥 발생을 감소시키고 사망률도 감소한다. 최근에 실시된 임상 연구 결과에서는 적든 많든 술을 마시는 사람이 사망률이 높다고 되어 있다.

하지만 우리의 음주 문화를 고려하면 적정량의 음주란 거의 불가능하다. 지나친 과음은 혈압을 올리고, 혈중의 중성 지방을 증가시켜서 심혈관질환의 위험율을 높인다. 특히 과량의 습관적인 음주는 심장근육을 직접 파괴하여 울혈성 심근증을 만들어 심부전증에 이르게 하며, 심근 손상 정도는 대체로 음주량에 비례해서 나타난다. 이러한 확장성 심근증은 나쁜 종류의 부정맥을 만드는 배지가 된다. 흔히 발작성 심방세동이 갑자기 생겨 심한 두근거림과 순간적인 뇌졸중의 빈도가 증가한다. 과다 알코올에 의한 심한 확장성 심근증의 경우, 심실빈맥이나 심실세동 같은 위험한 부정맥도 유발시킬 수 있다. 그 외에도 과음은 뇌출혈과 알코올성 급성 간염과 연계되어 갑자기 죽음에 이르게 되는 경우도 있다.

적당량의 음주는 생활의 활력소가 되고, 심장혈관질환을 예방하는 좋은 보약이 될 수도 있으나, 지나친 음주는 고혈압, 뇌졸중의 문제를 일으키며, 급성 간질환, 만성심근질환 등이 생기고, 나쁜 부정맥과 관련되어 있어서 치명적인 독약이 될 수밖에 없다.

음주와 연관된 고혈압, 당뇨병, 뇌졸중, 그리고 심장병

알코올의 급성 효과로 인해 얼굴과 손 등의 피부에 발열감이 생기고 붉어지는 것은 피부 표면에 있는 혈관의 확장에 따른 것이다. 알코올 섭취에 따라 나타나는 심혈관계에 대한 급성 효과는 혈관 확장 작용에 의한 것으로 혈압, 맥박, 심박출량과 같은 혈역학적 지표에 영향을 준다. 그러다가 음주량이 증가하고 시간이 경과하면 알코올 대사 물질의 증가나 아드레날린 자극이 증가하여 혈관을 수축시키므로 오히려 안면이 창백해진다. 그래서 음주 후 혈압이 상승하게 된다. 알코올은 심근에 직접 수축 억제 작용을 하지만 다량의 술을 시지 않으면 심근 수축력이나 심박출량에는 영향을 주지 않는다.

알코올은 심근세포 내 칼슘 이동, 나트륨/칼륨(Na+/K+) 펌프 작용에 직접적인 억제 작용을 나타내 심근세포 내 대사를 방해하여 심근손상을 유발하고 심근의 흥분·수축계통에 부조화를 일으켜 심근수축 기능의 이상을 초래한다. 이렇게 알코올의 독성 작용에 의한 심근손상이 알코올성 심근증alcoholic cardiomyopathy이다. 심근손상의 정도는 알코올 독성에 대한 개인적 감수성에 따라 다르지만 대체로 음주량에 비례해서 나타나고, 발병 후라도 알코올 섭취를 멈추면 정도 차이는 있지만 호전되는 경향은 있으나 심근손상이 영구적인 경우도 있다. 알코올의 대사 물질인 아세트 알데하이드나 아세테이트도 심근에 독성 작용을 나타낼 수 있고, 이들이 알코올의 독성 작용을 심화시킬 수 있다.

음주는 여러 종류의 부정맥을 유발한다. '휴일 심장증후군Holiday Heart Syndrome'은 주말에 음주를 하고 난 월요일이나 성탄절, 휴일 이후에 심방성 빈맥이 빈번히 발생하는 것으로 알코올이 부정맥을 일으킨다는 것을 보여주었다. 또한 기질적 심장질환이 없는 성인에서 하루에 6단위(60g) 이상의 술을 섭취하면 심방세동, 심방조동,

상심실성 빈맥, 심방 조기수축의 발생이 증가하고, 금주를 한 이후에는 심방세동이 소실되는 것이 알려지면서 알코올이 부정맥을 유발하는 중요한 원인으로 밝혀졌다. 알코올이 어떻게 부정맥을 유발하는지에 대해 명확하게 밝혀지진 않았지만 심근질환, 심근의 섬유성 병변, 좌심실 비후, 자율신경 부조화 등이 있는 경우 알코올 섭취가 심실빈맥이나 심실세동 같은 질환도 유발시킬 수 있다. 또한 음주자에서 흔한 흡연, 전해질 이상, 대사 이상, 수면 무호흡증 등도 음주 후 부정맥 발생에 관여하는 것으로 알려졌다.

음주는 고지혈증을 유발시킨다. 알코올은 간에서 유리지방산의 산화를 억제하여 중성 지방의 합성을 촉진시키고 혈중으로 LDL 콜레스테롤을 내보내 고지혈증을 유발시킨다. 또한 알코올은 아세틸 코에이^{acetyl-CoA}로부터 콜레스테롤 합성을 증가시켜 총콜레스테롤과 LDL 콜레스테롤을 높여 동맥경화를 유발시킨다. 하지만 적정량의 음주는 HDL 콜레스테롤을 높이는 효과가 있어 동맥경화 질환의 예방에 유익하다. 그러나 음주를 하면 보통 저녁 시간에 다른 안주의 섭취를 많이 하게 되므로 전반적인 지질대사와 당대사에 나쁜 영향을 주기 쉽다.

다량의 알코올 섭취는 인슐린 저항성을 증가시켜서 당대사 능력을 악화시킨다고 알려져 있으나, 최근 유럽과 미국에서의 역학 연구에서는 소량의 알코올 섭취가 인슐린 저항성을 개선하고 혈중 인슐린 레벨을 저하시킨다고 하였다. 하지만 다량의 음주는 당뇨병을 악화시키는 인자로 알려져 있으며, 비음주자에 비해서 2~3배 당뇨병이 생길 위험이 높았다. 그렇다면 알코올 섭취의 인슐린 저항성 개선 효과와 당뇨병의 발생에 미치는 위험인자 역할을 어떻게 설명할 수 있을까?

일본에서 진행된 대규모 역학 연구에서는 하루에 20g 이상의 많은 양의 알코올을 섭취할 경우에는 당대사 장애의 유의한 위험인자가 되지만, 20g 미만의 소량 알코올은 반대로 인슐린 저항성을 개선하고 당대사 장애를 억제한다는 사실을 알아냈다. 알코올에는 지질대사를 개선하는 작용이 있어서 HDL 콜레스테롤은 증가하고 LDL 콜레스테롤은 감소했다. 한편 혈중의 중성 지방치는 알코올 양에 대해서 U자형 관계를 보여, 10~29g/일의 알코올 양에 가장 낮은 수치를 보였다.

음주와 고혈압의 발생 및 고혈압의 정도 등이 밀접하게 관련이 있다는 연구가 많다. 특히 동양 사람의 경우(일본 연구), 소량의 음주에도 혈압이 상승할 가능성이 높아 알코올의 승압 작용이 유럽과 미국 사람들보다 예민하다는 것을 밝혔다. 음주는 또한 뇌졸중과의 관계가 밀접하다. 1961년 일본에서 시행된 대규모 역학 연구에 의하면, 음주군에서 뇌출혈의 빈도가 높았으며, 섭취하는 알코올 농도에 비례해서 증가했다. 소량의 음주군은 1.4배, 다량의 음주군은 1.7배 뇌출혈의 빈도가 높았으며, 고혈압이 동반된 경우에는 2

~3배로 그 위험이 급격히 증가하였다. 즉 음주 습관이 있는 고혈압 환자는 고혈압을 기반으로 진행하는 뇌의 세동맥 경화가 알코올에 의해서 출혈 경향이 더해지면서 뇌출혈의 위험이 대폭 증가할 가능성이 있다고 볼 수 있다.

하지만 음주 레벨과 뇌경색의 관계를 보면, 고혈압의 유무에 관계 없이 소량의 음주군에서 뇌경색의 발생률이 현저히 낮았으며, 특히 고혈압 환자에서는 그 예방 효과가 커서 다량 음주군과 비교하면 그 위험은 거의 반으로 줄었다. 즉 고혈압이 있는 환자에서는 소량의 음주가 뇌경색을 예방하는 작용이 있지만 다량의 음주는 부정맥, 심근중, 당뇨병의 증가 및 뇌출혈이 발생하며, 소량 음주의 예방 효과를 상쇄시킨다.

알코올 섭취는 소화관, 간장, 유선 등 여러 악성 종양과 밀접한 관련이 있다. 알코올 섭취량이 늘어나면 악성 종양으로 사망할 위험이 용량의존형으로 증가하였다. 음주가 생체에 주는 영향은 매우 다양하며, 인종에 따라서도 다르다. 음주야말로 늘 지나치지 않게 겸손하고 절제된 생활 습관을 요구한다.

현명하게 술 마시기

술을 통해 심장에 나쁜 영향을 끼치지 않고 오히려 심장 보호 효과를 얻기 위해서는 알코올에 의한 독성 효과를 피해서 적절한 양을 먹어야 한다. 과음의 경우에는 관상동맥질환의 예방 효과가 심근이나 부정맥 등에 해로운 효과를 상쇄하기 어려워 음주를 정당화하기 어렵다. 실제로 음주자들이 음주량을 스스로 자제하기 어렵고, 음주에 의한 심장 보호 효과가 그다지 크지 않다는 것을 고려하면 술이 보약이 될 수는 없다.

　'술을 권하는 것이 미덕' '술을 잘 마시는 것이 남자다움' '술잔을 돌리는 것이 예의' 라고 생각하는 사람과 술을 마시면 너무 빨리 많은 양을 마시게 되어 적절히 술은 마시는 것이 불가능하다. 이런 사람과는 아예 술을 마시지 말고, 술 좌석도 멀리 떨어져서 마시는 편이 좋다. 자신만의 술을 거절하는 방법을 만드는 것도 현명하다.

비만은 병이다

　'많이 먹지도 않는데, 물만 마셔도 살이 쪄요' 뚱뚱한 사람들이 한결 같이 하는 말이다. 비만의 90% 이상은 많이 먹어서 생기는 원발성 비만이다. 비만은 건강한 100년을 위해서 질병이란 걸 인식하는 게 우선 중요하다.

　비만은 지방 조직이 과잉 축적된 상태이다. 보통 표준 체중의 20% 이상을 초과할 때 비만이라고 한다. 여기서 표준 체중이란 본인의 키에서 100을 뺀 후 0.9를 곱한 값을 말하며, 표준 체중의 10% 범위를 정상 체중이라고 한다. 비만의 경우 미국에서는 유병률이 20%가 넘는 것으로 되어 있으며, 우리나라에서도 최근 비만 환자가 증가하는 추세이다. 먹을 것이 넉넉하지 못했던 보릿 고개를 생각해 보면, 예로부터 우리는 약간 통통한 사람들을 건강한

비만도	구분
90% 미만	체중 부족
90~109%	정상
110~119%	체중 과다
120% 이상	비만

상태로 인정하는 경향이 있었다. 그래서 비만에 대해 비교적 너그러운 편이었다.

표준 체중이란 해당하는 성별과 체격에서 가장 사망률이 낮은 체중으로, 표준 체중을 기준으로 비만도가 90~110%이면 정상, 120% 이상이면 비만이라 한다.

의학적으로 비만의 기준은 단순히 몸무게가 아닌 체질량지수로 판단한다. 한국인의 경우 체질량지수가 25kg/m^2 이상이 되는 것을 비만으로 판단한다. 체질량지수는 kg 단위로 측정한 몸무게를 m 단위로 측정한 키의 제곱으로 나눈 수치를 말한다. 한국인의 경우 몸매가 D라인이냐 아니냐를 판단하는 허리둘레를 두고 비만 여부를 판단하기도 한다.

체질량지수(Body Mass Index = BMI) = 체중(kg) / [신장(m)]^2

예를 들어 키 170cm, 몸무게 75kg인 사람의 체질량지수는 75kg/(1.7m)^2 = 26kg/m^{2}가 된다.

체질량지수	구분
18.5 이하	저체중
18.5~22.9	정상 체중
23.0~24.9	과체중
25.0~29.9	1단계 비만
30.0 이상	2단계 비만

20~60대의 남자를 대상으로 실시한 미국의 한 역학 조사에서는 체질량지수와 총사망률 사이에 U자형 관계가 있다고 하였다. 즉 너무 말랐거나 너무 뚱뚱해도 사망률이 증가하는 것으로 해석할 수 있는데, 흥미있는 것은 20~40대에는 BMI 수치가 22 전후가 가장 낮은 사망률을 나타냈지만, 50세 이상에서는 BMI가 26 전후로 약간의 지방체형에서 총사망률이 가장 낮았다. 이와 같은 결과는 고령자에게는 '약간 뚱뚱한 것이 좋다'라는 일종의 '비만의 역설Obesity Paradox'이 중요한 논리적 배경이 되었다고 볼 수 있으나 논란의 여지는 많다. 따라서 나이에 상관 없이 지속적으로 표준체중, 정상 체질량지수를 유지하는 것이 중요하다.

통계청 자료에 의하면 19세 이상에서 체질량지수가 25kg/m² 이상이 되는 비만이 31.9%로 3명 중 1명이 비만이며, 2025년에는 2명 중 1명이 비만일 것이라고 했다. 당뇨병, 고혈압, 심장병 그리고 각종 암에 이르기까지 비만이 갖는 2차적인 유병률은 심각한 사회적인 문제가 아닐 수 없다. 비만은 건강하고 활기찬 100년을 위해서 꼭 고쳐야 할 질병이란 걸 인식하는 게 무엇보다도 중요하다.

신경계질환이나 유전, 선천성 장애에 의한 2차성 비만을 고려할 수 있으나, 90% 이상의 비만은 많이 먹어서 생기는 원발성 비만으로 볼 수 있다. 대부분의 비만은 소비하는 에너지보다 많이 먹고 덜 움직이기 때문에 잉여 에너지가 몸에 쌓여 체지방이 늘어나면서 생기는 것이다. 문명화되면서 앉아서 일하는 시간이 많아지고 과식, 야식, 고지방 정크 푸드 등이 비만에 관여하는 적극인자에 해당된다.

남성은 40대 이후, 여성은 폐경기 이후 대부분 체지방 비율이 증가한다. 나이가 들수록 성별에 상관없이 근육량은 적어지고, 상대적으로 체지방은 많아지면서 복부 비만이 증가한다. 비만은 모든 질병의 시작이라고 할 수 있는데, 우선 각종 성인병에 걸릴 확률이 높아진다.

상반신 비만과 하반신 비만

최근 환자의 비만도도 중요하지만 체지방의 분포 차이에 따라 합병증의 이환율에 차이가 있는 것이 밝혀졌다. 특히 복부를 중심으로 지방이 축적되는 '상반신 비만'이 둔부를 중심으로 지방이 축적되는 '하반신 비만'에 비해서 당뇨병 등의 대사 이상이 합병되는 경우가 많았다. 또한 상반신 비만 중에서도 복부내장 주위에 지방이 모이는 내장지방형 비만이 복벽의 피하에 지방이 쌓이는 피하지방형 비만에 비해서 당대사 장애, 지질대사 장애 및 고혈압 등의 합병증을 동반하기 쉬운 위험인자로 동맥경화성 혈관질환이나 대사질환의 중요한 위험인자로 볼 수 있다.

내장형 비만의 판정은 허리둘레 지름의 측정, 복부 CT 촬영에 의한 내장비만 면적의 측정, 복부 초음파 검사에 의한 복강 내 지방 두께의 측정으로 이루어진다. 허리둘레는 남성 85cm 이상, 여성은 90cm 이상일 경우에 내장형 비만일 가능성이 높다. 여성 비만자의 연대별 내장지방형 비만 비율을 보면 50세 이후에 빈도가 크게 증가하였다. 결과적으로 최근 연구 결과를 종합해 보면 내장 지방 우위의 체지방 분포 변화는 생리적 또는 병적인 노화를 불문하고 노화에 따른 보편적인 현상일 가능성이 많다고 볼 수 있다.

정상체중보다 20kg이 많은 비만 환자의 경우,
20kg의 몸무게가 하루 종일 24시간 심장을 압박하고
있다고 상상해 보라!

키가 작고 뚱뚱한 아주머니가 외래에 오셨다. 키가 155cm에 몸무게가
72kg으로, 손발이 저리고 조금만 걸어도 숨이 차다고 했다. 동네 의원
에서 심장이 커져 있으니 얼른 큰 병원에 가보라고 하여 내원하였다.
아주머니의 정상 체중은 50kg 정도인데 무려 20kg 이상이 과체중이
었다. 먹고 자고 걷고 앉아 있을 때 하루 24시간 20kg의 무게가 심장
을 누르고 있다고 상상해 보자. 조금만 움직여도 숨이 찰 수밖에 없다.

무게에 눌린 심장이 높은 혈압으로 피를 뿜어 주지 않으면 전신에 피
를 효과적으로 공급할 수가 없다. 자연적으로 맥박이 빨라지고 혈압이
올라가면서 고혈압이 생길 수밖에 없다. 높은 혈압이 오래 지속되면 어
쩔 수 없는 보상 작용으로 심장근육이 두꺼워진다. 두꺼워진 심장이 오래
일을 하면 결국엔 심장근육의 힘이 빠지고 커지면서 심부전증에 이르게
되는 것이다. 문제는 이러한 질병이 과체중 때문에 기인되는 것으로 비만
은 병이다. 비만은 심장병을 만드는 결정적인 요인임을 명심해야 한다.
비만과 사망률에 대한 연구에 의하면 BMI가 $23kg/m^2$~$28kg/m^2$ 사이
일 경우에 가장 사망률이 낮고 그 이하나 이상으로 진행할수록 사망률이
높아진다고 하였다. 5~10%의 체중 감량만으로도 비만에 의한 질환이나
합병증을 크게 줄일 수 있다는 사실을 알면 건강한 삶을 위해 살을 빼는
일은 선택이 아닌 필수 사항이다. 우선 비만을 무서운 질병으로 인식하
는 것이 중요하다. 비만의 치료는 그 중증도에 따라 식사요법, 운동요법,
약물요법과 외과적인 치료법으로 크게 나눌 수 있다.

영조 임금의 황제 다이어트

영조는 83세까지 천수를 누린 임금으로, 현대를 사는 100세 시대에 견줘 봐도 뒤지지 않을 만큼 오래 살았다. 영조가 오래 살 수 있었던 이유 중에는 다른 임금들과 달리 궁궐 밖에서 나고 자란 특수한 환경과 궁궐 밖에서 서민 생활을 하면서 쌀밥이 아닌 현미를 먹었던 점을 무시할 수 없다. 또 소식해야 한다는 다이어트의 기본원리를 일찌감치 알고 실천한 덕분이다. 이것이 곧 영조의 '황제 다이어트'다.

31세 윤○○ 씨는 160cm의 키에 몸무게가 72kg이다. 안젤리나 졸리가 시도해 10kg 이상을 감량했다는 레몬 디톡스 다이어트를 시작했다. 레몬 디톡스 다이어트는 다른 음식물은 일체 먹지 않고 레몬즙과 메이플 시럽을 섞은 음료만 먹는 방법이다. 열흘간 단기간의 다이어트를 통해 5kg을 감량했는데, 문제는 한 달이 지나면서 다이어트를 하기 전보다 5kg이 늘었다는 점이다.

과학적으로는 확인되지 않지만 효과는 확실하다는 정체 모를 다이어트 방법들이 온라인상에서 홍수를 이루고 있다. 덴마크 다이어트, 애플 다이어트, 스즈키식 다이어트, 디너 캔슬링 다이어트 등의 다양한 다이어트 방법들이 있다. 어느 다이어트 방법에도 그 다이어트가 성공한 뒤, 많이 먹어도 살이 빠진 상태를 유지할 수 있는 방법은 나와 있지 않다.

어떤 다이어트든 적게 먹고, 많이 움직이는 방법만이 무게와의 전쟁에서 승리할 수 있는 유일한 길이다. 소식이 가장 확실하고, 효과적인 다이어트 방법이며, 장수식이라고 할 수 있다.

다이어트의 4가지 기본 규칙

일찍 자고 일찍 일어나자. 우리는 늘 건강해야 한다는 걸 머리로는 알고 있지만 적게 먹고 많이 움직이는 간단한 다이어트의 진리를 실천하는 것은 생각보다 쉽지 않다. 일찍 일어나는 새는 먼저 벌레를 잡을 수 있고, 일찍 일어나는 사람은 날씬한 삶을 유지할 수 있다. 야근 혹은 밤늦게까지 TV를 보며 시간을 때우는 사람들은 더 살이 빠지기 어려운 체질이 된다. 이는 우리 몸의 신진대사의 시간 차이 때문이라고 볼 수 있는데, 보통 신진대사는 아침을 시작으로 저녁에 가장 높고 잠이 들면 낮아진다. 신진대사가 활발한 시간에 자고, 신진대사가 낮은 밤 시간에 음식을 먹고 적게 활동하면 잉여 영양분이 몸 안에 쌓일 수밖에 없다.

가끔은 혼자 있는 것을 즐기자. 엄마는 아빠의 식습관을, 여자는 남자친구의 식습관을 따라 가게 되는데 여성보다 많이 먹는 남성들을 따라 먹다 보면 자연히 살이 찔 수밖에 없을 것이다. 특히 우리나라의 회식 문화는 기름진 고기, 고열량의 폭탄주, 그리고 자리를 옮겨 가며 마시는 술자리, 한 끼에 섭취하는 칼로리 양은 이루 말할 수 없이 많다고 볼 수 있다. 한 연구 결과에 따르면 혼자 있을 때보다 다른 사람들에게 둘러싸여 있을 때 44% 정도의 음식을 더 많이 먹게 된다고 한다. 사람들과 즐겁게 먹고 놀다 보면 자신도 모르게 살이 찌게 되는 것이다.

　잘 자는 것은 모든 병의 예방 주사다. 요즘 유행하는 다이어트 중 하나는 숙면 다이어트다. 자고 있는 동안에도 우리 몸은 끊임없이 노폐물을 배출한다. 잠을 충분히 자지 못하면 몸의 칼로리 소비량이 작아지고 스트레스 호르몬의 분비가 많아진다. 이러한 스트레스 호르몬이 늘어나면 폭식을 하는 경향이 생겨 쉽게 살이 찌게 된다. 그만큼 살을 빼는데는 수면이 많은 도움을 준다. 일단 수면 호르몬은 저녁 10시와 새벽 2시 사이에 왕성하게 분비되기 때문에 적어도 12시 전에는 자는 습관이 필요하다. 체온이 1도 상승하면 기초대사가 증가하기 때문에 따뜻한 곳에서 자는 것이 좋고, 적당한 높이의 낮은 베개를 베고 똑바로 누워 자면 숙면에 도움이 된다.

　다이어트 성공의 공통점으로 적게 먹고 많이 움직이는 것이 기본이지만, 적게 자주 먹는 습관도 다이어트에 중요한 조건이다. 우리가 다이어트에 매번 실패하는 이유 중 하나는 살을 빼기 위해 무작정 굶었다가 살이 빠졌다 싶으면 폭식을 해서 오히려 조금만 먹어도 살이 찌는 상태로 몸을 변하게 만들기 때문이다. 조금씩 자주 먹으면 고칼로리 음식의 유혹에 넘어갈 위험이 줄어든다는 연구 결과도 있다. 그래서 평소 먹는 양의 절반 이하로, 배고플 때마다 4시간 간격으로 자주 먹는 것이 좋을 수도 있다.

Q&A

술을 마시면 살이 찌나요?

술은 1g당 7kcal의 열량을 내는 에너지원이지만 열량만 내고 당질, 단백질, 지방 같은 영양소가 없는 속 빈 칼로리다. 그래서 식사를 안 하고 술만 마시면 살이 빠지고 영양실조에 걸린다. 보통 술을 즐겨 마시는 사람을 보면 아랫배가 톡 튀어나왔다. 일명 술배라고 불리는데 이것은 알코올이 열량원으로 사용되기 때문에 안주로 먹는 고열량, 고지방 음식이 열량으로 사용되지 않고 지방으로 고스란히 축적되어 나타나는 현상이다. 대부분 술을 마시는 밤에는 신체 활동량도 없는데다 부교감신경은 활발히 작용한다. 부교감신경은 에너지원을 지방으로 바꾸어 저장하려는 작용을 왕성히 하여 밤에 술로 섭취한 여분의 칼로리를 고스란히 지방으로 축적한다.

물만 먹어도 살이 찌는 체질이 있나요?

환자들 중에는 '물만 먹어도 살이 찐다'며 체질을 탓하는 이들이 있다. 하지만 물은 칼로리가 없으므로 살을 찌게 하는 것이 불가능하다. 거의 아무것도 안 먹는다고 말하는 사람들을 보면 밥만 줄인 것이지 반찬이나 과일, 간식은 오히려 더 많이 먹는 경향이 있다.

나이가 들면 왜 살이 안 빠지나요?

에너지 소모에는 활동량뿐만 아니라 대사율도 중요하다. 대사율은 에너지 소모율을 말하며 근육을 포함하는 '제지방 체중'에 비례한다. 제지방 체중이 많을수록 기초대사율이 높아져서 에너지 소모가 많고 살이 잘 빠진다. 대체로 근육이 많고 골격이 큰 사람이 그러하다.

먹는 것은 변함이 없는데도 나이가 들면서 살이 빠지지 않는 이유는 연령이 많아지면서 근육은 줄고 지방이 늘어나기 때문이다. 근육이 줄고 지방이 많으면 기초대사량이 줄어들어 그만큼 에너지 소모가 감소한다. 또 같은 시간 동안 같은 운동을 하더라도 그만큼 에너지 소모량은 줄어든다.

이러한 대사율의 감소는 5시간 이상 금식을 하는 경우에도 일어난다. 일정 시간마다 위장으로 들어오는 음식이 안 들어오면 신체는 에너지 소모를 최대한 억제하고 비상시를 대비하여 열량을 축적한다. 그 결과 여분의 칼로리가 많아져서 체내에 축적되는 지방이 늘어난다. 이런 현상은 월급이 줄어들었을 때 소비를 줄이고 저축을 늘리려는 것과 비슷하다. 그러므로 체중을 효과적으로 줄이기 위해서는 규칙적인 식사와 운동을 병행해야 한다.

*제지방 체중 : 체중으로부터 체지방량을 제외한 값

담배를 피우면 살이 빠지나요?

최근 청소년과 여성의 흡연율이 급격히 증가했는데, 여성 흡연율이 증가하는 이유 중 하나는 흡연이 살을 빼는 데 도움을 준다는 잘못된 인식 때문이다. 흡연은 기초대사율을 6% 정도 증가시키지만, 그 효과는 흡연 후 30분 정도만 지속되어 실제로 체중 감소에 별 효과가 없다. 금연하면서 살이 찌는 이유는 담배 대신에 사탕이나 캐러멜, 청량음료와 같은 군것질이 늘기 때문이다. 실제로 흡연자는 비흡연자에 비해 체격이 작지만 날씬하지 않고, 같은 체중이라도 지방이 주로 복부에 분포하는 경향을 보였다.

체중 조절의 목적이 체내 지방을 감소시켜 고혈압이나 당뇨, 관상동맥질환을 예방하는 데 있다는 것을 생각할 때 고혈압, 폐암, 식도암, 동맥경화, 십이지장궤양 등을 일으키는 담배를 살을 빼기 위해 피운다는 것은 매우 어리석은 짓이다.

사우나를 하면 살이 빠지나요?

살을 빼려고 일부러 사우나에 가서 열심히 땀을 흘리는 사람들이 많다. 실제로 사우나를 마치고 체중을 재면 보통 1~2kg이 감소되어 있다. 하지만 이때 체중 감소는 체내 수분이 빠져나온 것이지 살이 빠진 것이 아니므로, 수분을 섭취하면 금방 원래 체중으로 돌아간다. 단순히 땀을 흘리는 것으로는 칼로리가 소모되지 않고, 칼로리 소모 없이는 살이 빠지지 않는다.

살 빠지는 약이 있나요?

살 빠지는 약이 있어서 단숨에 살이 빠지면 얼마나 좋을까? 하지만 약을 복용하면서 식사조절과 운동, 행동요법을 부지런히 병행해야만 원하는 체중 감소를 할 수 있다. 약물치료는 식이 섭취를 감소시키고 대사 작용을 변형시키며, 에너지 소비를 증가시켜 단기간의 체중 조절에 도움을 준다. 약물은 지속적 또는 간헐적으로 장기간 투여도 가능하다. 약물치료는 체중 감소뿐 아니라 혈당 강하 작용 같은 부가 효과를 기대할 수도 있다. 그러나 짧은 기간에 체중을 감소하고 싶은 욕심에 다이어트 약을 제대로 알지 못하고 먹으면 부작용으로 건강을 해칠 수 있으므로 전문가와 상담 후 치료를 시작해야 한다.

누가 살 빼는 약을 사용하나요?

비만 치료 시 식사제한 뿐 아니라 운동요법과 행동요법을 병행해도 만족할 만한 감량에 이르기란 매우 어렵고, 치료를 한다 해도 체중의 재증가를 경험하기 쉽다. 따라서 체중 감소를 늘리고 줄어든 체중 유지를 위해 약제 사용이 필요하다.

미국에서 비만 치료제 사용은 체질량지수가 $30kg/m^2$를 초과한 사람, 비만과 관련된 위험인자나 질환이 있으며 체질량지수 $27kg/m^2$를 초과한 환자를 대상으로 하고 있다. 상대적으로 체격이 작은 동양인은 체질량지수 $25kg/m^2$를 초과하거나, $23kg/m^2$를 초과하면서 동반 질환이 있는 사람에게 약물요법을 고려한다.

수술로 살을 뺄 수 있나요?

아시아인 중에서는 체질량지수가 $35kg/m^2$ 이상인 사람, $30kg/m^2$ 이상이면서 고혈압, 당뇨병 등 합병증을 가지고 있는 환자, 적절한 식이요법, 운동요법, 행동요법이나 약물치료에도 반응이 없는 비만인들을 대상으로 체중을 줄이기 위해 베리아트릭 수술bariatric surgery을 시행한다. 이러한 수술은 비만을 단숨에 없애주는 것이 아니라 향후 장기적으로 칼로리 섭취를 줄이기 위해 시행하는 방법이다. 현재 하고 있는 수술 방법으로는 먹는 양을 제한하는 섭취 제한 술식, 소화 흡수 제한 술식, 이 두 가지를 병합한 절충형 술식이 있다. 수술은 비만을 치료하는 절대적인 방법이 아니므로 열량 소모를 증가시키는 생활양식의 변화를 동반해야 수술 효과를 향상시키고 장기적인 체중 감소를 유지할 수 있다.

심장을 조이는 스트레스, 스트레스를 즐겨라

스트레스는 현실이든 상상이든 개인으로 하여금 적응을 요하게 하는 어떤 자극(소음, 공해, 기후 등), 상황(결혼, 이혼, 실직, 부모의 불화 등), 사람 또는 대상(억압적 상사 등)을 의미하고, 이를 스트레스 인자라 한다.

우리가 흔히 말하는 '스트레스'의 어원은 라틴어의 stringer로 '팽팽하게 죄다'라는 뜻에서 유래되었다. 이후 string 혹은 sterst, straiss 등으로 쓰이다가 스트레스stress라는 용어로 쓰이기 시작했다. 물리학에서 물체에 가해지는 물리학적 힘을 의미하는 용어를 20세기에 이르러 캐나다의 생리학자 세리에가 의학에 적용시키면서 일반인들 사이에서 널리 사용하는 용어가 되었다.

스트레스의 병태생리를 살펴보면, 정신적 스트레스는 교감신경계를 자극하여 카테콜아민catecholamine의 분비를 증가시킨다. 이것은 혈관을 수축시키고 혈압을 상승시키며 동시에 심장의 수축성과 심박동수를 증가시키는 반면 관상동맥을 수축시킨다. 결과적으로 혈압, 심박동수 그리고 심근의 수축성 증가는 심장의 산소 소비량을 증가시키고, 관상동맥의 수축은 심근의 산소공급량을 감소시켜 심근의 허혈 현상을 유발시키게 된다. 또한 스트레스는 심장근육에 직접 영향을 미쳐 심장근육의 수축력을 감소시켜 심근벽 운동 이상이나 심근병증을 발생시킨다. 또 다른 기전으로 다양한 스트레스는 교감신경계를 자극해 혈관 내피 세포와 기타 혈액 내의 요소들과 복합체를 이루어 혈소판의 응집과 혈전 형성을 촉진시켜 심혈관 위험을 증가시킨다.

  스트레스의 종류는 크게 세 가지로 분류해 볼 수 있다. 첫째, 정신적 스트레스는 직장과 학교, 가정생활에서 적응하면서 받게 되는 좌절이나 고독 등으로 인해 나타나는 스트레스다. 둘째, 환경적 스트레스는 음식물이나 소음, 공해, 기후 등으로 겪게 되는 스트레스다. 셋째, 개인의 인격적 스트레스는 예민한 자존심이나 열등감, 자기학대, 죄의식, 무력감, 조급하고 야심이 많고 공격적이며 경쟁적인 타입 A 유형의 인격이나, 완벽주의 등으로 인한 정신적 자극을 받는 것을 말한다.
  지나친 스트레스는 과도한 긴장을 가져와 일정한 균형 상태를 지속할 수 없게 됨으로써 각종 심신의 증상을 일으키게 되는데, 이는 '신체에 가해진 어떤 외부 자극에 대하여 신체가 수행하는 일반적이고 비특징적인 반응'이라고 하였다. 스트레스에 의한 흔한 증상으로 무의식 중에 이를 깨물거나 주먹을 쥐고 근육에 힘을 주는 경우가 많아 설명할 수 없는 신체적 통증의 원인이 되기도 한다. 스트레스는 또한 복통, 호흡곤란, 요통, 두통, 불면 등을 일으키기도 한다. 스트레스를 받으면 어떤 이들은 배가 고프지 않아도 닥치는 대로 먹고, 반대로 아예 먹지 않거나 체중이 감소되는 이들도 있다. 사소한 일에도 직장 동료나 친구, 사랑하는 사람과 자주 말다툼을 하게 된다. 겉보기에는 별 이상징후가 없다가 난데없이 한바탕 울 수도 있다. 직장에 병가를 내거나 매사에 희망이 없다고 느끼거나, 쉽게 포기하곤 한다.

만성 스트레스는 우울증이나 불안장애를 일으키는 원인이 될 수도 있다. 스트레스에 잘 대처하지 못할 때 우리는 자동적으로 어떤 상황이던 부정적으로 확대 해석하고, 안 좋은 감정을 증폭시키게 된다. 과도한 업무로 오후 네 시만 되면 눈꺼풀이 감기는 '오후 네 시 증후군'에 시달리기도 한다. 열심히 일하고, 아이들을 키우지만, 아이들도 자라면서 성적, 입시, 진학 스트레스에 시달리고, 대학 졸업 후에는 '취업 스트레스'를 겪는다. 아이들이 자라서 출가하면 상실감, 외로움, 우울증 등 '빈둥지 증후군'에 시달리기도 한다. 연령별로 다양한 이유로 스트레스를 앓고 있는 것이다. 실제로 대한민국은 스트레스 공화국이라 불러도 무방할 만큼 극도로 높은 스트레스에 노출되어 있다. 우리나라의 자살률은 OECD 국가 중 가장 높으며, 전 세계적으로도 가장 높다.

이런 모든 스트레스가 기분을 상하게 하거나 질병을 야기하는 부정적 스트레스인 것만은 아니고 스트레스가 전혀 없는 것이 반드시 건강에 좋은 것도 아니다. 적절한 긴장과 경쟁심은 우리의 감정 생활을 자극하여 일의 생산성과 창의력을 높여 줄 수 있고, 질병에 대한 저항력을 높이는 긍정적 면도 있다.

스트레스와 심장병과의 관계는?

일과 연관된 스트레스 양상으로는 직장에서의 역할이 불분명하거나, 반복적인 일을 하거나, 직장이 바뀌거나, 실직이나 퇴직한 경우 등을 들 수 있는데, 사실상 이러한 구체적인 스트레스가 '협심증이나 심근경색증과 관련된 사망률을 높이느냐?'하는 문제는 아직 논란의 여지가 많다. 최근 8,000명 이상이 포함된 임상 연구에서는 이러한 허혈성 심질환과 직장에서의 스트레스 종류나 정도와는 비례하지 않는 것으로 나왔다. 하지만 직장에서의 만성적인 스트레스에 의해서 혈압 상승이 유발되는 것은 사실이며, 특히 책임이나 일의 양이 많은 사람의 경우는 좌심실 비대가 초래될 수 있다. 이러한 좌심실 비대는 독립적으로 허혈성 심질환의 발현에 관여한다.

어떤 연구에서는 감정적인 스트레스가 협심 증상의 발현에 선행하며, 심근경색의 발생에도 직접 관계가 있는 것으로 밝혀졌다. 만성 스트레스의 기본 병리는 자율신경계의 교감신경 및 부교감 신경계에 의해서 분비되는 여러 호르몬 분비의 균형이 깨지면서 올 수 있는데, 특히 교감신경계 자극에 의해서 노르에피네프린norepinephrine 등이 과다 분비되어 갑작스런 혈압 상승이 초래할 수 있다는 것은 확실하다. 스트레스를 받는 정도가 사람마다 다르기 때문에 실제로 심장병과의 인과관계를 밝혀내기란 쉽지 않다.

최근에 와서 천재지변과 같이 심한 스트레스가 있는 상황이 심장에 좋지 않은 결과를 줄 수 있다는 역학 조사 결과들이 있다. 1995년에 발생한 일본 고베 대지진 당시는 과거 같은 기간에 비해서 심혈관 사고가 3배 이상 증가했으며, 2001년 9·11테러 후 60일간 세계무역센터 50마일 반경 내에 위치한 병원의 응급실에 심근경색증 환자의 입원이 사건 이전과 비교하여 49% 증가하였다.

스트레스가 심근경색을 유발하는 하나의 위험 요인 중 하나라는 건 알 수 있지만, 스트레스와 심장병과의 관계는 확실히 밝혀지지는 않았다. 다만 정신적 스트레스는 심장박동수와 혈압을 올리는데, 이럴 경우 심장은 더 많은 산소가 필요하고, 혈중에 혈소판 응십도 촉진시킨다. 이때는 혈관의 스트레스도 증가하며, 혈관 내에 죽상반이 갑자기 파열되면서 심한 혈전이 생겨 심근경색증을 일으킬 수도 있다고 추론해 볼 수 있다.

캐나다의 한 연구에서는 심장혈관질환의 발작 치료 후 직장으로 돌아온 35~59세의 남녀 972명에 대한 연구 결과, 만성적인 직업 스트레스나 긴장은 심장질환이 있었던 환자에게서 또 다른 급성 관상동맥 발작이 일어날 위험성이 2배 높았다고 보고하였다.

1989년에 발표된 프라밍햄Framingham 연구에서 1,289명을 20년간 추적한 결과 조급하고 야심이 많고 공격적이고 경쟁적인 A형 성격에서 협심증의 빈도가 약 2배 증가됨을 보여주었고, 2004년 50개국에서 시행한 인터하트Interheart 연구는 심리적 상태와 관상동맥질환에 대한 연관성을 잘 보여준다. 우울증의 유무, 직장과 가정에서 스트레스, 스트레스의 정도, 가족의 사망 또는 이혼의 유무를 연구한 것으로 이 연구에서 스트레스를 많이 받은 군이 스트레스를 받지 않은 군에 비해 2.7배나 관상동맥질환의 발생이 높았다. 이는 고지혈증이 3.25배, 흡연이 2.87배, 당뇨병이 2.37배임을 고려할 때 스트레스가 관상동맥질환의 중요한 위험인자임을 보여준다.

영국의 한 보고에 의하면, 만성스트레스는 심장질환의 발현을 68%까지 올릴 수 있고, 최근 한 역학 연구에서는 총 6,576 명의 남녀에 대한 7년간 추적 조사에서, 스트레스를 받은 사람들에서 심혈관계질환 즉 심장발작, 뇌졸중, 관상동맥 우회로 수술 등의 빈도는 행복한 사람들에 비해 50% 높았다고 하였다. 이처럼 스트레스는 심장병의 발병 그리고 예후와도 밀접한 연관성이 있으므로 우리가 다스려야 할 중요한 위험인자인 셈이다.

스트레스는 또 이를 받아들이는 사람에 따라서 다르다고 볼 수 있는데, 성격에 따라서 타입 A, B 두 가지 유형으로 구분해 볼 수 있다. 타입 A는 능동적이고 경쟁적이며, 공격적인 형태로 스트레스와 꾸준히 싸워나가는 유형을 말하며, 상대적으로 타입 B는 수동적이고, 주위 환경에 의한 스트레스를 피해나가는 유형에 속한다. 실제로 이러한 타입 A유형의 사람이 협심증이 생길 수 있는 확률이 2배 정도 높은 것으로 되어 있다. 하지만 심근경색증 후의 장기 생존율은 타입 A유형의 사람에서 훨씬 좋은 것으로 되어 있는데, 이는 통증 등의 협심 증상에 보다 적극적으로 대처하는 성격 때문이다.

따라서 장기적으로 관상동맥질환의 발병 기전에 스트레스가 주는 영향은 생각했던 만큼 크지는 않다는 것을 알 수 있다. 물론 협심증이나 심근경색증이 기존 질환이 있는 경우에는 스트레스에 의한 생리적인 급성 반응으로 혈압 상승이 동반되어 2차적으로 협심 증상을 유발할 수 있기 때문에 스트레스 조절을 권장하고 있다.

스트레스에 대처하는 긴급 처방을 알아보자

휴식을 취하면서 혼자 조용히 시간을 보낸다. 부정적인 생각을 없애고, 명확한 사고와 평온, 그리고 창의력을 회복하는 것이 중요하다. 산책을 하거나 조용히 책을 보고, 물 속에 몸을 담근 채 휴식을 취하는 것도 좋은 방법이다. 최근에 많이 추천되는 이완법은 편안한 자세로 조용히 눈을 감고 근육을 풀면서 어떤 단어나 구절을 골라서 마음속으로 반복해서 되풀이 하는 것이다. '사랑한다, 버린다, 믿는다' 이러한 이완법은 스트레스에 대한 생리학적 해독제 역할을 하여 체내 반응을 안정시킨다. 모든 일을 자신이 해야 직성이 풀리는 사람은 과감히 일을 남에게 떠넘기고, 쉬어 보라. '내가 아니어도 세상은 화가 날 정도로 너무나 잘 돌아가게 되어 있다'.

건강식을 하면 스트레스 해소에 도움이 된다. 곡물로 만든 빵 등에는 필수 아미노산인 트립토판이 많이 함유되어 있는데, 이는 체내에 신속히 흡수되어 세로토닌 분비를 증가시키고, 진정 작용을 한다. 칼륨이 많이 들어 있는 오렌지, 견과류, 콩, 우유 등은 신경 전달 물질의 활동을 원활하게 하고, 시금치 같은 녹색 야채, 땅콩, 맥아 등에는 스트레스에 대항하는 필요한 광물질인 마그네슘이 많이 들어 있다.

스트레스 대처 방법 중에 가장 좋은 방법은 운동이다. 운동은 생리적 반응으로 증가된 스트레스 호르몬을 적절하게 사용하고,

뇌를 진정시키는 작용을 한다. 또한 긴장된 근육을 이완하면서 정신적으로도 안정감을 가져다 준다. 운동 직후 목욕이나 술 한 잔을 하는 것도 스트레스를 이겨내는 좋은 방법이다.

스트레스를 다스리는 법

스트레스를 줄임으로써 심혈관계장애를 예방하거나 치료할 수 있는 방법들이 활발히 모색되고 있다. 여기에는 정신의학적 방법(정신 치료, 사회적 방법, 약물치료 방법), 운동 치료가 있다. 정신 치료 기법에는 스트레스 관리, 분노 관리, 정신 치료, 인지 행동 치료, 정신분석 등이 포함되며 스트레스를 수용하거나 적극적으로 상황을 바꾸려고 하거나, 회피하는 방법 등이 있으며 스트레스 상황이나 개인의 성향에 따라 적절하게 반응해야 한다. 예를 들면 스트레스가 너무 클 때는 수동적 회피가 현명한 방법이고, 개인이 스트레스를 위협적인 것으로 보지 않고 도전이나 하나의 기회로 보는 성향을 가진 경우에는 적극적으로 수용하는 것이 긍정적인 영향을 미치기도 한다.

또 사회 환경이 스트레스 반응을 결정하는데 중요한 영향을 미치는데 가족, 친지, 친구, 종교단체 등이 개인적 스트레스를 극복하는데 도움을 준다. 운동은 스트레스 조절에 매우 효과적이다. 운동을 하면 근육 세포를 포함한 모든 세포에 존재하는 미토콘드리아에서 스트레스와 관련된 카테콜아민의 감소가 일어난다. 근육질의 사람은 근육 세포와 미토콘드리아를 더 많이 가지고 있어

카테콜아민을 더 많이 감소시킬 수 있으므로 더 빨리 스트레스를 해소시킬 수 있다.

우울이나 불안이 심하거나 공황장애를 동반한다면 항우울제나 항불안제 같은 약물치료가 효과적일 수 있다. 제1세대 항우울제와 제2세대 항우울제amorapine, trazodone, bupropion는 기립성 저혈압, 고혈압, 부정맥 등 부작용을 발생시킬 수 있어 요즘은 제3세대 항우울제Selective Serotonin Reuptake Inhibitor, SSRI가 사용되고 있다. SSRI는 심근경색 발생 후 우울증을 호전시키면서 심장에 대한 부작용은 없는 것으로 알려져 있어 비교적 안전하게 사용할 수 있다.

첫째, 스트레스 상황을 객관적으로 생각하라. 스트레스를 유발하는 요인들이 자신이 심각하게 포장하고 있는 경우가 많다.

둘째, 우선 순위를 정하라. 우선 순위를 정해서 가장 중요한 일을 먼저 처리하고, 중요하지 않은 일은 잊어버려라.

셋째, 몽상가가 되지 마라. 매일 성취 가능한 목적을 설정하고 성취의 즐거움을 만끽하라.

넷째, 긍정적으로 생각하라. 스트레스를 피하려고 하지 말고 자신에게 발전을 가져올 기회로 삼고 도전하라.

다섯째, 완벽주의자가 되려고 하지 마라. 자신이나 타인에게 비현실적인 기대를 갖지 마라.

여섯째, 일에 너무 얽매이지 마라. 모든 사람은 휴식이 필요하다. 마라톤을 하듯이 쉼 없이 일을 하면 쓰러지고 만다. 휴일을 즐길 수 있는 여유를 가져라.

일곱째, 혼자서 모든 일을 하려고 하지 마라. 힘들게 혼자서 일하려 하지 말고, 일을 위임하는 법을 배워라.

여덟째, 감정을 표현하라. 사랑, 기쁨, 슬픔, 열정 등 감정을 솔직하게 표현하면 기분이 더 좋아진다.

Q & A

평소 화를 자주 내는 사람이 관상동맥질환이 잘 생긴다는데 사실인가요?

이른바 'A형 성격'이 관상동맥질환 위험인자의 하나라는 주장이 있다. A형 성격은 목표 지향적이어서 경쟁적·적대적으로 목표를 성취하며, 공격적인 성향이 있다. 또 가능한 한 일을 빨리 끝내려는 조급증을 보이고 참을성이 없으며, 쉽게 화를 내곤 한다. 또한 목소리도 자주 격앙되고, 표정이나 자세는 과도하게 긴장되어 있으며 빨리 말하고 바쁘게 걸어 다니며, 쉴 새 없이 무엇인가를 하고 있다. 이러한 A형 성격의 사람들은 반대 유형인 B형 성격의 사람들에 비해 코티졸과 아드레날린의 혈중 농도가 높은 것으로 알려져 있다. 노르아드레날린의 과다 분비는 빈맥과 혈압 상승을 초래하여 심장의 부담을 증가시키고, 코디졸의 과다 분비는 혈액으로 지방 분비를 촉진시키는데, 이렇게 증가된 지방이 관상동맥 벽에 부착되어 관상동맥질환을 초래한다.

여러 연구 결과에 의하면, 화를 내고 난 다음이나 화를 내고 있는 중에 심장마비에 걸릴 확률이 평상시보다 2배 이상 높다고 한다. 또한 유사한 연구에서 고집이 세고 화를 많이 내는 사람의 심장마비 발생률이 3배 이상 높았다고 한다.

정신적인 피로 때문에 심장의 리듬이 비정상적으로 변하고(부정맥), 심박수와 혈압이 높아져 심장근육으로 가는 피의 흐름이 감소되고, 관상동맥의 직경이 줄어들 수 있다. 화를 내면 관상동맥의 직경이 줄어들고 노폐물이 쌓인 부분이 파열되며, 혈압이 치솟고 심장이 비정상적으로 뛰어 매우 위험한 상황까지 갈 수도 있다. 항상 적대적인 태도를 보이는 사람들은 혈압이 치솟으면 동맥 벽의 부드러운 내막이 얇아져 동맥의 약한 부분이 파열될 수도 있다.

스트레스가 없으면 건강한 삶을 살 수 있을까?

그렇다면 스트레스를 전혀 받지 않는 환경에서는 좀 더 건강한 삶을 살 수 있을까? 캐나다의 심리학자 헤브는 1950년대 감각 자극을 차단하는 감각 박탈 실험을 했다. 실험에 참가한 사람들은 좁은 실험실에서 아무런 자극도 받지 않고 기본적인 생활을 하게 됐다. 놀랍게도 3일 이상을 버티는 사람이 없었다. 스트레스가 전혀 없는 것은 오히려 건강에 해롭다고 볼 수 있는데, 적절한 긴장과 경쟁적인 생활 습관은 우리의 창의성을 높여 줄 수 있고, 질병에 대한 저항력도 높여 준다. 스트레스란 어떤 의미에서 아주 주관적인 상황 설정이라고 볼 수도 있다. 적극적으로 즐기거나 때로는 빨리 포기해 버리는 융통성positive thinking이 자신을 스트레스로부터 보호하는 유일한 방법일 수 있지 않을까 싶다.

'피할 수 없으면 즐겨라!' 스트레스는 받아 들이는 사람에 따라서 그 크기와 반응이 전혀 다를 수 있으나, 스트레스 없이 문명화된 시대를 살아갈 수는 없다. 늘 긍정적인 사고를 가지고 새롭게 꿈꾸고 다시 시작할 수 있는 역동적인 마음 자세로 스트레스를 즐기는 것만큼 건강하고 창조적인 삶의 방법은 없다고 생각한다.

심장병에 좋은 음식을 골고루 잘 먹는 게 최고다.

심장을 건강하게 하기 위해서는 다양한 영양소가 골고루 함유된 균형 잡힌 식사 섭취가 매우 중요하다. 미국심장학회에서는 건강한 식사와 생활 습관이 심장병과의 싸움에서 가질 수 있는 가장 최선의 무기라고 할 정도로 식사요법을 강조하고 있으며, 심장질환을 치료하고 예방하기 위해 여러 영양 관련 연구들이 오랫동안 진행되어 왔다.

이를 바탕으로 영양 권고사항이 마련되었으나, 현실적으로는 영양 권고사항은 무시하고 '이 음식은 좋으니까 많이 먹자' '저 음식은 먹으면 안 되는데'하며 특정 식품 또는 특정 영양소 섭취에만 치우쳐서 불균형적인 식사를 하는 경우가 있다. 자칫 특정 음식만을 많이 먹을 경우 없던 병도 생길 수 있고, 너무 적게 먹을 경우 영양 상태가 좋지 않아 병을 제대로 관리할 수 없게 된다. 따라서 심장을 포함하여 내 몸에 도움이 되는 영양가 있는 음식으로 균형되게 식사를 관리하는 것이 중요하다.

다양한 영양소 중에서 심장과 특히 연관이 있다고 연구된 영양소에 대해 자세히 살펴보자.

심장에 좋은 영양소
불포화 지방산 – 불포화 지방산 중 다불포화 지방산은 오메가6,

오메가3 지방산으로 구분할 수 있다. 모두 혈중 LDL 콜레스테롤과 혈중 중성 지방을 낮추는 효과가 있다. 특히 생선과 들기름에 많은 오메가3 지방산은 혈중 중성 지방 농도를 낮추고, 항혈전 효과가 있어 심혈관계질환 예방에 좋은 것으로 알려져 있다. 하지만 과다 섭취 시 체중 증가의 원인이 되므로 섭취량을 조절하여 먹도록 한다.

식물성 단백질 – 동물성 단백질을 식물성 단백질로 대체하면 콜레스테롤과 포화 지방 섭취가 줄어 들어 혈중 지질 수준 개선에 도움이 된다. 또 식물성 단백질 섭취가 많을수록 혈압 감소에도 도움이 되므로 기름기 많은 육류보다는 콩이나 두부 등을 위주로 단백질을 섭취하는 것이 좋다.

칼륨 – 칼륨 섭취를 늘리면 혈압 감소에 효과가 있다고 알려져 있으므로 충분한 칼륨 섭취가 필요하다. 단, 신부전 및 고칼륨혈증 경험이 있는 사람은 과다 섭취하지 않도록 한다.

비타민 – 카로티노이드류, 베타 카로틴, 비타민 C, E는 LDL 콜레스테롤의 산화를 방지하는 항산화 물질로 알려져 있다.

카로티노이드류 – 카로티노이드는 항산화력이 뛰어나고 비타민 A 전구체로서 인체 내에서 다양한 역할을 담당하고 있으며, 시금치, 케일, 호박, 고추, 당근, 토마토, 멜론, 고구마 등에 많이 있다. 베타 카로틴 함량이 풍부한 식품은 당근, 시금치, 토마토, 고구마, 브로콜리, 늙은 호박, 오렌지, 멜론 등 색이 짙은 채소와 과일이며, 색이 짙을수록 베타 카로틴 함량이 높다.

토마토 – 비타민 C와 라이코펜과 같은 카로티노이드를 함유하고 있어 강력한 항산화력이 있다. 그리고 비타민 A 대사에도 도움을 준다. 라이코펜은 가열하거나 퓌레로 만들었을 때 가장 흡수가 잘 되므로 토마토 소스 등의 식품을 자주 섭취하면 좋다.

비타민 C – 강력한 항산화제로 고추, 키위, 브로콜리, 감귤류, 딸기, 감자 등에 풍부하지만 가열하면서 파괴될 수 있으므로 짧은 시간의 조리 방법이 좋다.

비타민 E – 강력한 항산화제로 콩기름, 올리브유, 옥수수유 같은 식물성 기름이 주요 급원 식품이며, 견과류, 전곡, 생선, 녹색 채소 같은 식품에도 함유되어 있다.

비타민 B – 비타민 B는 당질과 지방 대사에 중요한 역할을 하므로, 부족하게 되면 당질과 지방이 에너지로 전환되지 못하고 지방으로 축적되어 고지혈증, 비만을 일으키며, 동맥경화의 원인이 된다. 특히 비타민 B_2 는 체지방의 축적을 방지하여 비만을 막아줄 뿐만 아니라 동맥경화를 촉진하는 과산화지질의 생성을 막기 때문에 꼭 필요한 영양소로 우유, 달걀 등에 많이 들어 있다.

식이섬유소 – 식이섬유소는 '소화효소에 의하여 소화되지 않는 식물의 난소화성 다당류'이다. 식이섬유소에는 물에 녹지 않는 것(야채나 콩류, 버섯)과 물에 녹는 것(과일과 해조류)이 있다. 물에 녹지 않는 것(야채나 콩류, 버섯)은 포만감을 주고 변비 관리에 효과적이며, 물에 녹는 것(과일과 해조류)은 혈당 및 고지혈증 관리에 도움을 준다. 섬유소는 하루 15~45g 정도의 섬유소를 식사로 섭취하면 혈청 콜레스테롤 농도를 6~19% 감소시킬 수 있다. 그러나 너무 많이 섭취하면 설사를 유발할 수 있고 자칫 무기질과 비타민의 배설 양도 많아질 수 있으므로 너무 많은 양을 섭취하는 것은 주의한다.

식물성 스테롤 – 식물성 스테롤plant sterol은 콜레스테롤과 매우 유사한 구조를 가지는 물질이지만 혈중 콜레스테롤을 감소시키는 역할을 한다. 식물성 스테롤 섭취를 증가시키기 위해서는 채소와 과일의 섭취량을 증가시켜야 한다.

파이토케미칼 – 식물의 색과 향 같은 특성을 나타내는 10만여 가지의 생리활성 물질이 있는데 그것을 파이토케미칼이라고 한다. 채소와 과일을 많이 섭취하는 사람들은 파이토케미칼 섭취가 많아져 건강에 유익하다고 알려져 있으며, 이들의 대표적인 특성은 세포의 산화적 손상을 예방하는 항산화제 같은 역할과 독성 분해 효소의 조절, 면역계의 활성 등을 대표적으로 꼽을 수 있다.

쿼세틴 – LDL 콜레스테롤의 산화를 줄이고 죽상경화 발생을 줄이는 폴리페놀의 일종인 플라보노이드이다. 필수 영양소는 아니지만 많은 연구에서 항산화적인 특성이 발견되고 있으며 염증을 감소시켜주는 생리적 활성을 가지고 있다. 쿼세틴은 사과, 포도, 감귤류, 체리, 베리류 같은 과일과 녹차, 홍차, 양파, 녹색 채소에 풍부하다.

알리신 – 마늘, 양파 등 백색 야채에 포함된 알리신은 혈중 콜레스테롤의 수치를 내려줘 고혈압과 동맥경화를 예방해 준다. 또

세포의 손상을 막아주는 플라보노이드의 함유량도 높아 꾸준히 먹게 되면 성인병 예방과 노화를 방지하는데 도움을 준다.

셀레늄 – 항산화 효소를 함유하는 셀레논프로틴을 형성하여 DNA 합성과 갑상선호르몬 생성에 중요한 역할을 한다고 알려져 있다. 호두, 생선, 전곡, 맥아, 해바라기씨가 주요 급원 식품이며, 과다 섭취 시 독성을 가지고 있으므로 과량 섭취하게 되는 보충제 선택 시 주의하는 것이 좋다.

심장에 나쁜 영양소

포화 지방산 – 포화 지방산은 육류의 기름 부위, 버터, 쇼트닝 등 동물성 식품에 많이 들어 있으며, 실온에서 고체 상태로 존재하며, 혈중 콜레스테롤 상승의 주원인이다. 육류를 조리할 때 눈에 보이는 모든 기름 부위를 제거하고 조리하면, 포화 지방산의 섭취를 줄일 수 있다. 육류 이외에도 포화 지방이 많은 식품에는 크림, 치즈, 마요네즈, 버터, 라면, 분말크림, 코코아 등이 있다.

트랜스 지방산 – 불포화 지방산을 함유한 액체의 식물성 기름에 부분적으로 수소를 첨가하여 고체인 쇼트닝, 마가린 같은 경화유를 만드는 과정에서 생기는 인공 지방산이다. 트랜스 지방산의 과다섭취는 혈중 LDL 콜레스테롤을 상승시키고 HDL 콜레스테롤을 감소시켜, 심혈관질환의 위험을 높이는 역할을 하게 된다. 트랜스 지방산 섭취를 최소한으로 줄이는 것이 권장되므로 트랜스 지방산 함량이 높은 마가린, 쇼트닝, 전자레인지용 팝콘, 도넛, 케이크류, 빵류(크로와상, 페이스트리), 튀김용 냉동감자, 초콜릿 가공품, 비스킷류 등의 섭취를 줄여야 한다.

나트륨 – 나트륨(염분)은 혈압, 체온, 혈액량 등을 일정한 범위로 유지시키는 작용이 있지만, 지나친 섭취는 고혈압의 원인이 된다. 나트륨 섭취 감소는 혈압을 낮추고, 고혈압을 예방하며 고혈압 약제의 효과를 촉진시킴으로써 궁극적으로 심혈관질환의 발생 위험을 낮출 수 있다고 알려져 있으므로, 나트륨 섭취를 줄여야 한다.

단순당 – 물에 녹아서 단맛이 나는 물질로, 단순당을 주로 당이라고 하며, 과량 섭취 시 혈중 중성 지방을 증가시키고 비만의 원인이 되므로 지나친 섭취는 주의한다. 단순당 함량이 많은 탄산음료, 레모네이드, 케이크, 파이, 도넛, 초콜릿, 스낵류, 젤리 등 설탕이 함유된 식품을 제한하고, 단순당을 더 첨가하지 않은 무가당 과일 주스, 무설탕 아이스크림 또한 가능한 적게 섭취한다.

지금까지 심장에 이롭거나 주의해야 할 여러 가지 영양소 종류와 그 역할에 대해 알아보았다. 여기에서 심장에 이로운 영양소는 여러 가지 식품에 고루 분포되어 있다. 한두 가지 식품에 편중함이 없이 다양한 식품을 골고루 섭취하며, 심장 건강에 해로운 영양소를 절제하는 것이 심장질환을 예방할 수 있는 지름길이다.

심장에 활력을 주는 식사, 충분히 이해하고 꼭 실천하자

2016년 유럽심장학회에서는 심혈관질환을 예방하는 10가지 실천적인 권고안을 제시하면서, 식습관은 심혈관질환 위험에 영향을 주며, 하루 열량은 건강한 체중을 유지하는데 필요한 정도로 유지해야 하고, 일반적으로 건강한 식사를 따르는 경우에는 식사 이외의 보충제를 필요로 하지 않는다고 강조하였다.

미국심장학회와 심장협회에서도 2019년 심혈관질환을 조기에 예방하기 위한 식생활 권장사항을 다음과 같이 제시하였으며, 우리나라도 같은 내용을 권장하고 있으므로 충분히 이해하고 실천하는 것이 좋다.

첫째, 심혈관질환의 위험을 감소시키는 요인으로 채소, 과일, 잡곡류, 두류, 견과류 그리고 생선이 풍부한 식사를 하는 것을 권장한다.

칼륨, 비타민, 항산화영양소 함유량이 높은 채소와 과일 섭취가 필요하다. 채소는 매 식사 시 2접시 이상 충분하게 섭취하며 과일은 하루 1~2개 섭취한다. 또한, 콩에 함유된 단백질은 콜레스테롤과 포화 지방이 적어 혈중 수치를 낮추는 장점이 있다. 이들에 풍부한 식이섬유소는 간에서의 콜레스테롤 합성을 방해하고, LDL 콜레스테롤의 분해를 촉진시키기도 하여 심혈관질환에서 혈청 지질 수치 개선에 효과적이므로 충분히 섭취할 것을 권장한다. 견과류와 등푸른 생선에는 오메가3가 풍부하여 심장질환 예방에 도움이 되는 것으로 알려져 있다. 특히 생선의 오메가3의 효과가 좋은 만큼 자주 섭취하도록 한다.

둘째, 심혈관질환의 위험을 낮추기 위해서는 식사 중 포화 지방산 대신 불포화 지방산으로 대체하는 것이 이롭다.

심장질환에서 중요한 역할을 하는 불포화 지방산으로 오메가3 지방산과 오메가6 지방산이 있다. 오메가3 지방산은 들기름, 콩기름, 대두 등 일부 식물성 기름과 생선에 풍부하며, 오메가6 지방산은 참기름, 옥수수기름 등 식물성 기름과 육류에 존재한다. 기름진 육류는 포화 지방 함량이 높으므로 기름기 적은 살코기나 두부나 콩 등의 식물성 단백질 식품으로 선택한다. 유제품은 무지방, 저지방 제품으로 이용한다.

셋째, 심혈관질환의 위험을 줄이기 위해 식사 중 콜레스테롤과 소금의 함량을 낮추는 것이 이롭다.

혈중 높은 콜레스테롤 수치는 심혈관질환의 위험 요인 중 하나이다. 육류의 기름기와 내장 부위, 가공식품 등을 섭취하는 것은 가능한 한 줄여야 한다. 그리고, 혈압을 관리하기 위해 소금 섭취는 하루 5g 이하가 권장되므로 이를 위해서는 조리 시에도 소금 사용을 줄여야 한다. 하루 소금 5g 이하로 섭취하려면 소금만이 아니라 소금이 들어간 간장, 된장, 고추장의 장류와 화학조미료, 소스의 사용량도 조절하자.

넷째, 건강한 식습관의 일환으로, 가공육과 정제된 당질 그리고 가당 음료를 최소한 섭취하는 것이 심혈관질환의 위험을 낮춘다는 근거는 확실하다.

가공육 내 포화 지방과 첨가물 그리고 설탕 등의 단 음식은 고 중성지방혈증을 유발하고 체중을 증가시키므로 섭취를 줄이는 것이 좋다. 불필요한 단음료와 사탕, 초콜릿 등의 간식 섭취를 줄이자.

다섯째, 건강한 식습관의 일환으로, 심혈관질환의 위험을 낮추기 위해 트랜스 지방산의 섭취를 피해야 한다.

트랜스 지방산은 불포화 지방산에 인위적으로 수소를 첨가하여 부분경화유를 생산하는 과정에서 다량 생성된다. 트랜스 지방산과 포화 지방산 모두 LDL 콜레스테롤을 증가시키는데 특히, 트랜스 지방산은 HDL 콜레스테롤 농도를 감소시켜 심장병 예방에 반대 역할을 한다. 트랜스 지방이 많은 경화유는 최대한 줄이고 포화 지방이 많은 팜유 섭취도 줄이도록 한다. 튀긴 과자류, 케이크, 파이, 커피 프림, 라면, 냉동식품, 패스트푸드 등의 인스턴트 식품이나 가공품 섭취를 줄이자.

– 출처 Circulation, Vol. 140, No. 11, 2019 ACC/AHA

| 식품 구성 자전거 |

다양한 식품을 매일 필요한 만큼 섭취하여 균형잡힌 식사를 유지하며, 규칙적인 운동으로 건강을 지켜 나갈 수 있다는 것을 표현하고 있다.

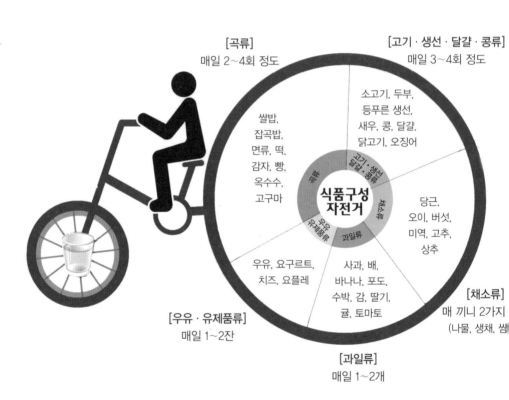

[곡류]
매일 2~4회 정도

쌀밥, 잡곡밥, 면류, 떡, 감자, 빵, 옥수수, 고구마

[고기 · 생선 · 달걀 · 콩류]
매일 3~4회 정도

소고기, 두부, 등푸른 생선, 새우, 콩, 달걀, 닭고기, 오징어

식품구성
자전거

당근, 오이, 버섯, 미역, 고추, 상추

우유, 요구르트, 치즈, 요플레

사과, 배, 바나나, 포도, 수박, 감, 딸기, 귤, 토마토

[채소류]
매 끼니 2가지
(나물, 생채, 쌈

[우유 · 유제품류]
매일 1~2잔

[과일류]
매일 1~2개

자료 출처 : 보건복지부, 2015 한국인 영양소 섭취 기준

Q&A

심혈관질환을 예방하고 이미 발병한 질환의 진행을 늦추기 위한 식생활의 가장 큰 원칙은 '균형 잡힌 식사'를 통해 영양소의 균형을 맞추는 것이다. 권장되는 음식이나 권고사항을 잘 알고 있어도 실생활에 적용하다 보면 궁금한 점이 생기기 마련이다. 또한 텔레비전이나 잡지, 인터넷을 통해 많은 정보를 접하다 보면 알고 있던 내용도 혼돈스러워진다. 일반적으로 많이 하는 질문들을 통해 그 궁금증을 해결해 보자.

심혈관질환이 있는데 보신 음식을 먹어도 될까요?

보신 음식으로 알려진 식품은 주로 동물성 식품으로 이를 탕이나 수육, 농축즙 형태로 섭취하는 경우가 대부분이다. 또 보신 음식은 콜레스테롤이나 포화 지방의 함량이 매우 높고 염분 함량도 많은 편으로 섭취를 피하거나 횟수를 줄이도록 한다. 심혈관질환은 콜레스테롤과 포화 지방을 많이 먹으면 유발될 수 있으므로 이를 줄이기 위해 고기는 기름기를 제거한 살코기 부분으로 섭취하며 섭취량은 본인에게 허용되는 양 정도로 제한하고 기름진 국물은 피하는 것이 좋다.

오리고기 기름은 불포화 지방산이 있어 다른 고기보다 몸에 더 좋다는데 먹어도 될까요?

불포화 지방산은 오리고기뿐만 아니라 돼지고기나 쇠고기 등의 다른 고기에도 들어 있어서 혈중 콜레스테롤을 감소시키는 효과가 존재한다. 단지 다른 고기에 비해 오리고기에 조금 더 불포화 지방산 함량이 높은 것이 몸에 좋은 것으로 알려져 많이 먹어도 된다고 생각하는 경우가 많다. 하지만 오리고기에도 다른 고기처럼 콜레스테롤과 포화 지방산이 있으므로 기름진 껍질까지 많이 먹게 되면 혈중 콜레스테롤이 높아지게 된다. 따라서 다른 고기와 마찬가지로 살코기로 먹으며 과식하지 않는 것이 건강하게 먹는 방법이다.

생선은 많이 먹어도 될까요?

생선도 육류처럼 콜레스테롤과 포화 지방이 있다. 일반적으로 생선 내 콜레스테롤은 20~70mg 정도로 기름기 적은 살코기와 비슷하며, 포화 지방은 육류보다 적고 오히려 불포화 지방의 비율이 높은 편이다. 심혈관질환 예방을 위해 생선, 특히 등푸른 생선을 본인에게 허용되는 1회 분량으로 최소 주 2회 이상 섭취하도록 권장한다. 다만, 좋다고 하는 식품들도 과하게 섭취하지 않도록 주의한다.

포도주는 몸에 좋다고 들었는데 마셔도 될까요?

적포도주 섭취 시 심혈관질환의 위험이 감소된다는 보고가 있다. 이는 적포도주 껍질에 함유된 항산화성분인 플라보노이드와 레스베라트롤이란 물질 때문이다. 하지만 포도주도 알코올이 함유되어 있으므로 과다 섭취 시 혈중 중성 지방과 혈압을 상승시키므로 하루 1~2잔 이하로 양을 조절한다.

싱겁게 먹기 위해 저염 소금을 사용하는 것은 어떤가요?

시중에 판매되는 저염 소금은 나트륨을 줄이고 칼륨으로 대체하여 짠맛을 낸 것이다. 질병이 없는 상태에서 저염 소금을 사용할 수는 있겠으나 심장질환 혹은 신장질환이 있는 경우에는 질환에 따라 칼륨 배설이 안 되어 체내에 쌓일 수도 있고, 칼륨이 많은 저염 소금을 섭취하다가 심각한 위험이 발생할 수 있으므로 함부로 먹어서는 안 된다. 본인의 질환에 적합한지를 의사나 영양사와 상담 후 이용하는 것이 좋다.

쿠마딘 약을 복용 중인데 콩을 먹으면 안 되나요?

쿠마딘은 혈전이 생성되지 않도록 도와주는 항응고제로 혈전 생성인자인 비타민 K 섭취에 영향을 받는다. 비타민 K는 대부분의 식품에 함유되어 있으며 특히 녹황색 채소와 기름에 함량이 매우 높다. 쿠마딘을 통한 항혈전 효과를 지속적으로 살 유지하기 위해서는 비타민 K 섭취 균형이 중요하다. 이를 위해 특정식품을 제한하는 경우 항혈전 효과가 더 불안정해지므로 평소 섭취량을 잘 유지하는 것이 중요하다. 따라서 특정식품을 제한하지 않으며 모든 식품은 고루 섭취하고 균형적으로 유지하되, 비타민 K 함량이 높아지는 즙, 분말, 진한 차 형태를 장기간 과량 섭취하지 않도록 하고 있다. 만약 콩을 반찬으로 섭취했다면 평소 섭취량대로 유지하고, 평소보다 먹는 양을 늘리거나 갈아서 먹지 않도록 한다.

카페인 음료(커피, 녹차, 콜라 등)는 마셔도 될까요?

카페인은 혈압을 높이는 역할을 하므로 하루 2~3잔 정도로 섭취량을 조절하는 것이 좋다. 대표적으로 커피, 녹차, 홍차, 콜라, 드링크, 초콜릿에 함유되어 있다. 커피와 함께 사용되는 크림이나 프림에는 포화 지방 함유율이 높으므로 사용을 줄이며, 항산화 효과가 있는 플라보노이드가 함유된 녹차를 섭취하는 것이 커피보다 이롭다.

콩기름, 올리브유, 포도씨유 등 기름의 종류가 다양한데 어떤 것을 선택하여 이용하는 것이 바람직한가요?

불포화 지방산 함유량이 높은 기름은 심혈관질환에 좋은 영향을 주는 것으로 알려져 있다. 나열된 기름 모두 불포화 지방이 높은 기름이므로 권장량 내에서는 기호도에 따라 선택하여 먹어도 된다. 단, 식물성 기름도 과량 섭취 시 포화 지방 섭취가 높아지고 비만의 원인이 되므로 조리할 때 많이 사용하지 않도록 한다.

영양 성분 보충제는 먹어도 될까요?

오메가3, 비타민 E, 비타민 C 등이 심장질환에 좋은 영향을 주는 것으로 알려지면서 복용하는 경우가 많아지고 있다. 하지만 과다 복용 시 오히려 부작용을 낳을 수 있으므로 균형 잡힌 식습관을 통해 음식으로 섭취하는 것이 좋다. 필요 시 담당 의사나 전문 영양사와 상의하여 섭취 여부를 결정하는 것이 바람직하다.

운동을 하면 심장병이 좋아질까요?

1950년대 미국에서 심혈관질환에 대한 중재 방법들을 연구한 결과 심장 재활 프로그램을 통해 심장병 유병률과 사망률을 감소시키고, 심장의 부담을 덜어주고, LDL 콜레스테롤을 낮추면서 혈관에 청소를 해주는 HDL 콜레스테롤은 높인다는 것을 알게 되었다. 또한 비만을 방지하고 혈소판의 응고를 막음으로써 관상동맥질환으로 진행되는 것을 막고, 심장병이 있는 사람들에게는 스트레스 조절과 자신감 회복을 통해 삶의 질을 포함하여 긍정적인 효과를 나타낸다.

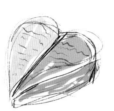

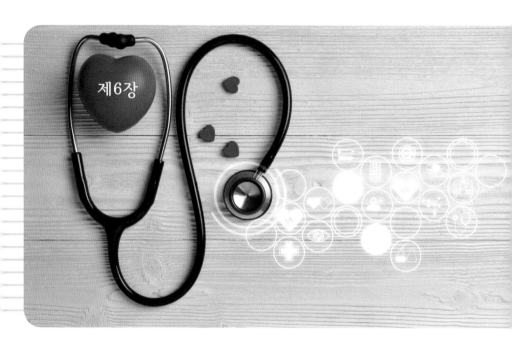

제6장

우리나라에서는
생소한 심장재활

심장재활은 심장병 환자의 정신적·육체적인 회복을 돕는다.
행복하고 건강한 삶을 위해 꼭 필요한 치료 프로그램이다.

초겨울의 어느 새벽, 56세, 남자 윤○○ 씨는 죽을 듯이 극심한
흉통 때문에 잠에서 깨어 119를 불러 응급실에 내원하였다. 급
성 심근경색으로 진단되어 응급으로 스텐트 시술을 받은 후에
입원치료를 받았다. 갑자기 찾아온 병으로 자신의 건강과 더 나
아가서는 앞으로 사회생활에 대한 자신감도 잃은 상태다.
무엇보다도 앞으로의 건강 관리가 중요하다. 윤○○ 씨의 경우
심근경색증이 발생한 원인이 하루 1갑 이상의 흡연, 잦은 음주
와 직장에서의 경쟁적인 스트레스 등이었다. 지병으로는 고혈
압, 고지혈증이 있었고 평소 운동을 거의 하지 않는 불규칙적인
생활 습관 때문에 신장 177cm에 체중은 93kg의 고도 비만, 특
히 복부 비만이 심하게 동반되어 있었다.

50대의 젊은 급성 심근경색증 환자 윤○○ 씨에게 스텐트 삽입
술만으로 끝난 것이 아니라, 앞으로 정상적인 사회생활로의 복귀,
궁극적으로는 질병의 재발 방지를 위한 심장재활 프로그램이 필
수적이다. 우선 입원 중 심장재활 코디네이터가 환자를 개인 면

담한 후 개인별 맞춤 전략을 수립한다. 여기에는 개인이 갖고 있는 위험인자를 각각 분석하여 목표를 설정한 후 금연, 체중 조절, 음식 조절, 운동, 약물 및 질환에 대한 교육 그리고 스트레스 관리가 모두 포함되는 포괄적 치료 전략을 수립하는 것이다.

심장내과 전문의, 심장재활 전문의, 정신건강의학과 전문의, 영양사, 간호사와 운동 처방사, 물리치료사 등 다양한 분야의 전문가들이 동시에 환자 관리를 시작하고, 입원 당시부터 퇴원 그리고 장기간에 걸쳐서 재활 프로그램을 수행한다. 통상적인 심장재활 프로그램은 1주일에 3회씩, 12주간 총 36번을 수행하도록 되어 있다.

젊은 연령의 고위험 환자이기에 철저한 관리가 필요했다. 우선 체중 감량, 금연, 짠 음식 덜 먹기, 적절한 강도의 유산소 운동과 근력 운동 병행, 식사일지를 통한 식이 습관 관리, 약물 복용에 대한 철저한 교육, 위험인자 관리가 시작되었다. 마지막으로 설문지를 통해서 심장병에 대한 불안감, 이로 인한 우울증이 발견되어 정신건강의학과 의료진의 진료를 병행하여 심리적 스트레스를 같이 조절하였다.

약속된 12주가 지난 후 환자는 자신의 변화에 대하여 대단히 만족해 했다. 퇴원 후 36번의 방문이 쉽지 않았지만, 그 기간 동안 각종 위험 요소들이 대부분 목표치 수준으로 호전되었고 운동 능력은 마치 심장병이 없던 환자처럼 정상 수준으로 회복되었다. 몸의 변화에 따라 마음도 같이 회복되면서 우울감과 불안증 역시 호전되었다.

심장재활이란 심장의 회복을 돕는 행위를 말하는 것으로 초기에 심장재활 프로그램은 심근경색 환자가 '의자에 앉아보기'로부터 시작되었다. 1960년대 중환자실에서 심전도 모니터링이 시작되면서 최소한의 움직임을 권장할 수 있게 되었으며 이것은 심장재활을 발전시키는 계기가 되었다. 심장재활이란 단어가 다소 생소하게 느껴질 수도 있을 것이다. 하지만 미국이나 유럽 여러 나라에서는 심장재활 분야를 표준 치료 방법으로 인정하여 심장환자의 회복을 돕고 질병의 재발을 방지하며 궁극적으로는 생명을 유지하는데 많은 도움을 주고 있다.

결국 심장재활은 심장질환 환자의 신체적·정신적·사회적 기능을 가능한 최적의 상태로 만들기 위해 회복을 도와주고 재발 위험을 방지해 안전하고 행복한 삶을 살 수 있도록 도와주는 종합적인 프로그램을 말한다.

현재 우리나라도 많은 심장질환 환자들이 심장재활에 참여할 수 있도록 2017년 2월부터 급여화를 시행하였다.

심장병은 질병이 발생하고 난 후 위험인자들을 잘 관리하지 못할 경우, 나쁜 습관에 의해서 병은 다시 재발할 가능성이 크다. 더욱이 바쁜 현대 사회에서 누구의 도움 없이 스스로 건강을 관리하기란 쉽지 않은 것이 사실이기 때문에, 심장병 치료 후 심장재활 프로그램은 환자의 생활 습관 개선을 위한 필수적인 프로그램이라고 볼 수 있다.

서울아산병원 심장병원에서는 국내에 심장재활 프로그램을 처음 도입하여 최근에는 가장 활발하고 효율적인 시스템을 구축하였다. 그래서 많은 환자들의 심장병 치료 후 삶의 질 향상과 질환의 재발 방지를 위해서 노력하고 있다. 이미 심장질환이 있는 환자뿐 아니라, 심장질환의 위험이 높은 환자들에게 적용하여 약 3만여 명이 넘는 환자들이 본원 심장재활 프로그램을 통하여 우수한 지료 효과를 경험하고 있다.

심장재활의 목적과 효과

심장재활은 단기적으로 환자가 빠른 시일 안에 일상생활을 재개할 수 있도록 환자와 그 가족들에게 병의 경과를 교육하며 조기 회복기에 심리적인 도움을 주는데 초점을 두고 있다. 장기적으로는 심장질환의 악화에 영향을 줄 수 있는 위험인자들을 발견하여 치료하고 건강한 생활 자세에 대한 재교육으로 환자의 예후를 호전시키며 몸이나 육체적 · 정신적 상태를 최적화하여 사회에 빠른 시일 내에 복귀할 수 있도록 도움을 주는 것이다.

심장재활 프로그램에는 운동요법, 위험인자 조절, 행동 수정, 정신 심리 상담 등이 포함된다. 현대 의학의 발달로 병의 치료 방법은 꾸준하게 성장해 왔다. 하지만 많은 환자들이 죽음의 위기를 넘기고도 다시 같은 질환이 재발되어 병원을 찾는 것을 보면 치료 후 지속적인 관리가 얼마나 중요한지를 알 수 있을 것이다. 치료 후의 적극적인 관리 프로그램인 심장재활 치료는 재발의 위험성을 많이 낮출 수 있는 것으로 되어 있다.

최근 심장재활 효과에 대한 연구 결과에 따르면 관상동맥 스텐트 삽입술을 시행 받은 2,375명의 환자들을 대상으로 평균 6.3년 정도 추적한 결과 한번이라도 심장재활 프로그램에 참가한 경우, 그렇지 않은 환자군보다는 무려 47% 정도의 사망률 감소 효과를 보여 주었다. 이런 효과는 남녀노소 모든 집단에서 효과가 입증되었다. 이외에도 스텐트 삽입 환자, 관상동맥 우회로 수술 환자, 협심증 및 심근경색증 환자 등에서 모두 재발 감소 및 사망률 감소를 입증함으로써 미국심장학회나 해외학회 등에서는 심장재활 치료를 반드시 시행하도록 권하고 있다.

심장재활 프로그램 참여 시 좋은 점은 심장 수술이나 시술 후 재발률 감소, 증상(가슴 통증이나 호흡곤란, 피로감) 감소, 불안감이나 우울감 경감, 체중 감량, 운동 능력(근력과 근지구력) 향상, 고혈압과 고지혈증 개선, 심장병에 대한 이해와 지식 증가, 삶의 질 개선, 재입원율 및 의료비용 감소, 직장이나 여가 활동으로의 빠른 복귀, 심장질환으로 인한 사망률 감소(20~50%) 등을 들 수 있다.

심장재활이 필요한 환자

미국심장학회나 미국심폐재활협회 등에서는 다양한 종류의 심장질환에 대해서 심장재활 프로그램을 반드시 실시하도록 권유하고 있다. 우리나라의 경우 급성 심근경색증, 불안정형 협심증으로 입원치료를 받거나 관상동맥 중재술, 관상동맥 우회로 수술을 받았거나 판막질환 수술 환자, 심장이식술, 약물로 조절이 가능한 부정맥 환자, 인공 심박동기나 제세동기를 삽입한 환자, 안정성 심부전이나 선천성 심질환 환자 등을 대상으로 보험 급여가 인정되고 있으며 현재 많은 병원에서 진행하고 있다.

심장재활 프로그램의 단계

1단계 : 심장질환의 예방

심장재활 프로그램의 1단계는 심장질환의 예방이다. 앞에서 설명한 심장혈관질환의 위험요인인 고혈압이나 당뇨 등은 심장질환을 높이는 아주 위험한 요소들이다. 하지만 아직 질병이 나타나지 않았다면 나쁜 생활 습관을 개선함으로써 충분히 심장혈관질환의 발현을 예방할 수 있다. 1단계는 이러한 위험인자들을 인지하고 개선하기 위한 노력이라고 할 수 있다. 규칙적인 운동, 스트레스 관리, 적절한 식생활 습관 등으로 충분히 예방할 수 있다.

2단계 : 입원 환자 프로그램

심장재활 프로그램의 2단계는 입원 환자 프로그램이다. 전반적인 교육을 받고 심장재활 프로그램에 본격적으로 몰입하는 시기이다. 주치의의 동의 하에 운동이 권장된 모든 입원 환자들을 시술이나 수술 이후 가급적 조기에 신체활동을 평가하고 일상생활을 재개할 수 있도록 하며, 병에 대한 전반적인 이해와 지식을 증진시키고, 마지막으로 병이 재발하지 않도록 위험요인에 대한 교육과 퇴원 후 신체활동에 대한 가능성을 평가하는데 기초가 되는 중요한 단계라고 할 수 있다. 이 시기에는 개인별 맞춤 치료 전략이 수립되는데, 개인의 위험 요소, 질환의 상태 및 중증도, 치료 방법 그리고 예후 등에 따라서 개별적으로 접근하고 있다.

입원 환자는 심장재활 프로그램을 통하여 얻을 수 있는 이점이 매우 많다. 심장재활 프로그램은 입원 중 침대에 누워 있으면서 생기는 생리적, 심리적 문제를 감소시키며 환자의 임상적 상태를 평가하는데 도움을 준다. 또한 환자가 안전하게 일상생활로 복귀하도록 도와준다.

심장재활 프로그램은 일반적으로 처음에는 일상에 필요한 간단한 동작을 하다가 약간의 도움을 받으면서 또는 혼자서 걷는 운동으로 구성된다. 운동 강도는 증상이 나타나지 않는 범위여야 한다. 3분에서 5분 정도 걸리는 운동을 반복적으로 하며, 운동과 운동 사이에는 천천히 걷거나 완전히 휴식한다. 운동 횟수는 하루에 3~4회가 적당하며, 운동 시간은 10~15분까지 증가시키도록 한다.

병상에서 보조를 받거나 혹은 보조없이 일어나 앉기, 스스로 일상생활 하기, 복도 걷기, 고정식 자전거 타기를 할 수 있으며, 심근경색증 발병 후 환자의 경우에는 앉거나 선 상태로 측정한 안정시 심박수보다 20회 이상, 심장 수술 후 환자의 경우에는 안정시 심박수보다 30회 이상의 목표 심박수로 운동을 해야 한다. 전체 운동 시간은 20분 정도 실시하나 3~5분 걷기 후 반드시 휴식을 실시한다. 이때 휴식시간은 움직이는 시간보다 짧아야 하며, 하루에 최소 3~4번 실시한 후 점차 2번 이상으로 하면서, 1회 운동 기간을 증가시켜야 한다.

3단계 : 퇴원 환자의 외래 심장재활 프로그램(퇴원 2주~12주)

심장재활 프로그램의 3단계는 외래환자 프로그램이다. 회복기 운동은 빠른 회복과 체력 저하를 예방한다. 회복기는 심장이 안정을 되찾고 시술이나 수술 시 손상 받은 상처 부위가 회복되는 기간이다. 회복기에 무리한 운동은 흉통을 유발하기 쉬우므로 유의해야 한다. 가벼운 활동 위주의 운동을 하는 것이 좋고 등산이나 사람이 많은 곳에서 하는 운동은 아직 위험하므로 주의한다. 또한 러닝머신 같이 기계를 이용한 운동 또한 자제하는 것이 좋다. 걷거나 고정식 자전거 타기를 한번에 장시간 동안 하기보다는 짧은 시간 동안 쉬엄쉬엄 하다가 점차적으로 시간을 늘려나가는 것이 바람직하다.

개인별로 평가되고 수립된 치료 전략에 따라서 안전하고 효과적인 운동과 신체활동을 하도록 돕고 임상적으로 환자를 악화시킬 수 있는 요인들을 분석하여 관찰·관리를 통해 의학적 관리를 돕는 데 있다. 또한 환자가 가진 직업 또는 여가 활동으로 복귀시켜 궁극적으로 환자가 일상생활로 돌아갈 수 있도록 하는데 목적이 있다. 더불어 프로그램 효과를 극대화하기 위해 환자뿐 아니라 가족들에 대한 교육도 한다. 현재 환자가 가지고 있는 신체적, 심리적, 사회적 기능을 정확하게 평가하고 이러한 평가를 토대로 앞으로의 전체적인 계획이 설계되어 진행된다. 다양한 위험인자 관리뿐 아니라 심장재활에 성공하기 위해서는 무엇보다 '규칙적인 운동'과 '균형 잡힌 식사'가 가장 중요하다.

통상적으로 퇴원 후 1주일에 3번씩, 총 12주간 시행되는 프로그램으로, 총 36번의 심장재활 프로그램이 수행된다. 이 시기에 환자들은 심장재활 전문 클리닉 진료, 영양사 상담, 심리 중재, 질병 교육 및 이해, 그리고 개인별로 처방된 운동요법을 차례로 시행하게 된다. 철저하게 '개인별 맞춤 전략'이 '예방부터 재활까지, 포괄적인 치료'를 시행 받게 된다.

유산소운동과 저항운동 모두 가능하며, 트레드밀, 자전거, 암에르고미터, 스텝퍼, 노젓기기구, 웨이트 기구 등 다양한 운동 장비를 이용할 수 있으며, 여유 산소소비량의 40~80% 사이의 강도로 하되 임상적인 상태를 살펴봐야 한다. 최소한 일주일에 주3일 하는 것이 좋으며, 1회 운동 시 20~60분 동안 실시를 하면서 최소 일주일에 1,000kcal를 소비할 수 있을 때까지 퇴원 후 3~6개월 동안 운동기간을 점차 늘리는 것이 좋다.

퇴원 후 운동할 때에 주의사항으로는 운동 중 어지럼증이나 두통, 현기증이 있는 경우, 가슴 통증이 유발되거나 심장이 빨리 뛰거나 불규칙하게 뛰는 경우, 안정 시에도 호흡곤란이 있거나 운동

중 메스꺼움, 구통, 헛구역질이 나는 경우에는 즉시 운동을 중단하고 안정을 취해도 계속 증상이 지속된다면 병원으로 내원해야 한다.

4단계 : 장기 유지요법(12주 이후부터 계속)

3단계에서 이루어진 개인별 맞춤 치료의 심장재활 프로그램을 지속적으로 유지하는 것이다. 병원에 자주 오기 힘들거나 거리가 멀 경우 혹은 집에서 스스로 시행이 가능할 경우, 프로그램이 진행되는데 정기적으로 심장재활 클리닉에서 체크만 받으면 된다. 스스로 관리하거나 지역사회 대학이나 보건소 같은 시설을 이용하거나 집 근처 운동센터 등을 이용하여 규칙적이고 정확한 운동을 시행하고 다양한 여가 활동을 포함한 신체 활동을 권장하며, 식사일지나 스마트폰을 활용한 활동량 측정, 기타 작동 가능한 장비들을 이용하여 식이 습관 및 생활 습관 관리를 수행할 수 있다.

퇴원 후 본격적인 운동

적정한 강도의 운동이 매우 중요하며 심장재활 프로그램에서는 심폐 기능 검사를 통한 결과를 바탕으로 운동 중 심장과 혈압의 변화를 미리 확인한 후 운동하는 것이 가장 안전하므로 이에 근거하여 개인별 운동을 처방할 수 있다. 만약 이러한 검사가 시행되지 않은 상태에서 운동을 해야 한다면, '약간 힘들다'고 느껴지는 강도가 좋다. 너무 무리하여 '힘들어야 운동이 된다'는 고정관념은 버려야 하는데, 과격한 운동은 오히려 심장에 위험할 수 있다.

맥박 측정이나 관찰이 가능하다면 최대 맥박의 55~90% 정도의 강도가 적당하다. 최대 맥박은 통상적으로 220에서 자신의 연령을 뺀 값이다 시간은 일주일에 3~5번 정도로, 운동 시간은 30~60분이 적당하다. 주로 빠르게 걷기, 조깅, 가볍게 뛰기, 수영, 에어로빅 체조, 계단 오르기 등이 권장되며, 위에서 언급한 대로 적당한 강도의 운동이 적당한 시간 동안 시행되어야 가장 효과적이다. 또한 운동 중 심박수를 일정하게 유지하는 운동 형태가 좋은데, 골프, 배드민턴, 탁구 등은 심박수를 일정하게 유지하기 어렵기 때문에 여가활동으로 가볍게 즐기는 것이 좋다.

시술 후 8주 이상 지났을 경우 근력과 근지구력을 향상시킴으로써 일상생활에 필요한 기능을 수행할 수 있는 능력을 더욱 향상시키는 것이 중요하다. 과거 심장질환 환자에게 근력 운동은 금기시되었지만, 최근에는 근력 운동을 통한 심장질환의 예방과 재활 효과가 입증되어 비교적 저강도에서 중강도로 10~15회 반복적으로 1주일에 2~3회씩 실시할 수 있다.

심장에 가장 직접적인 도움이 되는 운동은 유산소 운동이지만, 근력 운동을 병행함으로써 기초대사량을 높일 수 있으며 에너지 소모를 증가시킬 수 있게 되고, 신체활동에 더욱 자신감을 가질 수 있게 된다. 심근경색 후 최소 5주, 관상동맥 우회로 수술 후 최소 8주, 그리고 스텐트 삽입술 후 최소 2주 후부터 시행될 수 있다. 처음에는 본인의 능력에 맞는 운동 처방을 받기 위해서 심장 재활 프로그램의 도움을 받을 것을 권한다.

심장병 환자의 운동

심장병을 앓고 있거나 앓았던 병력을 가지고 있는 사람들은 운동에 대한 막연한 불안감과 두려움이 있는 경우가 많아서 오히려 운동을 해야 함에도 불구하고 하지 않음으로써 심장질환이 더 악화되는 경우를 종종 볼 수 있다. 물론 개인별 질환의 종류, 중증도, 치료 방법 그리고 예후 등에 따라서 운동의 방법, 시간이나 강도 등을 조절해야 하므로 무조건적으로 열심히 하는 운동 또한 위험할 수 있다. 따라서 이런 경우 반드시 검증된 의료진의 검사와 조언 하에 시행되는 것이 좋고 정기적으로 체크를 받아야 한다. 규칙적이고 적당한 운동의 심장병 예방 효과에 대해서 알아 보자.

첫째, 심폐지구력 및 호흡 기능을 개선시킬 수 있다. 규칙적인 호흡 작용을 통해 심장이 1회 박출할 수 있는 혈액의 양이 많아져 여러 번 일을 해야 하는 심장에 부담을 줄일 수 있고, 산소를 이용할 수 있는 능력이 좋아진다. 간단하게 설명을 하면 어쩌다가 등산을 한 사람은 가슴이 두근거리고 숨이 차고 다음 날까지 힘들지만, 규칙적으로 산을 오른 사람은 전혀 힘들지 않다고 얘기하는 것과 같다.

둘째, 관상동맥 위험요인인 혈액 내 나쁜 콜레스테롤을 감소시키고, 좋은 콜레스테롤을 증가시켜 혈관 내에 콜레스테롤이 쌓이지 않고 간으로 이동할 수 있도록 도와준다. 또한, 혈중 중성 지질 수준을 낮춘다는 연구 결과도 많다. 따라서 혈관 내 콜레스테롤 축적과 같은 동맥경화를 일으키는 위험요인들을 조절하여 협심증의 발생을 예방하고, 진행을 지연시키는 데에 큰 도움을 줄 수 있다.

셋째, 심장병의 발병률과 사망률을 감소시킬 수 있다. 최근 미국의 하버드대학 보건대학원에서 나온 연구 결과를 보면 1주일에 2시간 30분 정도만 운동을 해도 협심증, 관상동맥질환 등 심장질환에 걸릴 위험을 14% 정도 낮추는 것으로 나타났다. 또한, 연구진들은 일주일에 5시간 정도 운동을 하면 심장병에 걸릴 위험이 20% 낮아졌고, 운동 시간이 12시간 30분이면 25% 정도 낮추는 것으로 나타났다고 밝혔다. 운동 시간을 2시간 30분에서 2배로 늘리면 심장병에 걸릴 위험이 6% 낮아졌고, 5배로 늘리면 11% 낮아졌다고 한다. 평소 운동을 하다가 운동 시간을 더 늘린 사람보다 운동을 하지 않다가 새로 운동을 시작한 사람에게서 심장병 예방 효과가 더 크게 나타난다는 사실이 확인되었다. 이 연구에서는 또한 시간을 내어 달리기와 걷기 등과 같은 운동을 할 수 없다면, 일상생활에서 엘리베이터를 타는 대신 계단을 오르거나 식사 뒤에 산책을 하거나, 공원에서 아이들과 노는 것과 같은 활동도 심장병에 걸릴 위험을 낮추는 것으로 나타났다.

넷째, 불안과 우울을 감소시킬 수 있다. 심장병 환자에게서

20%가 심각한 우울증을 경험하고, 환자들의 5~10%가 불안감을 갖고 있다고 호소한다. 그러한 불안과 우울은 운동을 하면 뇌에서 분비되는 호르몬과 신경전달 물질들로 인해 기분이 호전될 수 있다.

다섯째, 삶의 질을 증가시킬 수 있다. 규칙적인 운동은 심폐기능과 체력을 강화시켜 전반적인 삶의 질을 증가시킨다.

여섯째, 직업이나 여가, 스포츠 활동에서의 신체적 수행력을 증진시킨다.

마지막으로 규칙적이고 적당한 운동은 심장질환의 예후를 개선하여 재발률, 재입원율 및 사망률을 감소시킬 수 있다.

Q & A

저는 흉골절개를 해서 우회로 수술을 했는데 회복기 중에 어떤 운동을 할 수 있나요?

흉골절개술을 통한 심흉 수술 후 5~8주간은 팔을 들어올리는 것은 제한되어야 한다. 따라서 아래, 위로 어깨를 들었다 내리거나, 팔을 내린 채로 어깨를 돌리는 등의 관절가동범위 운동과 팔로 1.5~1.3kg을 들어올리는 운동은 흉골의 움직임, 통증, 탈구, 관절음이 나타나지 않는다면 절개로 인한 당기는 느낌이 시작되거나 약간의 통증 내에서 이루어질 수 있다.

집에서도 할 수 있는 가장 쉬운 운동이 걷기인데 얼마나 해야 심장에 도움이 될까요?

30분간 걷기는 3,000~4,000보에 해당하며, 반면에 1마일(1.6km) 걷기는 1,500~2,000보에 해당한다고 한다. 전반적인 건강상에 이점을 나타낼 수 있으며, 심폐체력도 증진할 수 있기 위해서 최소 하루에 10,000보가 권장된다.

심장병 환자들도 무게를 드는 저항운동이 가능한가요?

심근경색이나 심장 수술 후 최소 5주 경과 후 시작이 가능하며, 처음에는 전문가의 감독하에서 심폐지구력 훈련(걷기, 자전거, 암 에르고미터 등)과 함께 관절가동 범위 운동과 0.5~1.3kg의 가벼운 중량 운동이 가능하다. 경도관 시술 후에는 최소 2~3주 이후부터 시작할 수 있다. 그러나 좀 더 저항을 증가시키기 위해서는 전문가와 상담 후 실시하는 것이 권장된다. 저항운동을 할 때 주의사항은 다음과 같은 것이 있다. 중량을 천천히 들어올리며, 완전한 신전을 위해 조절된 움직임을 한다. 정상 호흡을 유지하

며 좌상을 피한다. 지속적으로 꽉 잡는 것은 피하며, 가볍다 혹은 약간 힘
들다 정도로 실시한다. 현기증, 얕은 호흡, 협심증 증세를 포함한 경도 중
상과 징후가 나타나면 운동을 중단한다. 환자가 12~15회 편안하게 들어
올릴 수 있을 때 무게를 2~10% 정도 증가시킨다.

저위험군의 환자들은 한번 최대로 들 수 있는 무게1RM의 60~80%의 저
항으로 8~12회 반복하는 것으로 진행할 수 있다. 각각의 주요 근육군(가
슴, 어깨, 팔, 복부, 허리, 엉덩이, 다리 등)은 1~3세트로 실시하며, 8~10가지
부위를 선택한다. 소근육 운동을 하기 전에 대근육군 운동을 먼저 실시
한다. 동일 근육군은 적어도 48시간 휴식기를 두되 주당 2~3회 운동을
해야 한다.

**평상시에 하고 있던 운동들(예를 들면, 골프나 등산 등)은 언제부터 할 수 있
나요?**

심장재활 프로그램은 일반적으로 4단계로 구성이 되는데, 제 1단계는 입
원기간(3~4일) 중을 말하며, 이 기간 동안에는 의사, 간호사, 물리치료사
의 직접적인 감독하에서 운동을 실시해야 하는 시기이다. 제2단계는 퇴
원 후 자택과 병원이나 심장재활센터에서 재활하는 기간으로 퇴원 후 약
12주 동안을 말한다. 물론 2단계 중에는 환자의 위험 상태에 따라 분류되
어 6~12주 기간으로 다양하게 이루어질 수 있으나, 대부분의 환자에게
심전도 모니터링과 혈압측정 및 교육이 이루어진다. 따라서 이러한 기간
이 지난 후를 제3, 4단계라고 하는데, 이 기간부터는 대부분의 운동 종목
들이 선택할 수 있으나 운동 중 혈압과 심전도가 정상 반응을 보여야 하
며, 최소한 8METs(안정 시보다 8배 높은 운동 강도) 이상의 체력 수준을 가
져야 한다는 전제조건이 필요하다.

심장 시술 후 구체적인 운동요법

시술 후 빠른 회복을 위해서는 가벼운 운동이나 스트레칭을 하는 것이 좋다. 하지만 몸을 움직이지 않다가 갑자기 움직이거나 운동을 시작하면 근육이 긴장 상태를 유지하면서 갑작스러운 변화에 적응하지 못해 다칠 위험도 있고, 심장에 무리를 줄 수 있다. 따라서 걷기 운동을 하기 전에 경직된 근육을 풀어줄 수 있도록 가볍게 걷거나 스트레칭을 하는 것이 좋다.

걷기는 가장 안전하면서 강도조절이 쉽다는 장점을 가진 운동이다. 무릎이나 허리가 너무 아프다면 실내자전거를 이용할 수도 있다. 주 5회 정도 규칙적인 운동이 좋으나 정말 시간이 없다면 최소 주 3회라도 노력해 보자. 운동 지속 시간은 30~60분이며, 한번에 지속하기 힘든 때에는 10분 걷기를 오전과 오후에 나눠서 해도 괜찮다. 운동할 때 가장 중요한 것은 운동강도이다. 이것은 운동할 때 내가 느끼는 힘든 정도를 말하는데, '보통이다 → 약간 힘들다' 정도가 좋다, '땀이 안 나면 운동이 안 된다' 혹은 '힘이 들어야 운동이 된다'라는 고정관념을 버리자.

운동을 시작하기 전 가벼운 준비운동으로 스트레칭을 해보자.

∞ 심장 시술 후 스트레칭

모든 스트레칭 동작은 10초씩 3세트를 반복하되 숨을 참지 않는다.

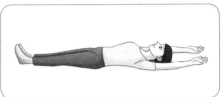

◆ 전신 뻗기 : 양손은 머리 위로 발은 아래 방향으로 향하여 쑥 뻗는다.

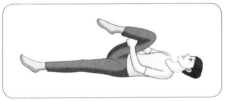

◆ 한쪽 다리 잡아 당기기 : 당기려는 무릎 아래에 깍지를 끼고 숨을 내쉬면서 천천히 당긴다.

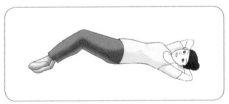

◆ 양 무릎 돌리기 : 발꿈치 대고 상체 들기, 앞으로 굽히기, 옆구리 늘리기는 심장 시술 후 스트레칭 운동에 포함되어야 한다.

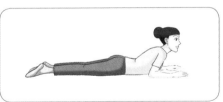

◆ 팔꿈치 대고 상체 들기 : 엎드린 자세에서 팔꿈치를 바닥에 대고 상체를 든다. 시선은 정면을 본다.

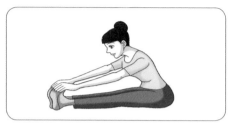

◆ 앞으로 굽히기 : 양다리를 펴서 최대한 앞으로 구부린다 (무릎이 구부러지지 않게, 반동을 주지 않는다).

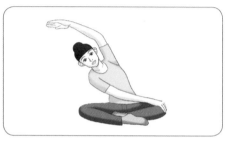

◆ 옆구리 늘리기 : 양반자세로 앉아 오른손은 왼쪽 무릎 위에 얹고 왼손은 편 채로 머리 위에서 오른쪽 위로 뻗는다.

　유산소 운동 다음으로 중요한 운동이 근력 운동이다. 근력과 근지구력을 증강하는 것은 원활하게 직장으로 복귀하고 일상 중의 활동력을 높이기 위해서 꼭 필요하다. 심장환자들은 근력 운동을 하면 혈압이 올라가므로 절대 하면 안 된다는 말은 잘못된 정보이다. 심장에 가장 직접적으로 도움이 되는 운동은 유산소 운동이지만 근력 운동을 통해 신체활동 중에 심근 산소요구량이 감소되고 신체활동에 더욱 자신감을 가질 수 있다.

∞ 심장 시술 후 근력 운동

모든 스트레칭 동작은 10초씩 3세트를 반복하되 숨을 참지 않고 반동을 주지 않는다.

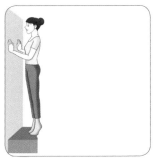

◆ 발뒤꿈치 들어올리기 : 벽을 짚고 서서 발뒤꿈치를 최대한 들어올렸다 내리기를 반복한다.

※ 주의사항 : 발뒤꿈치가 바닥에 닿지 않도록 한다.

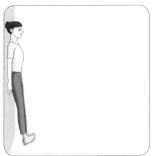

◆ 발끝 들어올리기 : 벽에 기대고 서서 무릎을 편 상태에서 발끝을 최대한 들었다 내리기를 반복한다.

※ 주의사항 : 발끝이 바닥에 닿지 않도록 한다.

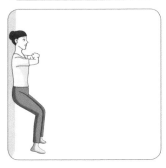

◆ 벽 기대고 기마자세하기 : 벽에 기댄 후 다리를 어깨 넓이로 벌린다. 무릎이 약 30도 굽혀지도록 앉았다가 일어나기를 반복한다.

※ 주의사항 : 무릎이 발의 위치보다 전방으로 나가지 않도록 한다.

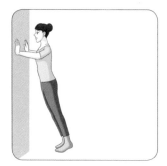 ◆ 양손 벽 대고 팔굽혀 펴기 : 벽에 기대고 서서 팔굽혀 펴기를 한다.

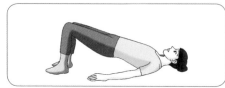 ◆ 엉덩이 들기 : 누워서 다리를 90도 구부린다. 팔은 45도 옆을 향해 벌리고 엉덩이를 최대한 들어준다.

심장 수술 후 운동

　심장 수술(심장 개흉 수술) 직후에는 가슴과 팔 또는 허벅지 안쪽에 상처가 있으므로 보행이 원활하지 못하다. 그렇다고 움직이지 않고 침대에서 휴식만 하면 하지 근육이 약해지고, 심폐능력이 저하된다. 빠른 심폐능력과 근력 회복을 위해서 가벼운 걷기나 체조를 하는 것이 좋다. 수술 후 약 2개월까지는 회복기 기간이므로 너무 무리한 운동은 자제하는 것이 좋으나 통증이 없는 선에서 가벼운 근력 운동은 하는 것이 좋다.

　수술 후 전반적인 체력이 약해져 있는 경우 한번에 너무 오래 걸으려고 하는 것은 좋지 않다. 처음엔 10분 정도 걷다가 괜찮아지면 운동시간을 조금씩 증가시키는 것이 좋다. 한번에 10분 걷기도 어렵다면 3~5분간 여러 번 반복해서 걷는 것도 좋다. 운동강도는 '가볍다 → 편안하다' 정도로 시작해서, 약 2개월 정도 후에는 최소 30분 이상 '보통이다 → 약간 힘들다' 정도로 점진적으로 강도를 올리는 것이 좋다.

심부전 환자의 운동

심부전을 앓고 있는 사람들이 편안함을 느끼고 유지할 수 있는 가장 좋은 방법 중 하나가 적극적인 신체 활동이다. 과거에 심부전 환자들은 휴식을 많이 취하고 일상활동 중 많은 부분을 포기하라고 했지만, 최근에는 운동과 같은 활동들이 심부전 환자들에게 유익하고 안전하다는 결과가 발표되었다. 신체활동을 통해 더 편안함을 느낄 수 있고, 증상이 줄거나 심장기능이 호전될 수 있다. 하지만 운동 프로그램을 시작하거나 신체 활동을 늘리기 전에 반드시 의료진과 상담을 해야 한다.

∞ 준비운동

신체 활동이나 운동 프로그램을 시작하기 전에 5분 동안 천천히 걷고 난 후 스트레칭을 한다. 스트레칭은 편안한 정도까지만 실시하고 고통스럽거나 힘들면 중단한다.

모든 스트레칭 동작은 10초씩 3세트를 반복하되 숨을 참지 않고 반동을 주지 않는다.

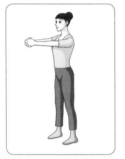

◆ 깍지 껴 팔 앞으로 뻗기 : 양손을 깍지 껴 손바닥을 바깥으로 향하게 한 후 팔을 앞으로 뻗는다.

※ 참고 : 손바닥을 바깥으로 하기 힘든 경우 손등을 바깥으로 향하게 해도 괜찮다.

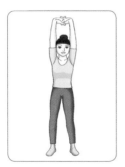

◆ 깍지 껴 팔 위로 뻗기 : 양손을 깍지 껴 손바닥을 하늘로 향하게 한 후 팔을 위로 뻗는다

※ 참고 : 손바닥을 바깥으로 하기 힘든 경우 손등을 위로 향하게 해도 괜찮다.

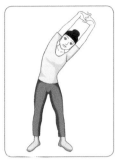

◆ 서서 옆구리 늘리기 : 양손을 깍지 껴 손바닥을 하늘로 향하게 한 후 좌우로 옆구리를 늘린다.

※ 주의사항 : 골반이 양 옆으로 치우치지 않도록 중심을 잡는다.

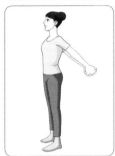

◆ 등 뒤로 깍지 껴 가슴 펴기 : 양손을 등 뒤로 깍지 껴 손등이 바깥으로 향하게 한 후 가슴을 편다.

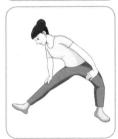

◆ 서서 다리 펴기 : 양발을 어깨 넓이로 벌려서 한쪽 무릎을 펴고 손으로 무릎 위를 지긋이 눌러준다. 이때 다른 쪽 무릎은 살짝 굽힌다.

※ 주의사항 : 반동을 주면서 무릎을 누르지 않는다.

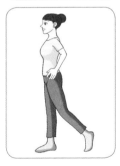

◆ 천천히 발목 돌리기 : 한쪽 발로 지지하고, 다른 쪽 발끝을 지면에 붙이고 천천히 발목을 돌려준다.

∞ 바른 걷기 동작

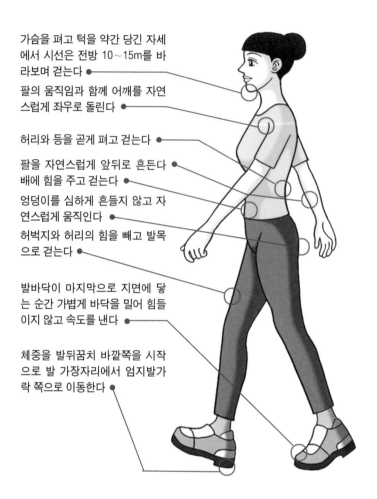

가슴을 펴고 턱을 약간 당긴 자세에서 시선은 전방 10~15m를 바라보며 걷는다 ●

팔의 움직임과 함께 어깨를 자연스럽게 좌우로 돌린다 ●

허리와 등을 곧게 펴고 걷는다 ●

팔을 자연스럽게 앞뒤로 흔든다 ●
배에 힘을 주고 걷는다 ●

엉덩이를 심하게 흔들지 않고 자연스럽게 움직인다 ●

허벅지와 허리의 힘을 빼고 발목으로 걷는다 ●

발바닥이 마지막으로 지면에 닿는 순간 가볍게 바닥을 밀어 힘들이지 않고 속도를 낸다 ●

체중을 발뒤꿈치 바깥쪽을 시작으로 발 가장자리에서 엄지발가락 쪽으로 이동한다 ●

∽ 본 운동

대부분의 심부전 환자들에게 추천되는 신체 활동의 목표는 주 중 거의 매일 적어도 30분간 활동하는 것이다. 30분 동안 연속해서 활동할 필요는 없다. 10분씩 3번에 나누어 활동해도 된다. 처음에 힘들다면 5분 걷기부터 시작한다. 운동량이 충분하지 않더라도 신체활동을 시작하는 것 자체가 중요하다.

∽ 정리운동(하지 스트레칭)

모든 스트레칭 동작은 10초씩 3세트를 반복하되 숨을 참지 않고 반동을 주지 않는다.

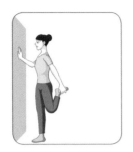

◆ 벽 잡고 대퇴 늘리기 : 두 발로 서서 한쪽 다리를 굽혀 발목을 잡고 뒤로 당긴다.

※ 주의사항 : 허리를 굽히지 않는다.

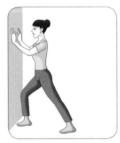

◆ 벽 잡고 비복근 늘리기 : 벽 잡고 한쪽 발은 앞으로 내밀고 무릎은 굽히서 반대 다리는 뒤꿈치가 떨어지지 않는 거리까지 뒤로 뻗어 무릎을 편다

※ 주의사항 : 뒤로 뻗은 발의 발가락은 정면을 보게 한다

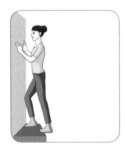

◆ 계단에서 종아리 늘리기 : 계단 위에 올라가 한쪽 다리를 모서리 끝에 걸치고 아래로 눌러 종아리가 늘어나게 한다.

∞ 운동을 중단해야 하는 경우

휴식 중에 숨이 더 차거나 평소보다 증상이 더 많이 나타나거나 심한 피로감을 느낄 때, 열이 나거나 감염이 되었거나 아프다고 느낄 때, 가슴에 통증을 느낄 때, 약 처방 계획에 큰 변화가 있을 때 중단한다.

본격적인 운동을 하기 전에 이것만은 꼭 알고 합시다.

1. 모든 운동 전·후로 5~10분 정도 준비운동과 정리운동을 한다.

준비·정리운동은 본 운동을 하는 것과 같은 종류, 즉 걷기 운동을 한 후에는 천천히 걷는 정도로 가볍게 실시한다.

2. 운동 중에 숨을 참는 동작은 하지 않는다.

숨을 참고 운동을 하거나 힘을 쓰면 순간적으로 혈압을 상승시킨다.

3. 너무 춥거나 더운 날은 운동하기에 적합하지 않다.

추운 날씨에는 혈관을 수축시켜 혈압을 상승하므로 결국 심장에 부담을 증가시킨다. 추운 날씨에 운동하는 경우 스카프로 입과 코를 가려 따뜻한 공기가 들어갈 수 있도록 하고, 여름에는 하루 중 가장 시원한 시간에 운동하는 것이 좋다.

4. 운동 중 적당한 수분을 섭취한다.

운동 후 땀으로 인해 체내 수분 감소가 일어난다. 한꺼번에 많은 양의 수분을 섭취하기보다는 여러 번에 나누어서 섭취하는 것이 좋다.

5. 운동 시 꽉 끼는 옷은 피하고, 움직이기 편한 옷을 입고 운동한다.

몸에 꽉 끼는 옷은 활동의 범위를 감소시키고, 혈압이나 심박수를 상승시킬 수 있다.

6. 경쟁적으로 하는 운동이나 익스트림 스포츠(행글라이딩, 번지점프 등)는 피한다.

순간적으로 큰 힘을 필요로 하는 스포츠는 혈압과 심박수를 상승시키고 심장에 무리를 줄 수 있다.

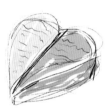

참고문헌

- 박승정 지음, 《알기쉬운 심장병 119》, 가림출판사, 2003
- 박승정 지음, 《베스트 닥터 박승정 교수팀의 심장병 예방과 치료》, 가림출판사, 2009
- 박승정 지음, 《베스트 닥터의 건강한 심장을 위한 희망 프로젝트, 심장병 119》, 가림출판사, 2015
- 해리슨의 내과학 Harrison's Principles of Internal Medicine. 19th Edition. McGraw-Hill Education 2017
- 해리슨의 심장혈관학 Harrison's Cardiovascular Medicine. McGraw-Hill Education 2010
- 박승정 외 23인, Randomized Trial of Stents versus Bypass Surgery for Left Main Coronary Artery Disease. N Eng J Med 2011;364:1718-1727
- 박승정 외 19인, Stents versus Coronary-Artery Bypass Grafting for Left Main Coronary Artery Disease. N Engl J Med 2008;358:1781-92
- 박승정 외 25인, Trial of Everolimus-Eluting Stents or Bypass Surgery for Coronary Disease. N Engl J Med 2015;372(13):1204-12
- 박창규, 비만과 심혈관질환. 순환기 : 제 2 7권 제 1호 1997
- 가켄 편집부 지음, 박정애 옮김, 《알고 나면 참 쉬운 콜레스테롤 정복하기》, 랜덤하우스, 2010
- 기욤 뮈소 지음, 전민연 옮김, 《당신 거기 있어 줄래요》, 밝은 세상, 2007
- 김수경 지음, 《그러나 당뇨는 축복이다》, 은행나무, 2005
- 김영진 지음, 《비만, 왜 만병의 근원인가》, 성안당, 2019년
- 정지천 지음, 《조선시대 왕들은 어떻게 병을 고쳤을까》, 중앙생활사, 2008
- 한동하 지음, 《혈관을 의심하라》, 위즈덤스타일, 2013
- 헬스조선 편집부 지음, 《365일 건강한 심장을 위한 심장지킴이》, 헬스조선, 2010
- 고정엽 외 3명, 비만이 외과 중환자에서 30일 사망률에 미치는 영향. J Clin Nutr 2018;10(2):51-55
- 김인홍, 스트레스 관리를 위한 운동요법과 정신건강. 정신간호학회지, 9권 3호, 328-343, 2000
- 박광옥 외 2인. 남녀 체질량지수에 따른 관상동맥질환위험도(Framingham Risk Score-Coronary Heart Disease) 영향요인. J Korean Acad Community Health Nurs, Vol. 25 No. 4, 248-258, December 2014
- 오상우외 6인, 한국인의 비만관련 질병의 발생과 사망률 분석을 통한 비만기준 탐색. 대한비만학회지 11권 3호, 2002
- 장현갑, 스트레스 관련 질병 치료에 대한 명상의 적용. 〈한국심리학회지 : 건강〉 제9권 제2호, 2004.06, 471 - 492
- 정하룡 외 5인, Framingham Coronary Risk Score를 이용한 화병과 심혈관계 질환과의 관

련성 연구. J. of Oriental Neuropsychiatry 2011;22(3):13-22

- 조태영 외 5인, 비만과 심혈관 질환 위험인자와의 상관관계 분석 - 건강검진 대상자를 중심으로 J Korean Med Obes Res 2004;4:33-43
- 조홍근 외 2인, 비만과 심혈관질환
- 황진숙 외 4인, 복부내장지방의 신체계측치, 대사증후군 위험요인과의 연관성. 가정의학회지 2005;26:766-773
- Friedman, Howard S, 부스-큐리, 스테파니 (1987). "성격, 행동 유형, 관상 동맥 질환 : 감정 표현의 역할". 성격 및 사회 심리학 저널. 53 (4): 783 - 79.
- Eysenck H. J. (1990). "유형 A 행동 및 관상 동맥 심장병 : 세 번째 단계". 사회 행동 및 성격 저널. 5: 25 - 44
- 대한고혈압학회, 2018년도 고혈압 진료 지침, http://www.koreanhypertension.org
- 미국심장학회 치료 지침 FFR in 2017: Current Status in PCI Management, https://www.acc.org/guidelines
- 미국 심장학회 진료 지침 : 판막질환의 치료 2020 ACC/AHA Guideline for the Management of Patients With Valvular Heart Disease, https://www.acc.org/guidelines
- 유럽심장학회 치료 지침 2018 ESC/EACTS Guidelines on myocardial revascularization, European Heart Journal, Volume 40, Issue 2, 07 January 2019, Pages 87 - 165
- 한국영양학회, 한국인 영양소 섭취 기준
- 대한심폐소생협회, 심폐소생술
- 보건복지부 고시 제 2017-15호 사 45 심장재활
- ACSM guidelines for exercise testing and prescription 10th
- Exercise Standards for testing ang training. A Scientific statement from the American Heart Association. (Ciculation,2013;128:873-934)
- Donna K. Arnett 외18인,2019 ACC/AHA Guideline on the Primary Prevention of Cardiovascular Disease: A Report of the American College of Cardiology/American Heart Association Task Force on Clinical Practice Guidelines. Circulation 2019;140: e596-e646
- https://blog.naver.com/nibckjo/90083330106
- https://www.khan.co.kr/life/health/article/200702010940421
- https://sillok.history.go.kr/inspection/inspection.jsp?mTree=0&tabid=k&id=k
- https://blog.naver.com/PostView.nhn?blogId=idisgil&logNo=40013009776
- https://skinique.blog.me/30114748493
- https://blog.daum.net/hayan2/15867687
- https://www.index.go.kr/unify/idx-info.do?idxCd=8016, 통계청, 생명표

심장병 백과

2021년 11월 20일 제1판 1쇄 발행
2022년 1월 20일 제1판 2쇄 발행

지은이 / 박승정
펴낸이 / 강선희
펴낸곳 / 가림출판사

등록 / 1992. 10. 6. 제 4-191호
주소 / 서울시 광진구 영화사로 83-1 영진빌딩 5층
대표전화 / 02)458-6451 팩스 / 02)458-6450
홈페이지 / www.galim.co.kr
이메일 / galim@galim.co.kr

값 19,800원

ⓒ 박승정, 2021

ISBN 978-89-7895-429-7-13510